癌緩和ケア

必携 ベッドサイドで役立つ癌緩和ケアマニュアル

編著 東原 正明 北里大学医学部血液内科学・教授

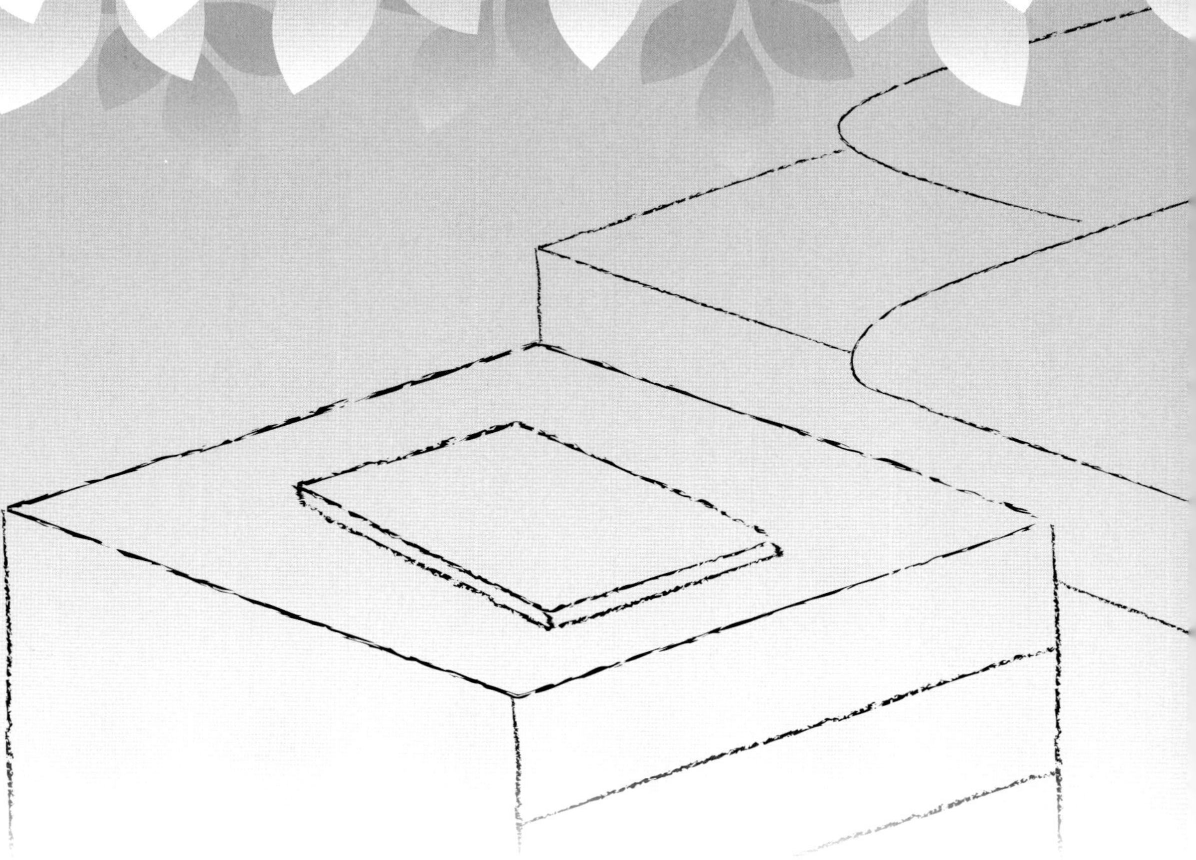

株式会社 新興医学出版社

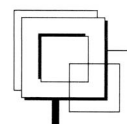

巻頭言

東原　正明

　癌の病態解明や診断法の開発は日進月歩である．癌医療における治療成績の向上は周知のごとく，生存曲線のデータをみても 10 年前と比べ明らかに有意差がみられる．しかし，患者にとっては，生存曲線のデータよりも「今の苦痛」から解放されることが，より重要なのである．医療スタッフは，このニーズにいかにこたえるか，日頃のトレーニングと現場でのチームワークが必要である．

　緩和ケア病棟の設置に関しては，1990 年，施設基準を満たすホスピスや緩和ケア病棟に，緩和ケア病棟入院料が算定されることになり，現在に至っている．自宅で終末期を過ごす患者のための在宅ホスピスケアも広がりをみせている．また，緩和医療を学術的研究の対象とする日本緩和医療学会も 1996 年に創設されている．最近は，緩和ケア加算として，チームで緩和医療に取り組むことに対する支援が加算という形で現れている．モルヒネに対する医師サイドの迷信も大分薄れてきているように思える．しかし，注意しなくてはならないことは，症状緩和は緩和ケアグループにまかせればよい，と主治医の認識が固定化してしまうことである．症状緩和に関しての専門医の助言・応援は得るとしても，自らが当該患者の緩和ケアをまず行う姿勢が必要であろう．そのためには，症状緩和，特に疼痛に対する基本的対応方法を習得する必要がある．2004 年から開始された卒後研修必須化には研修項目に緩和医療が組み込まれているが，医学部の卒前教育に緩和医療を体系化している医学部はほとんどない．指導者不足もその理由のひとつである．

　本書は，2003 年に出版された雑誌「モダン・フィジシャン」特集：癌緩和ケアマニュアルが読者に好評であったことから，この度，単行本としてまとめることになった．本書の構成と特徴は以下の通りである．

　(1) まず WHO が提唱する四つの苦痛についての基本内容の再確認である．すなわち身体的苦痛，精神的苦痛，社会的苦痛，そして霊的苦痛である．身体的苦痛の緩和が現場では需要数は最多であるが，その他の 3 要因も重要である．癌の領域では，「緩和ケア＝疼痛緩和」と思われがちであるが，疼痛緩和以外の要素も多い．基本に戻って，WHO の提示する四つの苦痛すべてに対する緩和ケアがなされなくてはいけない．そのために，本書では，疼痛緩和とそれ以外の 2 項目に大きく分けた．

　(2) 主治医が基本的な緩和ケアをほどこすための知識をわかりやすく解説した．

　(3) ホスピス・緩和ケア病棟への転院，在宅ホスピスへの移行が望ましいと判断される場合に，どのようなステップを踏むべきか，どのような問題点を克服すべきかなどについてメディカルソーシャルワーカー（MSW）の立場で解説した．

　(4) 終末期医療における倫理問題（インフォームド・コンセント，治療拒否，尊厳死など）は重要である．注意すべき現場の医療倫理を概説した．

　本書がより実践的に有用な手引書になるように，その方面の専門家に，より具体的な記述をお願いした．本書が，癌緩和ケア実践に役立てれば幸甚である．

■執筆者一覧

□編集

東原　正明　北里大学医学部血液内科学・教授

□執筆者一覧（執筆順）

東原　正明	北里大学医学部血液内科学・教授
下山　直人	国立がんセンター中央病院麻酔・緩和・集中治療・精神グループ・手術部長
鈴木　正寛	東京大学大学院医学研究科麻酔科
下山　恵美	帝京大学ちば総合医療センター麻酔科学・教授
白土　辰子	東洋英和女学院大学人間科学部・教授
黒丸　尊治	彦根市立病院緩和ケア科・部長
堀越由紀子	田園調布学園大学人間福祉学部・教授
沼野　尚美	六甲病院緩和ケア病棟チャプレン・カウンセラー
佐伯　茂	駿河台日本大学病院麻酔科学系麻酔科学分野・准教授
茅根　義和	日本赤十字医療センター緩和ケア科・副部長
坂下　美彦	千葉県がんセンター緩和医療科・医長
高宮　有介	昭和大学医学部医学教育推進室・講師
木澤　義之	筑波大学大学院人間総合科学研究科・講師
吉津みさき	筑波大学附属病院総合診療科
末永　和之	綜合病院山口赤十字病院緩和ケア科・部長
佐野　隆信	綜合病院山口赤十字病院医療社会事業部長
本家　好文	広島県緩和ケア支援センター・センター長
平川奈緒美	佐賀大学医学部麻酔・蘇生学・准教授
十時　忠秀	佐賀大学医学部附属病院・病院長
玉岡　晃	筑波大学臨床医学系神経内科・教授
織田　彰子	筑波大学臨床医学系神経内科
棚田　里江	東京女子医科大学東洋医学研究所
桂　秀樹	東京女子医科大学八千代医療センター呼吸器内科・准教授
田中　桂子	静岡がんセンター緩和医療科・医長
大坂　巌	静岡がんセンター緩和医療科・副医長
星野恵津夫	癌研有明病院消化器センター内科・部長
帯刀　誠	癌研有明病院消化器センター内科
長　美鈴	聖路加国際病院緩和ケア科
角嶋　直美	埼玉医科大学国際医療センター・包括的がんセンター・消化器病センター・助教
藤城　光弘	東京大学大学院医学研究科消化器内科・助教
小俣　政男	東京大学大学院医学研究科消化器内科・教授
瀬戸　泰之	癌研有明病院消化器外科・部長
黒子　幸一	秦野メディカルクリニック・院長/聖マリアンナ医科大学泌尿器科・非常勤講師
藤原恵美子	淀川キリスト教病院看護部・係長
田村　恵子	淀川キリスト教病院看護部・主任課長
進藤　勝久	近畿大学保健管理センターセンター長・教授
川辺　圭一	財団法人新宮病院・副院長
森田　幸代	滋賀医科大学精神医学・助教
下田　和孝	獨協医科大学精神神経医学・教授
田巻　知宏	札幌南青洲病院緩和ケア科・医長
前野　宏	札幌南青洲病院・病院長
小野　充一	早稲田大学人間科学学術院健康福祉学科緩和医療学・教授
大石　実	日本大学医学部付属練馬光が丘病院内科学系神経内科学分野・准教授
守屋　利佳	北里大学医学部附属医学教育研究開発センター医学教育研究部門・講師/北里大学病院腎臓内科
守屋　達美	北里大学医学部内分泌代謝内科学・准教授
毛利　博	藤枝市立総合病院・副院長/北里大学医学部・客員教授
大坂　学	北里大学医学部血液内科学・助教
齋藤有紀子	北里大学医学部医学言論研究部門医療系研究科・准教授
早坂由美子	北里大学附属病院患者支援センター・ソーシャルワーカー

目　次

I．癌患者数の実態と癌緩和ケアの診療の実際 ……………………（東原　正明）…1

II．癌患者の苦痛（全人的痛み）への関わり
1．癌による疼痛の緩和
    a．疼痛のメカニズム　……………………（下山　直人, 鈴木　正寛, 下山　恵美）…6
    b．WHOがん疼痛治療法とは ………………………………………（白土　辰子）…10
2．精神的苦痛に対するアプローチ …………………………………（黒丸　尊治）…12
3．社会的苦痛に対するアプローチ …………………………………（堀越由紀子）…15
4．スピリチュアルペインに対するアプローチ ……………………（沼野　尚美）…19

III．疼痛の緩和ケアの実際
1．痛みの評価法………………………………………………………（佐伯　茂）…22
2．WHO癌疼痛療法の実際
    a．NSAIDsとリン酸コデインの使い方 ……………………………（茅根　義和）…27
    b．強オピオイド鎮痛薬の使い方 ……………………………………（坂下　美彦）…31
    c．癌疼痛治療薬の副作用への対応 …………………………………（高宮　有介）…38
    d．持続皮下注射 ……………………………………（木澤　義之, 吉津みさき）…44
    e．モルヒネが効きにくい痛みへの対応 ……………（末永　和之, 佐野　隆信）…47
3．原因別疼痛緩和
    a．骨転移 ……………………………………………………………（本家　好文）…52
    b．内臓痛……………………………………………（平川奈緒美, 十時　忠秀）…55
    c．脳脊髄への転移 …………………………………………………（玉岡　晃）…58
    d．筋けいれん痛 ……………………………………（織田　彰子, 玉岡　晃）…61
    e．神経障害性疼痛 …………………………………（織田　彰子, 玉岡　晃）…63

IV．疼痛以外の症状の緩和ケアの実際
1．呼吸器の諸症状の緩和
    a．呼吸困難/死前喘鳴 ………………………………（棚田　里江, 桂　秀樹）…65
    b．咳嗽/吃逆 …………………………………………（田中　桂子, 大坂　巌）…69
2．消化器症状の緩和
    a．悪心・嘔吐/食欲不振 ……………………………（星野恵津夫, 帯刀　誠）…72
    b．味覚異常/口腔ケア ………………………………………………（長　美鈴）…75
    c．下痢……………………………………（角嶋　直美, 藤城　光弘, 小俣　政男）…78
    d．腹部膨満/便秘と宿便 ……………………………………………（瀬戸　泰之）…80
3．泌尿器症状の緩和…………………………………………………（黒子　幸一）…83

4．皮膚症状の緩和
   a．臭い/乾燥肌/かゆみ ……………………………………（藤原恵美子，田村　恵子）…89
   b．褥瘡/ストーマ ……………………………………………………（進藤　勝久）…92
5．全身倦怠感 ……………………………………………………………（川辺　圭一）…98
6．精神的ケア
   a．不安/不眠/抑うつ ………………………………………（森田　幸代，下田　和孝）…101
   b．せん妄 ……………………………………………………（田巻　知宏，前野　宏）…109
7．苦痛緩和のための鎮静（sedation）………………………………（小野　充一）…111

V．合併症のケア
1．Paraneoplastic syndrome ………………………………………………（大石　実）…115
2．糖代謝・電解質異常 ………………………………（守屋　利佳，守屋　達美，東原　正明）…117
3．DIC と血栓症 ……………………………………………………………（毛利　博）…122
4．脊髄圧迫症候群 …………………………………………………………（大坂　学）…125
5．上大静脈症候群 …………………………………………………………（大坂　学）…127
6．癌性漿膜炎—癌性胸水，心嚢水のコントロール ……………………（大坂　学）…129

VI．癌緩和ケアの倫理—尊厳死・治療中止・セデーションをめぐって—
　……………………………………………………………………………（齋藤有紀子）…132

VII．がん終末期患者をめぐる病診連携 ………………………………（早坂由美子）…139

索　引 ………………………………………………………………………………………143

■ 癌緩和ケア　必携　ベッドサイドで役立つ癌緩和ケアマニュアル

癌患者数の実態と癌緩和ケアの診療の実際

東原　正明
ひがしはら　まさあき

- わが国では，癌は，1981年以降日本人の死亡原因の第1位となった．2004年の癌死亡数は，320315人，総死亡の31.1%である．癌対策として現在，「第3次対がん10ヵ年総合戦略」(2004-2013)が行われている．
- 診療報酬制度の見直しにより，ホスピス・緩和ケア病棟が増加し，緩和ケア医療の質も向上してきている．
- 1970年代に始まった日本のホスピス運動により，癌緩和ケアや終末期医療に関係する研究会や学会活動が地道に継続されている．
- 厚生労働省による「終末期医療に関するガイドライン」作成がようやく始まった．
- 在宅での終末期医療の推進の動きもみられる．

Key Words　癌緩和ケア，ホスピス，緩和ケア病棟，終末期医療

□ 癌患者数の推移

　日本人の主要な死因が感染症から生活習慣病へと移行するなかで，癌は，1981年（昭和56年）以降日本人の死亡原因の第1位となった．政府は，癌対策として「対がん10ヵ年総合戦略」(1984-1993)，「がん克服新10ヵ年戦略」(1994-2003)を実施し，癌の病態解明，早期発見法の確立，標準的な治療法の確立などにおいて着実に進展がみられている．現在，「第3次対がん10ヵ年総合戦略」(2004-2013)が行われている．癌の予防，診断，治療を総合的に推進することを目標としている．そのなかにわずかではあるが，癌の緩和医療の推進も含まれている．最近，厚生労働省が「終末期医療に関するガイドライン（たたき台）」を公表し，パブリックコメントを募集している．今後，検討会を立ち上げ，議論していく予定である．

　癌患者数の具体的な推移の統計は，毎年報告される厚生労働省大臣官房統計情報部の「人口動態統計」[1]からみることができる．わが国の平成16年の癌死亡数は，320315人，人口10万人対死亡率253.9，総死亡の31.1%になっている．

　癌の疾患別では，男性では，平成15年は，肺癌(22.3%)，胃癌(17.2%)，肝臓癌(12.5%)の順，女性では，結腸と直腸をあわせた大腸癌(14.6%)，胃癌(14.2%)，肺癌(12.3%)の順である．年齢別では，癌による死亡が40歳以降に急速に増加し，40～80歳では男女とも死亡順位が第1位となっている．諸外国との比較では，男女とも胃癌，肝臓癌の比率が多いのが特徴である．諸外国では男子は肺癌，女子は乳癌が多い．

　国立がんセンター中央病院の統計[2]では，主要部位の癌の5年生存率は着実な改善をみているが，それは早期癌の発見が進み，各病期にあわせた適切な治療の提供が可能となったためと考察されている．例えば，男性では癌全体で，5年生存率が30%（1962年）から60%（1997年）に，女性では，それぞれ50%から64%へ上昇している．癌の治療内容も時代とともに変遷し，手術，薬物療法，放射線療法に加え，内視鏡的手術（切除），外来化学療法も可能となり，入院期間も短縮されている．今後も癌の患者はゆるやかに増加し，2020年の推定[3]では，1年間に84万人が新たに癌に罹患する（男性50万人，女性34万人）．その臓器別内訳は，男性では，肺，前立腺，胃，結腸，肝臓の順，女性では，乳房，結腸，胃，肺，子宮の順と推定されている．

　一方，罹患率や治療成績を集めて分析する「がん登録」制度の必要性が叫ばれているが，個人情報保護の観点から，国レベルの制度化は見送られている．がん登録は，がんと診断された患者を把握し，患者数や種類，治療内容や生存率をデータベース化する制度であり，治療法や検診の有効性

表1

1. 緩和ケア病棟入院料加算（1990年4月〜）
   認可を受けたホスピス・緩和ケア病棟は、健康保険適応となり定額制の診療報酬が得られる（2002年, 3780点/日）
2. 認定看護師制度（日本看護協会）の発足（1996年4月〜）
   この領域では「ホスピスケア」および「がん疼痛」に対して認定看護師が活動している
3. 緩和ケア病棟承認施設におけるホスピス・緩和ケアプログラムの基準の設定（1997年1月〜）
   緩和ケア病棟承認施設においてホスピス・緩和ケアプログラムの基準の設定がなされていると、診療報酬が得られる（250点/日）
4. 緩和ケア診療加算（2002年4月〜）
   緩和ケアチームのコンサルテーション活動に対する診療報酬が得られる（250点/日）
5. 日本医療機能評価機構の審査
   日本医療機能評価機構の審査を受けることがホスピス・緩和ケア病棟認定の条件となった（2002年4月〜）
6. 「在宅療養支援診療所」の新設（2006年4月）
   往診料や訪問看護料が加算されるほか、在宅時医学総合管理料や在宅末期医療総合診療料も加算されている

を分析でき、地域の特性もわかる。日本では、主に地域がん登録という形で60年代に始まり、現在は34道府県で実施しているが、登録様式は統一されていないため、比較しにくい欠点がある。実際、市町村に出された死亡票で初めてがん患者だったとわかるケースが患者全体の2〜3割を占めるという。登録を義務付けている米国では、この割合は5％以下である。ちなみに米国では1926年にエール大学でがん患者の登録が始まり、1971年にニクソン大統領により国家プロジェクトに昇格、その後、法制化されている。登録データを活用することにより罹患率や死亡率を正確に把握でき、最適な治療方法を開発、選択、医療費の節約にもつながると評価されている。

遅ればせながら学会レベルでは、疾患登録の動きがみられる。筆者が所属する日本血液学会においては、2006年秋より血液悪性腫瘍に限らず血液疾患全般について、施設倫理委員会の承認を受けたあと疾患登録を開始できるようなシステムが動き出した。罹患率や治療成績の国レベルでの正確な把握は今後の課題である。癌患者のQOLの実際は、以下に述べるホスピス・緩和ケア病棟の年報や、関連学会・研究会の報告書などから推察できるが、欧米に比較してモルヒネの使用量は非常に少ない。「癌緩和ケア」のなかの薬物療法が発展途上国レベルであるというのは、一刻も早く打開しなくてはならない。

□ ホスピス・緩和ケア病棟

ホスピスは、十字軍の時代の聖地巡礼者への宿泊・医療施設の提供に始まるといわれている。現在の施設型のホスピスは、1967年のロンドン郊外のセント・クリストファー・ホスピスが設置されたのに始まる。日本では、1981年の「聖隷ホスピス」（聖隷三方原病院・静岡県）が最初で、次いで1984年に「淀川キリスト教病院ホスピス」が誕生した。厚生労働省は、1987年に「末期医療のありかたに関する検討会」を設置し、1989年に報告書「末期医療のケア」をまとめている。その後、年を追って全国的に増えている。これらの施設リストの詳細は日本ホスピス緩和ケア協会のHP（http://www.hpcj.org/）の会員名簿参照。会員名簿には、緩和ケア病棟承認届出受理施設（ホスピス・緩和ケア病棟）の施設名称、連絡先、病床数などが一覧表としてまとめられている。A会員（緩和ケア病棟届出受理施設）は、2007年10月1日現在、177施設（3399床）、A会員（緩和ケア診療加算届出受理施設）は18施設、B会員（診療所および活動準備中などの施設）は76団体である。そのなかで大学病院関連施設は、A会員（緩和ケア病棟届出受理施設）は4大学、A会員（緩和ケア診療加算届出受理施設）10大学、B会員は2大学である。いまだホスピスのない県もある。

表1にこれまでの大きな動きをまとめた。1990年には一定の施設・人員配置基準を満たす緩和ケア病棟に対して定額の診療報酬が支払われる制度が厚生労働省（当時は厚生省）によって設けられ、その結果、施設のホスピスの増加が促進されたが、一方で質の低下も懸念されてきた。2002年には、日本医療機能評価機構の審査を受けることがホスピス・緩和ケア病棟認定の条件となった（表2）。同年、一般病棟でも一定条件の下でなされる緩和ケア医療に対して診療報酬が加算されるようになっ

表2 ホスピス・緩和ケア病棟認定基準（2003.4.1改訂）

(1) 主として末期の悪性腫瘍の患者または後天性免疫不全症候群に罹患している患者を入院させ，緩和ケアを病棟単位で行うものであること
(2) 当該病院において看護を行う看護師の数は，当該病棟の入院患者の数が1.5またはその端数を増すごとに1以上であること
(3) 当該療養を行うにつき十分な体制が整備されていること
(4) 当該療養を行うにつき十分な構造設備を有していること
(5) 当該病棟における患者の入退棟を判定する体制がとられていること
(6) 健康保険法第43条第2項に規定する選定療養としての特別の療養環境の提供に係る病室が適切な割合であること
(7) 財団法人日本医療機能評価機構等が行う医療機能評価を受けていること

た．大学病院・付属病院においても緩和ケア病棟をもつ施設が増えてきている．緩和ケア教育も卒前，卒後教育の重要な教育プログラムも少しずつ医学教育のなかにも取り入れられている．

施設内に緩和ケア病棟がない場合（あっても対象となる全患者には対応できない），ターミナル患者は他施設の緩和ケア病棟あるいはホスピスへの転院を考えるが，入院待ちの時間がかかり，患者にとって適切な看取りができぬまま，十分な緩和ケアを受けることなく亡くなっていくことも多い．そのため，各病棟において，主治医クラスが「癌緩和ケア」に対しての知識と経験を深めることも重要と考える．医療が細分化，専門化され，癌患者が疼痛その他で苦しむとき，施設内に緩和ケア病棟，あるいは専門医がいると，そこにまる投げの依頼をする傾向があるのも事実である．緩和ケア病棟の病床数には限界がある．今や，在宅ホスピスの推進・援助と一般病棟での緩和ケアの実践と質の向上を，各病院が真剣に取り組むべき時期にきていると考える．

1．在宅ホスピスの推進

施設ホスピスと並行して，これからは在宅ホスピスの重要性も啓蒙されると考える．癌で亡くなられるすべての方に施設ホスピスを提供することが実際上困難ということだけでなく，人生の最後の時期を自宅で家族と過ごしたいという患者も多いためである．しかしながら，核家族化は在宅ホスピスの普及に大きなブロックになっている．したがって，緩和ケアの知識や経験のある開業医・クリニックの医師の協力，訪問看護ステーションや施設ホスピスとの連携プレーが大切になってくる．大学病院・市中病院のMSWの役割も大きい．

最近，高齢者が在宅で末期医療を受けられるようにするという24時間体制の「在宅療養支援診療所」の新設が厚生労働省から発表され，中医協がパブリックコメントを実施したうえ，個別の診療行為ごとの診療報酬が決定された．在宅療養支援診療所とは24時間往診が可能な体制を確保し，往診担当医の氏名を文書で患者の家族に提供しているなどの条件を整えた診療所をいう．対象となる診療所には，新たに往診や訪問看護料が加算されるほか，在宅末期医療総合診療料などが支払われる（表1）．

2．病院病棟における癌緩和ケアの推進

癌緩和ケアの知識や経験を主治医クラスが努めて深めることができれば，初期対応が可能であり，その患者が大学病院からホスピスへ移動することが決定していても，その間に症状が緩和された状況で待機できる福音となるからである（実際，ホスピス転院に1ヵ月以上待機するケースも経験する）．患者の病状によっては，一般病棟での看取りになることもある．単なる時間的な延命のみで，症状緩和や十分な精神的援助を受けることができずに，苦しみながら孤独な死を迎えることにならないようにしなければならない．

□ 関連学会，研究会の紹介

以下に，緩和ケアに関係するわが国の主要な関連学会，研究会の活動内容を紹介する．紙面の関係で，これ以外に関しては割愛する．

1．日本ホスピス緩和ケア協会（http://www.hpcj.org/）

1970年代に始まった日本のホスピス運動は1991年「全国ホスピス・緩和ケア病棟連絡協議会」が発足して以来，全国の緩和ケア病棟承認届出受理施設（ホスピス・緩和ケア病棟）は着実に増加している．その後，本協議会は，当時認定を受けていた5施設の代表が集まり，厚生労働省と連絡を

とりながら，施設の質の向上とホスピス運動の啓発・普及を行ってきた．1997年1月，「緩和ケア病棟承認施設におけるホスピス・緩和ケアプログラムの基準」を策定，施行した．本協議会は，2004年（平成16年）7月，「日本ホスピス緩和ケア協会」へ名称を変更した．緩和ケア病棟承認施設の問題点としては，差額ベッドを取る必要があり，金持ちしか入れない，との指摘がある．疼痛緩和はできるが，症状緩和や精神的痛みの緩和は不十分との指摘もある．これらの認定施設は，その質の確保と活動の評価がなされなければいけないとし，評価，見直しについては，原則的には各施設の責任において行うこと，そして，当連絡協議会に第三者を加えた委員会を設け，委員会は各施設に対して，ケアの「質の確保と活動の評価」について検討のうえで，勧告を行うことができるとしている．

2．財団法人日本ホスピス・緩和ケア研究振興財団（http://www.hospat.org/index.html）

わが国のホスピス・緩和ケアの充実に寄与することを主たる目的として，財団法人日本ホスピス・緩和ケア研究振興財団が設立された（財団設立許可2000年12月）．

本財団の目指すところは，「誰でも望めばいつでも適切なホスピスケア・緩和ケアを受けられるような医療・社会環境の構築という理想に向かっての歩みを支援する」ことである．財団ニュースとホスピス緩和ケア白書を2004年から毎年刊行している．

3．在宅ホスピス協会（http://www005.upp.so-net.ne.jp/zaitaku-hospice/）

終末期患者の在宅医療への移行は可能な限り行われなくてはいけない．わが国の現状では，在宅死は2〜3%である．在宅ホスピス協会の「末期癌の方の在宅ケアデータベース」（http://www.home-hospice.jp/）には約500の医療機関が登録している．厚生労働省の5年に1度の「終末期医療に関するアンケート調査」でも，がん末期患者の在宅療養に関して，実現不可能と答える人が1998年の49%から2003年では66%へと増加している．家族への負担，急変時の対応，経済的負担，緊急入院の不備，往診医不足などが理由である．自宅での癌患者の死亡は，年間19000人である．

4．日本緩和医療学会（http://www.jspm.ne.jp）

柏木哲夫初代理事長のもと，1996年7月に第1回日本緩和医療学会学術集会が札幌で開催され，以後毎年開催されている．2005年には，第10回総会が横浜で，第18回日本サイコオンコロジー学会総会と合同開催された．定期的なニューズレターを刊行している．がん疼痛対策をまとめた「がん疼痛治療のガイドライン」（平賀一陽委員長）も刊行されている．緩和医療の教育カリキュラムの設定やがん緩和医療のガイドライン作成などが進行中である．

5．日本サイコオンコロジー学会（http://www.jpos-society.org/）

サイコオンコロジー（精神腫瘍学）は腫瘍学と精神医学の統一した新たな学問分野として誕生した．1986年国際サイコオンコロジー学会の創設と同期して，日本精神腫瘍学会（後に日本サイコオンコロジー学会に改名）が誕生した．サイコオンコロジーに関する研究を行い，その実践と教育に貢献することを目的としている．最終目標が，がん患者に与える心理的影響の解析，がん患者のQOLや生存に関与する心理・社会・行動学的因子を同定し介入法を開発することであるという．ニューズレターの発行，毎年の総会が開催されている．2005年以降，年次大会は，日本緩和医療学会と合同で開催されている．

6．日本死の臨床研究会（http://www.bayline.or.jp/jard/）

死の臨床の場で，患者や家族に対する真の援助の道を全人的立場より支援，研究することを目的として，1977年設立された．学会ではなく，一般市民も参加できるあくまで研究会であり続けている．年次大会が毎年開催され，会誌の発行，支部活動も盛んである．国際交流委員会による国際的な情報と研究の交流も行われている．

7．大学病院の緩和ケアを考える会（専用ホームページなし）

昭和大学横浜市北部病院の高宮有介氏を中心に地道な活動を続けている．年次大会の開催，ニューズレター刊行などで，大学病院における緩和ケアのあり方を議論し，また，緩和ケア"キャラバン"で，大学病院における緩和ケアを浸透させる活動も行っている．医科大学における卒前，卒後教育の重要性を訴え，『臨床緩和ケア』（青海社，2004）

表3　緩和ケア関連雑誌・単行本

書名	発行年	著者	発行所
単行本・緩和ケアマニュアル（第5版）	2007	淀川キリスト教病院ホスピス	最新医学社
・オピオイドによるがん疼痛緩和	2006	国立がんセンター中央病院薬剤部	エルゼビア
・がん疼痛緩和ケアQ＆A―効果的な薬物治療・QOLの向上をめざして	2006	加賀谷　肇，的場元弘，田中昌代	じほう
・がんサバイバーシップ	2006	近藤まゆみ，峰岸秀子	医歯薬出版
・がんばらず，あきらめないがんの緩和医療―ホリスティック緩和のすすめ	2005	黒丸尊治	築地書館
・家で看取るということ	2005	川越　厚，川越博美	講談社
・臨床緩和ケア	2004	大学病院の緩和ケアを考える会	青海社
・ホスピス医に聞く一般病棟だからこそ始める緩和ケア	2004	池永昌之	メディカ出版
雑誌・ターミナルケア	月刊誌		三輪書店
・がん看護	月刊誌		南江堂
・緩和ケア	月刊誌		青海社

を刊行した．現在医学部付属緩和ケア病棟や緩和ケアチームのスタッフとして活動している委員も多い．

8．日本がん看護学会（http://jscn.umin.jp/）

がん看護の教育，研究，実践の向上を目的として，1987年に発足した．学術年次大会の開催，日本がん看護学会誌を刊行している．現在7分野にわたる専門看護師（CNS：certified nurse specialist）のなかでがん看護CNSが約半数を占め，この分野の認定看護師の活躍が期待されている．

9．ホスピスケア研究会（http://www006.upp.so-net.ne.jp/thospic/）

東京，関西，札幌で地道な活動を行っている．会誌や会報の発行，「がんを知って歩む会」の定期開催，「電話相談」活動も行っている．

10．日本ホスピス・在宅ケア研究会（http://www/hospice.jp/index.html）

終末期の医療ケア，在宅の福祉サービスと看護，医療の問題を医療従事者，社会福祉従事者，市民，患者などが同じ場で，対等の立場で話し合い，学ぶ場を提供するために，1992年に発足した．年次大会や，研究会雑誌の発行，市民向けの交流会・講演会の開催を行っている．

11．日本在宅医療研究会（専用ホームページなし）

本研究会は，平成2年「在宅癌治療研究会」として発足し，平成7年に現在の名称に変更し，年次大会の開始を通じて，在宅医療に関する情報交換や将来の展望の討論を重ねている．

12．緩和医療研究会（http://www.kanwa-okayama.jp/）

平成3（1991）年9月，末期（がん）の症状コントロールを考える医師の会として創設された．大学と地元の医師たちが協力しながら緩和医療・緩和ケアを推進していこうという組織であり，先駆的な地域医療活動や教育活動を行っている．

13．日本臨床死生学会（http://plaza.umin.ac.jp/）

臨床の場における死生をめぐる全人的問題をメンタルヘルスの観点から学際的かつ学術的に研究し，その実践と教育を行うことにより，医療の向上に寄与することを目的として，1995年に創設された学会である．学術大会の開催，日本臨床死生学会誌の発行，学術講演会の開催，調査研究，研修会などの事業を行っている．

☐ 関連書籍・雑誌の紹介

近年刊行された緩和ケアに関係する書籍，雑誌を表3に示す．

文　献

1）厚生労働省：平成16年人口動態統計年報

2）国立がんセンターがん対策情報センター：がん情報サービス；http://ganjoho.ncc.go.jp/

3）大野ゆう子，他：日本のがん罹患の将来推計．がん・統計白書（大島　明，他編）．篠原出版新社，東京，pp 201-217，2004

■ 癌患者の苦痛（全人的痛み）への関わり―癌による疼痛の緩和

疼痛のメカニズム

下山 直人　鈴木 正寛　下山 恵美

- がんの痛みは早急に適切に機序に基づいて治療されるべきである．
- 腫瘍によって起こる痛みは時期によって性質が異なっていくことが多い．
- がん性神経障害性疼痛は非生理的に不快な痛みが継続される状態である．
- 治療による痛みはほとんどが純粋な神経障害性疼痛であることが多い．
- 人間は自分である程度痛みを取る力を持っており，それを強めることも治療のひとつとなる．
- がんの痛みの発生機序に基づく NMDA 受容体拮抗薬も使用されている．

Key Words　WHO方式，モルヒネ，治療による痛み，NMDA受容体，痛みの下行性抑制系

はじめに

がん患者は末期になると約70％が痛みを持っているといわれている．がんの痛みは，適切な対応を早急にしないと患者のQOLを著しく損なうことになる[1]．がんの痛みはその80〜90％がモルヒネを中心としたWHO方式によって改善するといわれているが，なかにはモルヒネの効きにくい痛みもあり，それらはがんの治療の進歩によってむしろ頻度が高くなっている可能性もある．もちろん痛みの種類は多く，疼痛の機序は単純なものではない．しかし，最近の分子生物学の進歩によって多くのことが次第に解明されるようになっている．モルヒネによる治療は，だれでもできる幅広い痛みに対する治療法であり，これからも，がんの痛みの治療の中心となっていくと考えられる．そして，現在ではそれに加え，痛みの発生機序に基づく治療法を発展させていくことが必要である．本項では痛みの機序について述べる．

がんの痛みの種類と性質

がんの痛みは多くは進行性であるが，時に急性増悪を起こしたり，慢性的な痛みに移行したりすることがある．そして，1人の患者にいろいろな痛みが同時に起こる場合もある．人間の痛みの特徴としてもっとも大きい痛みが中心として認識されその他の痛みはそれによって抑制される，という性質があるため，局所的な痛みの治療によって，隠れていた痛みが新たに出現する場合もある．がん患者の痛みを治療，ケアするためには，痛みの性質の変化，治療による痛みの変化，そして悪化などに関しても知っておく必要がある．がん患者にみられる痛みには，大きく分けて以下の種類がある．①がん自体が原因となっている痛み，②化学療法，放射線療法，手術療法など，治療によって起こる痛み，③その他の痛み，である．

1．がん自体が原因となる痛み

軟部組織浸潤，骨浸潤，骨転移の痛みがある．骨の痛みに関しては，初期の骨膜刺激の痛み（体性痛），転移が増大し神経を圧迫することによって起こるしびれ，痛み（神経障害性疼痛），四肢の骨の病的な骨折による急激な激烈な痛み（急性痛，体性痛）など，同じ場所の痛みであっても時期によって変化することがある．したがって，痛みの経過を予測しながら，早期に疼痛対策を立てることが重要である．がん自体による痛みは侵害性疼痛と神経障害性疼痛が混在している混合型が多い．腹腔内腫瘍の場合，痛みは初期には内臓痛，次第に腹膜などへ浸潤し体性痛を伴ってくるが，ともに侵害性疼痛である．

2．治療によって起こる痛み

化学療法，放射線療法時の口内炎などがある．口内炎は体性痛である．腫瘍切除に伴う上肢，下肢切断後の幻肢痛，断端肢痛，肺の手術後の開胸後痛などは，ほとんどが神経障害性疼痛であるが，開胸後痛，断端肢痛の場合，がんの再発自体の痛

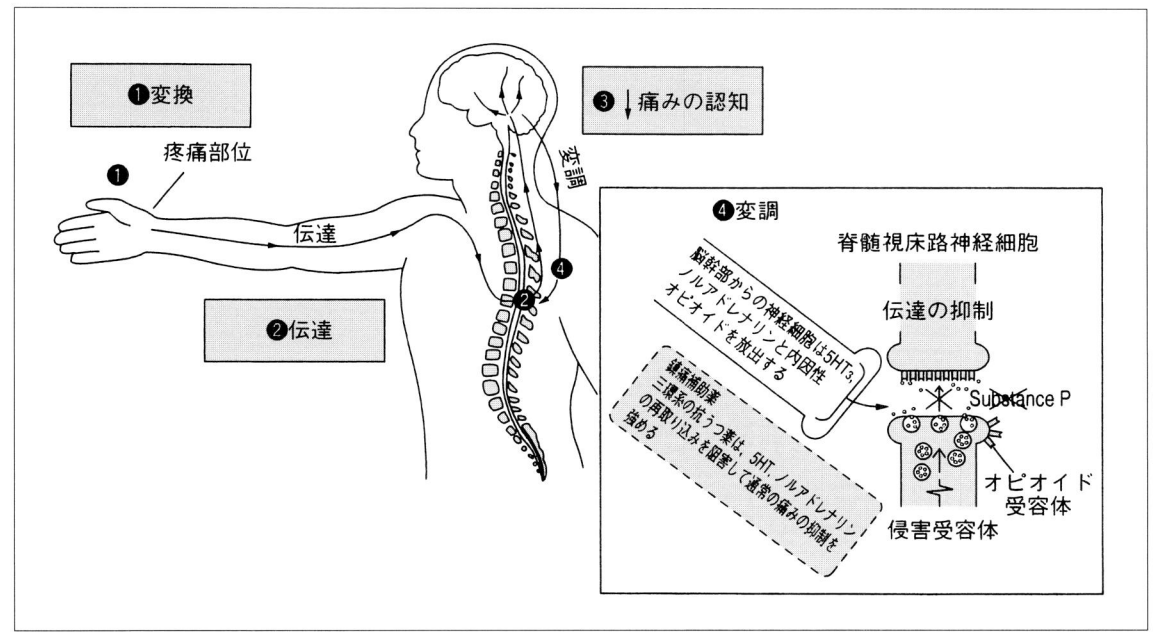

図1 痛みの伝達と変調

❶ Transduction（変換）：痛みを起こすエネルギーを変換する（化学的な刺激から電気的なものに）．末梢において侵害刺激が組織の障害を起こすと，このプロセスが起こる．損傷された細胞から誘発物質が放出される．
❷ Transmission（伝達）：傷害部位から発生した活動電位は脊髄へ伝達され，上行し高位中枢に達する．以下の三つの相がある．① 傷害部位から脊髄へ，② 脊髄から脳幹部，視床へ，③ 視床から大脳皮質へ．
❸ Perception of pain（痛みの認知）：意識下の痛みの経験．
❹ Modulation（変調）：侵害刺激の抑制．脳幹部から発した細胞から下行性に内因性のオピオイド，セロトニン（5 HT），ノルエピネフリン（NE）などの抑制性の伝達物質が放出される．
 Antidepressants（抗うつ薬）：セロトニン（5 HT），ノルエピネフリン（NE）の再取り込みを抑制し，痛みの認知を低下させる．

（下山直人，下山恵美：モルヒネが効きにくい痛みの治療．Pharma Medica 20(6)：31-37, 2002 より引用）

みが共存している場合がある．化学療法で使用されるビンクリスチン，シスプラチン，パクリタキセルなどは，四肢末端の手袋，靴下型のしびれを中心とする神経障害性疼痛を起こすことが多い．通常，治療の終了とともに減退していくが，難治性のしびれ，疼痛を残す場合も時に見られる．

3．その他の痛み

褥創の痛み，筋肉痛など疾患とは関係がない痛みであるが，体性痛である．

このようにがんの痛みには発生要因によって多くの痛みに分類される．しかし，痛みの発生，伝達，認知，変調という点では多くの共通点があると考えられる（図1）[2]．がんの痛みは，侵害性疼痛の，① 体性痛（somatic pain），② 内臓痛（visceral pain）と③ 神経障害性疼痛（neuropathic pain）（純粋型，混合型）に分けられるが[3]，④ 痛みの変調（人間が自分で痛みを調節する力）を含め，それぞれの機序に関して説明する．

□ 体性痛

1．急性侵害受容刺激と末梢の受容体

人間の皮膚にはいろいろな刺激を感じる受容体がある．大きく分けると，触れることを感じる触覚，熱さ，冷たさといった温度の感覚，ピンで刺されたり，つねられたり，切られたりしたときの痛みの感覚である．痛みは，皮下に分布している神経自由終末という神経の末端の受容体で感じられる．その刺激は末梢神経を伝わって脊髄へ伝えられる．このなかで特に痛みを伝える神経はAδ線維，C線維の2種類がある．前者の伝達速度は6〜30 m/sで，後者は0.5〜2.0 m/sである．C線維はポリモーダル受容器によって，機械的な刺激，化学的な刺激，温熱など多種の刺激を伝える．Aδ

線維は，高閾値機械受容器によって主として機械的な刺激を伝える．一時的な侵害刺激の場合には，これらの刺激が中枢へ電気的に伝えられ，またもとに復するが，切り傷など不可逆的な刺激の場合には，末梢での炎症反応が伴いその後もそこから中枢への刺激を送り続ける．このように神経末端での各種の刺激は，神経に起動電位を引き起こし，その結果，電気的な活動によって痛みとして中枢に向かって伝達される．

2．1次細胞から2次細胞への刺激の受け渡し

侵害刺激は多くの場合，脊髄の後角から脊髄内に入り，シナプスによって次の2次細胞へ伝えられる．この場合，電気的な刺激は，伝達物質の放出によって化学的な反応に変えられ，2次ニューロンでの電気的な活動を起こす．これまでこの伝達物質は不明であったが，A線維の伝達物質は，興奮性アミノ酸（グルタミン酸，アスパラギン酸），C線維の伝達物質はそれらに加え，P物質などであることが推測されている．Rexedは脊髄の灰白質を細胞の形，大きさから10層に分け，後角にはそのうち6層までが分類されている．そのなかで，Aδ線維の多くは1，5層に，C線維の多くは2層に終止することが報告されている．1，5層からは反対側の外側脊髄視床路（新脊髄視床路）を通じてそのまま視床の後外側腹側核（VPL）へ投射される．この経路は痛みの識別，認識に関与するといわれている．2層は主として介在ニューロンであるため，刺激は5，7，8層を介して反対側の内側脊髄視床路などの旧脊髄視床路に入り，視床の中心外側核（CL）などに投射される．その後，ニューロンを変え大脳皮質へ投射される．この経路は痛みに伴う情動や，自律機能，運動機能の反応の誘発に関与する[4]．

このように末梢に侵害刺激が加わった場合には，A線維による速い痛みの伝達，C線維による遅れた痛みの伝達が起こるが，侵害刺激が脊髄内に伝わった時点で，同じレベルでの前根の方から運動線維へ刺激が伝わることがある．逃避反射，屈筋反射とも呼ばれ，痛みを脳で認識する以前に屈筋群の収縮によって，侵害刺激から身を遠ざける仕組みである．

□ 内 臓 痛

内臓痛は，実質臓器の牽引や腫脹による皮膜の伸展や管空臓器の内圧上昇による刺激によって惹起される疼痛である．分布する侵害受容器は体性痛と同様にAδとC線維の自由終末である．内臓神経の求心路はその臓器を支配している交感神経で，脊髄後根から後角に入り他の体性神経と同様に上行していると考えられている．内臓の支配領域と同じ高さの脊髄神経による痛みが内臓の痛みに付随して起こることを関連痛というが，これらは以上のような走行が関与していると考えられている．しかし，最近，後索─内側毛帯系も内臓の求心路として確認され，その破壊術ががん性疼痛に効くことが報告されている[5]．

□ 神経障害性疼痛

痛みの伝達は末梢からの入力がなくなった時点で途絶えるはずであり，通常は，痛みの原因がなくなった時点で痛みも消失する．しかし，痛みの原因がなくなっても持続する痛みがあり，上述した伝達経路のみでは，このような痛みを説明することはできない．近年，N-methyl-D-aspartate（NMDA）受容体という興奮性アミノ酸の受容体が関わっていることがわかってきた．

パンコースト型肺がんや仙骨神経叢浸潤などにみられる，モルヒネが効きにくい難治性の疼痛は神経障害性疼痛といわれ，がん患者のQuality of Life（QOL）を低下させる要因となる症候群である．このような痛みには，①末梢レベルでの機序，および，②中枢レベルでの機序が考えられている．

①末梢神経が損傷されると，初期には神経に障害性発射がみられる．また，再生過程で，sprouting（発芽）や神経腫形成が起こり，易興奮性や自発発射がみられる．これらは，末梢からの入力の増大をもたらす．

②中枢レベルでは以下のようなことが起きると考えられている．先に述べた痛みの伝達物質は，グルタミン酸など興奮性アミノ酸，P物質，ニューロキニンAなどであるが，グルタミン酸などが結合する受容体には，non-NMDA受容体，NMDA受容体などがあり，P物質の結合する受容体はNK（neurokinin）-1受容体，ニューロキニンAの受容体はNK-2受容体である．通常の痛みの伝達はnon-NMDA受容体とNK-1，2受容体を通じて行われるが，上述したような機序で末梢から持続的な刺激が伝わるとNMDA受容体を不活化しているMgイオンが

はずれ，NMDA受容体が活性化される．その結果，2次ニューロンの過敏化（sensitization）が起こる．これはいわゆる神経可塑性現象の一つと考えられ，痛みの遷延化をもたらすと考えられる．以上のような，末梢および中枢の過敏化が起こることによって，皮膚上のallodynia（アロディニア），ピリピリ感などの異常な感覚が発生する．組織損傷による遷延性疼痛も末梢および中枢の過敏化が原因と考えられている[3,6]．

□ 痛みの変調

侵害刺激は，痛みとして伝達されることを説明してきたが，生体内の刺激の変調についても述べる必要がある．Gate Control Theory[7]では，脊髄後角第2層にある細胞が痛みの入力を制御することが述べられている．実際にはこの理論のみでは説明が付かないが，これは生体が本来自分で痛みを減弱させる力を持っているということを世に広めることとなった．痛みを取り除くためには，痛みの経路を化学的，物理的に遮断する（神経ブロック，コルドトミーなど）ことが主流であった時代から考えると，自分がもつ「痛みをコントロールする力」を強めるという考え方は，もともと神経障害，神経の損傷を契機としている神経障害性疼痛の治療においても理にかなうものと思われる．特に重要な抑制系は，視床下部，中脳水道灰白質，大縫線核，青斑核が関与している下行性抑制系である．いわゆる内因性の鎮痛物質（β-エンドルフィン，エンケファリン，GABA）などが関与している．また，transcutaneous electrical stimulation（TENS），鍼などもこの機序を介しているといわれている．情動による痛みの変化には，生体がもともと持っている鎮痛機序が大きく関与していると考えられ，痛みだけでなくそれに影響するさまざまな因子を考慮することは，難治性の痛みの治療に非常に重要であると考えられる．

文　献

1）武田文和，訳：がんの痛みからの解放（世界保健機関，編）．金原出版，東京，1996

2）下山直人，下山恵美：モルヒネが効きにくい痛みの治療．Pharma Medica 20(6)：31-37，2002

3）横田敏勝：侵害受容性疼痛（臨床医のための痛みのメカニズム）．南江堂，東京，1997

4）佐藤昭夫：痛みの受容機構と鎮痛機構：痛みの神経科学．メジカルビュー社，東京，p 45-58，1997

5）Nauta HJW, HewittE, Westlund KN, et al：Surgical interruption of a midline dorsal column visceral pain pathway. J Neruosurgery：86：538-542, 1997

6）下山直人，下山恵美，西野　卓：難治性がん疼痛治療の進歩．血液・腫瘍科 37(1)：54-57，1998

7）Melzack R, Wall PD：Pain mechanism, A new theory. Science 150：971-979, 1965

■ 癌患者の苦痛（全人的痛み）への関わり─癌による疼痛の緩和

WHOがん疼痛治療法とは

白土　辰子
しらつち　たつこ

- がんの痛みからの開放を目的にWHOの専門委員会が作成し各国に勧告した（1986年）．
- 薬による治療法が，がん患者の疼痛治療の主役である．
- 主役となる薬はモルヒネ（オピオイド鎮痛薬）である．
- 五つの基本原則を守って投与する．
- 痛みの診断と治療にはチームアプローチが有効である．

Key Words　基本5原則，モルヒネ，オピオイド鎮痛薬，非オピオイド鎮痛薬，鎮痛補助薬

はじめに

がん患者の増加に伴い治癒目的の治療が重視される一方で，がんの痛みは長いこと軽視されて多くの人が苦しみながら死を迎えていた．世界保健機構（WHO）が1986年に「がんの痛みからの開放」を出版して以来，鎮痛薬投与を主体とするWHOがん疼痛治療法は世界のさまざまな施設で実施されて痛みを効率よく治療できることが実証された．

●痛み治療の目標として以下の3状態の確保をあげている．

1. 睡眠時に痛みで目覚めない状態
2. 安静時に痛みがない状態
3. 体動時に痛みがない状態

●鎮痛薬投与法の基本5原則として以下の5項目をあげている．

1. できるだけ経口で（by mouth）
2. 時刻を決めて規則正しく投与（by the clock）
3. 除痛ラダーにそって効力の順に鎮痛薬を選択（by the ladder）
4. 患者ひとりひとりに適した投与量で（by the individual）
5. そのうえで細かい配慮をする（attention to detail）

□ できるだけ経口で

鎮痛薬はできるだけ経口で投与する．経口は患者の自己管理が可能で自立を助ける方法である．基本原則の最初に経口でと明記されているが，食事を摂れなくなった時に無理をして経口にこだわる必要はなく，内服が困難な場合は坐剤，貼付薬，持続皮下注，持続静脈注などを選択する．すでに持続点滴を施行している患者に対して，除痛に必要な血中濃度維持を目的にモルヒネ注射薬の静脈内投与は意図的に命を縮めることにはあたらない．嘔気・嘔吐を伴う抗がん治療中は持続点滴投与をして，治療終了後に内服に変更することはそれほど難しくない．投与方法の変更は患者および家族に説明をして誤解を招かないようにする．

□ 時刻を決めて規則正しく投与

常に痛みのない状態を維持するために時間を決めて次回分を投与する．モルヒネは徐放製剤，速放製剤，坐剤，注射液など製剤の種類により投与間隔が異なるため，これらを併用または製剤を変更する時には投与時刻を混乱しないように注意する．レスキュードーズの使用間隔が短くなった時は増量のサインである．特に3日ごとに貼付するフェンタニル貼付剤では，痛み増強に対してレスキュー対策は不可欠である．

□ 除痛ラダーにそって効力の順に鎮痛薬を選択（図1）

有名なWHOの3段階除痛ラダーである．痛みの強さが増すに従い強い鎮痛薬を選択する．非オピオイド鎮痛薬（アスピリン，アセトアミノフェン，非ステロイド性抗炎症薬）で痛みが緩和されなくなった時にはオピオイドを追加する．しかし強いオピオイド（モルヒネ，フェンタニル）でなければ取れない痛みと診断したら，弱いオピオイ

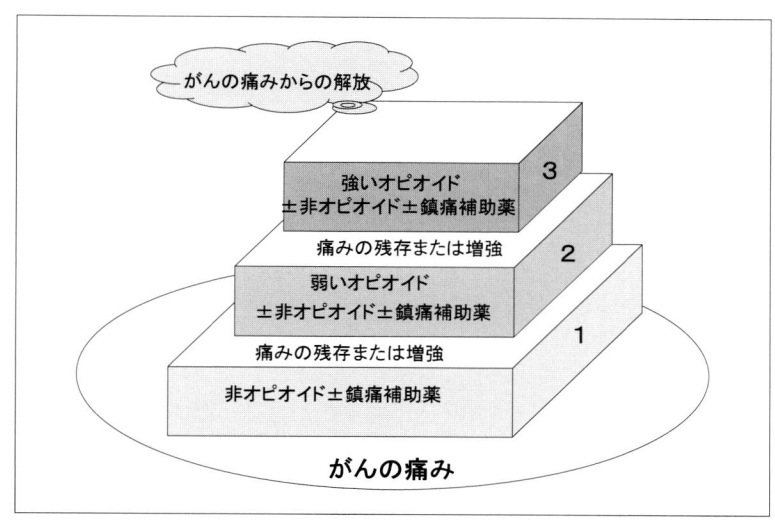

図1 WHO 3段階除痛ラダー
(WHO がんの痛みからの開放（第2版），1996 より修正引用)

ド（リン酸コデイン）を通り越して一足飛びに第3段階のモルヒネを開始してよい．オキシコドン徐放製剤の低用量規格は第2段階から使用できる．どの段階を選択するかは痛みの診断に基づいて行うべきである．継続して観察されている痛み評価の看護情報は正確な診断に欠かせないものである．オピオイドおよび非オピオイドでは取りきれない痛みが混在している場合は鎮痛補助薬（抗うつ薬，抗けいれん薬，抗不整脈薬など）を併用する．

□ 患者ひとりひとりの投与量で

モルヒネの適切な投与量は痛みが取れる量で個々の患者により異なる．ある程度増量しても鎮痛効果がなく副作用のみが出現するという有効限界は，第2段階で使用する弱いオピオイドにはあるが，モルヒネにはないために内服できる場合は数百 mg/回以上となっても問題はない．特に痛みが強い肉腫の末期などでは持続静脈内投与で 1000 mg/日以上となることもある．突発痛や病状進行に伴う痛み増強に対して迅速に対応するためレスキュードーズの指示は欠かせない．

□ そのうえで細かい配慮をする

患者とコミュニケーションを良好にして疑問にはわかりやすく説明する．痛みの治療を再優先する時期になった時は，併用薬剤を整理して必要なものだけに絞り患者の負担を減らす．便秘や吐き気などの副作用対策は必ず行う．

痛みの治療は説明から始まるともいわれチームアプローチが力を発揮する．患者および家族がモルヒネに対する偏見や誤解を招かないためには，看護師のきめ細かいケアおよび薬剤師の服薬指導などの共同作業が重要である．

まとめ

最近の情報伝達の速度は目覚ましく，患者および家族のがん疼痛治療に対する意識も高まり情報収集が盛んである．その一方で医師は痛みの訴えに対して十分な鎮痛薬の投与をしてくれなかったとの声は数多く聞かれる．WHO の治療法の普及により医師は誰でも安心してモルヒネを処方することができるようになったが，十分に使いこなしているとはいえない．基本5原則のなかでもっとも難しいのは5番目の細かい配慮であると思うが，がんの痛みから患者を解放することを義務として臨床にかかわるすべての医師が取り組んで欲しい．

文 献

1) 世界保健機構，編，武田文和，訳：がんの痛みからの開放とパリアティブ・ケア・がん患者の生命へのよき支援のために．金原出版，東京，1993
2) 世界保健機構，編，武田文和，訳：がんの痛みからの開放・WHO 方式がん疼痛治療法（第2版）．金原出版，東京，1996
3) 世界保健機構，編，武田文和，訳：終末期の諸症状からの開放．医学書院，東京，2002

■ 癌患者の苦痛（全人的痛み）への関わり

精神的苦痛に対するアプローチ

黒丸　尊治

- がん患者の精神的苦痛は，死生観やがんの進行度合い，ケアの質などによって大きく左右される．
- かかわりで重要なのは，非言語的なコミュニケーション，こちらの価値観をとりあえず脇に置いて話を聴く，理解的な反応を返すということである．
- 理解的な反応を返すためのポイントは，患者の「できていること」に焦点をあてることである．
- 代替医療も，患者の期待感や希望をある程度満たしてあげられるという意味では有用である．
- 「そのままのあなたでいいですよ」というメッセージも，患者に「心地よさ」をもたらすことになる．

Key Words　精神的苦痛，非言語的コミュニケーション，理解的反応，代替医療，心地よさ

はじめに

　全人的痛み（トータルペイン）は，身体的，精神的，社会的，スピリチュアルな側面から構成されているが，これらはもちろん独立したものではなく，相互作用的にすべてつながっている．身体的苦痛はいらだちや混乱といった精神的苦痛を伴い，仕事や家庭の問題は不安や抑うつ状態を生み出す．また「どうして生きなければならないのか」といったスピリチュアルペインも当然，精神的苦痛と密接なつながりがある．

　このように本来的には，精神的苦痛と他の苦痛を分けて語ることはできないが，ここではあえて精神的側面からみた苦痛とそのアプローチについてのみ述べることにする．

□ がん患者の心理的プロセスについて

　がん患者の精神的苦痛を引き起こす要因にはさまざまなものがあるが，それらは患者の死生観や価値観，がんの進行度合いやその病状，そして患者を支える家族や仲間，医療スタッフのケアの質などによって大きく左右される．そのため死に直面したすべてのがん患者がキューブラ・ロスのいう"否認"，"怒り"，"取り引き"，"抑うつ"，"受容"の5段階を順番にたどるわけではない．

　このように，実際のがん患者が死に至るまでの心理プロセスにはかなりの浮き沈みがあるが，平山はそれを拒絶期，動揺期，受容期の三つに分け，そのおのおのの時期をさらに，病気や死を肯定的に受け止める昇華相と，それを否定的に受け止める退行相とに分けて説明している（表1）．最初の

表1　死に至る患者の心理的プロセス（平山）

昇華相	闘争心 克己心 挑戦する意志	希望，感謝 和解 善行 信頼	平安 充実感 至福感 委譲する心
死に至る患者の心理プロセス	拒絶期	動揺期	受容期
退行相	怒り 憎しみ 罪責感 企死念慮	疑惑 猜疑 被害感	あきらめ 怨み，落胆 無力感，空虚感 宿命的な考え

（平山正実：末期患者の心理．ターミナル・ケアのための心身医学（河野友信，編）．朝倉書店，東京，1991より引用）

表2　非言語的コミュニケーション

・ベッドサイドにゆったりと坐る
・視線を合わせる
・うなずく
・相手の言葉に応じて表情を変化させる
・適切なときにほほえむ
・相手のペースや口調に合わせる
・「なるほど」「そうですね」という言葉をはさむ

表4　日本の緩和ケアで使われている代替医療

1）比較的元気な時ならできるもの
　・気功（郭林新気功など），ヨガ，太極拳
　・サポートグループ
　・生きがい療法，サイモントン療法
2）セルフコントロールとして行うもの
　・瞑想，イメージ療法，リラクセーション法
　・バイオフィードバック療法
3）他者療法として行われるもの
　・アロマセラピー，リフレクソロジー，マッサージ
　・セラピューティック・タッチ，催眠療法
　・鍼灸，びわ葉温灸，丸山ワクチン，蓮見ワクチン
4）生物学的療法
　・健康補助食品（プロポリス，アガリクス，AHCC，サメの軟骨，キチン・キトサンなど）
　・ハーブ療法，ビタミン療法，漢方薬
　・食事療法（マクロビオティック，漢方粥，甲田式少食療法），ゲルソン療法
5）芸術的手法を使ったもの
　・カラーセラピー，音楽療法，絵画療法，芸術療法
6）伝統医学的なもの，その他
　・ホメオパシー，自然療法（ナチュロパシー）
　・信仰，祈り

拒絶期では，がんを克服するという強い闘争心を持った患者もいれば，逆に自分ががんになってしまったことへの怒りや憎しみといった気持ちを強く持つ患者もいる．もちろん同じ患者がこの両相を行き来することもある．次の動揺期では，将来に対する希望や周囲への感謝の気持ちを持ったり，反対に周囲の人々への疑惑や被害意識を持ったりする時期である．最後の受容期は，充実感や至福感，逆に絶望感やあきらめの気持ちに至るという時期である．このように，実際のがん患者の心理状態は，直線的，普遍的なものではなく，患者1人1人がすべて異なり，しかも同じ人でも時期や状況によって，大きく変化するのである．

表3　精神的苦痛へのかかわり方の基本

1）非言語的コミュニケーション
2）こちらの価値観はとりあえず脇に置く
3）理解的な反応を返す
4）患者の「できていること」に焦点をあてる

□ 精神的苦痛に対するアプローチ（表2，表3）

1．かかわり方の基本

患者とかかわっていくうえにおいてもっとも重要となるのは，どうしたら患者に「自分のことをわかってもらえた」という感覚を持ってもらえるかということである．この場合，心理面におけるある程度の情報は必要であるが，しかし必ずしも詳細な情報（子どもの頃の親子関係から今現在に至るまでの詳細な生活歴や心理社会的背景など）が必要であるというわけではない．大切なのは，知的な意味での理解ではなく，「あなたのことはとってもよくわかりました」というメッセージを，いかに上手に伝えられるかである．逆にいうと，いくら患者のことを理解できていたとしても，そのことが患者にうまく伝わらなければ，患者にとってはまったく理解してもらっていないのと同じなのである．

この際まず重要となるのは，非言語的なコミュニケーションである．患者のそばにゆったりと坐って，じっくりと患者の話に耳を傾ける．このとき，うなずくという動作もとても重要である（うなずき過ぎると，わざとらしくなるので注意）．これはとても基本的なことではあるが，このような態度なくしては，患者に「わかってもらえた」という感覚を持ってもらうことは不可能である．

また患者の話を聴く際，こちらが持っている価値観はとりあえず脇に置いておくことも大切である．患者の話は時として，非常識であったり非現実的であったりする．そのような患者の希望も可能な限り満たしてあげるためには，まずは患者と同じ視点に立つ必要がある．こちらの価値観を持ったままでは，どうしても批判的，説得的，忠告的になってしまうため，患者とともに考えるという作業がうまくできなくなってしまうのである．

次に重要となってくるのは，理解的な反応である．その際，患者の「できていること」に焦点をあてることがポイントである．例えば「そんなつらい状況であったにもかかわらず，今までよく頑

張ってこられましたね」「どうやって，そのような困難を乗り越えてこられたのですか」といった語りかけは，患者の今現在の状況のみならず，今までの人生における困難をよく乗り越えられたという驚嘆の気持ちを含んでいる．また同時に"いろいろあった自分の苦しみを，この人はわかってくれた"という思いを患者に抱いてもらいやすくするためのメッセージでもある．さらに，「どうやって～」という質問をすることで，患者は不明瞭ながらも，「こんなことをやったからかなあ」といった答えを返してくれる．患者もそう答えながら"そうか，自分もこんなふうにしてやってこれたんだ"といった思いを抱くことになる．これは，まさに自己賞賛の言葉であり，自分の人生を肯定する感覚にもつながる．このように「できていること」に焦点をあてた問いかけは，患者との信頼感が築けるだけでなく，患者自身の自己肯定感も引き出すことができるのである．

2．代替医療の利用（表4）

家族や医療スタッフとのかかわりはとても重要であるが，患者の気持ちを楽にしたり，ふれあいを促したり，時として希望を与える手段として代替医療はとても有用である．特にアロマセラピーやリフレクソロジー，マッサージといった身体に触れるものは，患者に心地よさをもたらすだけでなく，ふれあいやコミュニケーションの機会を増やすことにもなる．

また，緩和ケア病棟に入院している患者でも，何とか治す方法はないものだろうかという思いをどこかで持っている人も少なくない．実際がん患者が健康食品をはじめとする何かしらの代替医療を利用している率はかなり高い（32～83％と調査によってかなりバラツキはある）．実際にそれらががんに有効か否かは別としても，少なくとも患者の期待感や希望をある程度満たしてあげられるという意味では有用である．

もちろんこれらの代替医療を無理強いすることは慎むべきである．いくらそれが有効なものであったとしても，患者の希望に沿わないものであれば，患者に負担をかけてしまうだけである．

■ 心地よさを求めて

何かしらの形で，その患者に心地よさを感じてもらえたならば，緩和ケアの目的はある程度達成できたといってもよいであろう．もちろんその心地よさは人それぞれ異なるものである．ある人にとっては，妻と一緒に静かにいることであろうし，ある人にとってはいろいろな人と賑やかに過ごすことかもしれない．また残された仕事を仕上げることや，いろいろな代替医療に取り組むことが，その人にとってのもっとも心地よいと感じられることかもしれない．このように，人それぞれの個別性を大切にしつつ，その人にとってもっとも心地よいと思われるものをうまく引き出してあげる作業もとても重要となってくる．

ただしすべての患者に，このような心地よさを持たせてあげられるとは限らない．常に不安や死の恐怖に怯えている人もいれば，罪悪感や後悔の念に苛まれている人もいる．このような人を無理に慰めたり励ましたりすることは，その人をより苦しめてしまうことにもなりかねない．こんな場合には「不安になるのももっともです」「今は自分を責めてもいいですよ」と言ってあげた方が，結果的には落ち着いてくることが多い．どんな人であれ，その人らしさというものがある．それが一見好ましいものではないように見えても，それを認めてあげること，すなわち「そのままのあなたでいいですよ」というメッセージを与えてあげることは，ある意味での「心地よさ」をもたらすことになるのである．

文　献

1) 平山正実：末期患者の心理（河野友信, 編）. ターミナル・ケアのための心身医学. 朝倉書店, 東京, 1991

2) 恒藤　暁：最新緩和医療学. 最新医学社, 大阪, 1999

3) 黒丸尊治：心の治癒力をうまく引きだす. 築地書館, 東京, 2004

4) 今西二郎, 編集：代替医療のいま. 別冊・医学のあゆみ. 2000

■ 癌患者の苦痛（全人的痛み）への関わり

社会的苦痛に対するアプローチ

堀越由紀子

- 社会的苦痛とは全人的苦痛を構成するもので，社会生活上のニーズを充足しようとして直面する制約，困難，障壁である．
- 社会生活では，① 経済的安定，② 職業的安定，③ 家族的安定，④ 保健・医療の機会，⑤ 教育の保障，⑤ 社会参加ないし社会的共同の機会，⑦ 文化・娯楽の機会が基本的要求であり，その不充足が社会的苦痛である．
- 社会的苦痛は，不安，疎外感，みじめさ，無力感などの感情に彩られており，しばしば自己価値/自尊のニーズを阻害する．
- 社会的苦痛に関する患者/家族の語りを聴くことは重要だが，不可能あるいは未達成・未完の作業ではなく，これまでの取り組み経過に焦点をあててエンパワーする．
- 有効な資源についての情報提供を積極的に行うが，その際には能力の欠損の補完として活用するかのようなニュアンスにならないように留意する．

Key Words 社会生活の基本的要求，社会的苦痛に伴う感情，エンパワーメント，社会資源の活用，ナラティブ

はじめに

社会的苦痛（social pain）は，身体的要素＝身体的苦痛（physical pain），精神的要素＝精神的苦痛（mental pain），そして霊的・実存的要素＝霊的・実存的苦痛（spiritual pain）とともに末期がんの患者が体験する全人的苦痛（total pain）を構成する要素とされる．しかし，その定義については曖昧であり，仕事上の問題，経済的問題，家族関係の問題などがかかげられているだけのことが多い．本項では社会的苦痛を社会生活上の困難や問題ととらえ，そのケアの方法について記す．

社会的苦痛（social pain）とは

1．社会的苦痛

生理的・心理的存在である個人は，同時に「社会」に生きる存在でもある．この「社会」は個人をとりまく環境であって，そこにどのような「しくみ/システム」があるかという環境条件となって個人の生活を規定する．例えば，空腹を満たしたいという生理的欲求を充足しようとすれば，通常はお金で食糧を購入しなければならない．お金は就労の対価として得なければならないが，病者を雇用し続ける環境条件が整っていなければお金は得られない…．このように，社会的存在としての個人が生理的・心理的欲求を含めた生活上のニーズを充足させようとして直面する制約，困難，障壁が社会的苦痛である．

2．社会的苦痛の種類

岡村は，「すべての個人が社会人として生活していく場合に，避けることのできない要求」が「社会生活の基本的要求」であると定義し，① 経済的安定，② 職業的安定，③ 家族的安定，④ 保健・医療の機会，⑤ 教育の保障，⑤ 社会参加ないし社会的共同の機会，⑦ 文化・娯楽の機会，の7項目をあげている．これらは，生理的・精神的欲求に基づく人間の基礎的欲求をふまえて，社会での現実生活を想定したもので，文字どおり基本的な要求であるため，年齢や健康状態などによらず，またその一部をもって他を代替できるものではない．

末期がんを患う人では，これらの不充足が社会的苦痛となっている場合が少なくない．例えば，① 経済的安定＝医療費，生活費の不足など，② 職業的安定＝就職困難，降格人事，失職など，③ 家族的安定＝闘病，介護，死の予感によって顕在化する家族葛藤など，④ 保健・医療の機会＝好機

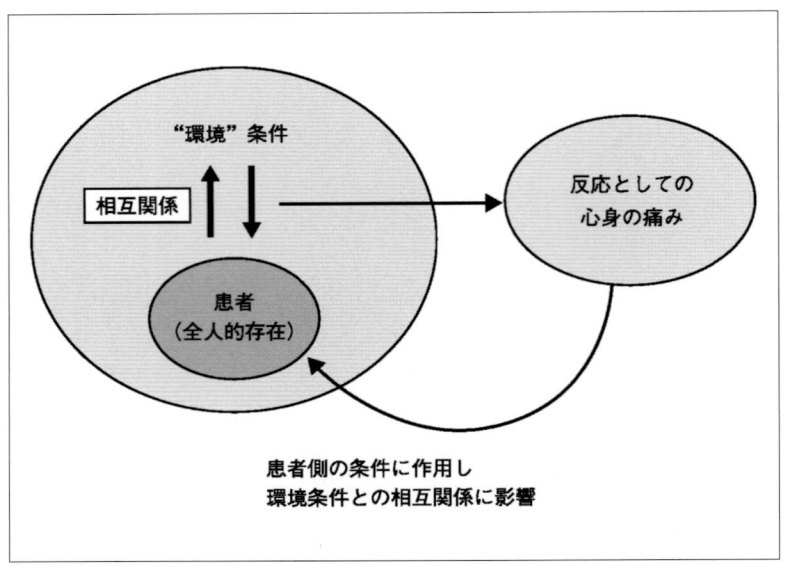

図1

を逸した治療的介入，緩和ケアの不足など，⑤教育の保障＝学生では通学困難，進級保留，退学など，⑤社会参加ないし社会的共同の機会＝諸活動への参加制限，情報からの隔離，他者との交流の縮小，⑦文化・娯楽の機会＝楽しみの機会やバリエーションの不足などである．

3．社会的苦痛と感情（図1）

社会的苦痛は，それだけで単独に存在するわけではない．がんのために生じる心身の状況が社会生活の諸活動に制約を生み，それを許容しない環境条件が重なるとさまざまな困難が生まれる．それらの困難には特有の感情を伴うことが多く，それがあらたな精神的苦痛を生み，実存的苦痛にもつながるといった円環的なパターンが存在する．

したがって，緩和ケアでは社会的苦痛の項目だけを断片的に抽出するような対応は好ましくない．患者（あるいは家族）には受容的態度で接し，患者（あるいは家族）が社会的苦痛について自分のペースで語れるように慎重に促し，丁寧に傾聴し，また共感することが肝要である．

□ 社会的苦痛への対応

社会的苦痛とされることが多いテーマについて，緩和ケアの観点から見た特徴と，対応の留意点を示す．

1．経済的問題

①問題の特徴

経済的問題は社会的苦痛のなかでもとりわけ重大で，「お金」の問題特有の感情を患者家族にもたらす．目立つのは「みじめさ」であり，それは末期がんを患っているという状況に関する否定的感情を倍加させるに十分で，しばしば患者の身体的苦痛や諸症状を誘発し，家族のストレスを増加させる．患者にとっては自らの価値を，家族にとっては患者への貢献度を測定されるかのような感情や，相談への抵抗感を持つ人も多い．

具体的には，必要な治療や医療を十分に受けられないかもしれないという不安感やみじめさ（家族の場合は十分な治療を受けさせてやれない罪悪感やみじめさ），治療やケアを担当する医療スタッフへの羞恥心や罪償感，「お金」という物指しで生命/存在の価格が査定されることへの抵抗感（家族の場合，査定する立場に立たざるを得ない罪悪感），経済力というパワーを持てないことによる苛立ちや無力感（家族の場合は加えて罪償感），家族に負担をかけることへの自責感や罪償感（家族の場合は将来への不安），十分にお金をかけてくれない家族への怒りや失望などである．

②対応の留意点

経済問題が話題にのぼる場合，医療スタッフは

共感的であると同時にニュートラルな態度を保持する必要がある．同情心や問題への関心を示し過ぎると，患者や家族は自分たちの無力感を刺激されて複雑な心境になることがある．医療スタッフは，むしろ経済問題をかかえていることを表出してくれたことをねぎらい，お金にまつわる感情をケアする必要性を測りながら，社会保障制度の活用に関する情報提供をはじめ，具体的な対応策を迅速に示していく．

2．仕事など社会的役割の中止，喪失の問題
① 問題の特徴

人は誰でも家庭内あるいは地域社会で複数の社会的役割を果たしている．例えばある患者が家庭では夫と父親，会社では中間管理職，友人の間では気楽な飲み仲間であるように，人はいくつかの"社会的役割"を持ち，それらの調和を図りながら社会生活を営んでいる．

しかし，末期がんを患うことによって，役割遂行のありかたには変化が生じる．例えばこれまで以上に仕事に没頭して成果をあげようとする人，仕事よりも家族の一員としての役割を重視する人，まったく新しいことを始める人などさまざまある．家族もまた同様である．患者の余命に限りがあるとわかってから，患者に対して自分が果たしてきた役割の"清算"や"成果の測定""優先順位の妥当性の検証と決定"を行う．

患者も家族も，自分が果たしてきた役割，果たせなくなった役割，達成したこと，未完のことを考え，究極的には「自己価値」を確かめる作業を行うのである．そうした作業を彩る感情は，悔恨や無念さ，罪償感や借財意識，憤りや不全感などである．

② 対応の留意点

末期がんに象徴されるテーマは，喪失である．時間の喪失，生命の喪失などなど，すべてを喪失する印象が非常に強い．患者や家族が"○○ができなくなる""○○をやり遂げられなかった"など不足や欠損を語るのは無理からぬことである．しかし，そうした語りをただひたすら傾聴するだけでは，患者や家族の否定的な感情を強化し，無力感を助長しかねない．

むしろ，エンパワーメントの手法を意識し，患者と家族が役割を果たしてきたことに焦点をあてた肯定的な文脈に変化させていくことが重要である．とはいえ，患者や家族が果たし，成しとげてきたことを医療スタッフが指摘するのではなく，患者や家族の語りに共感的に耳を傾けながら，負の文脈に対して無知（not knowing）の立場からの質問を行い，別の視点を知らせるなど，ナラティブモデルを採用して最終的に患者や家族が自分で肯定的な文脈を語ることを促す．

自分の人生の肯定的な側面が語りを彩るようになると，患者や家族は，今ここで何ができるかを考えるようになる．そうした場合，放棄していた仕事を再開し，時間のある限り遂行しようとする患者や家族も出てくる．また，人生の産物のなんらかを他者に伝承しようとする人もいる．こうした作業は，有用感につながり，楽しみごとをする意欲にもつながる．

3．家族関係の問題
① 問題の特徴

家族の誰かが末期がんになったからといって，それまでにごく小さな火種すら存在しなかったような問題が生まれることは少ない．そもそも何の問題もない家族などない．要は，患者ががんに罹患し末期に至る間に，家族のなかの情緒交流のすれ違い，価値観の不一致，覆い隠された不満，潜在的な不安，抑圧された感情などが刺激され，現れてくるのである．

すべての家族問題には，個々の家族メンバーのパーソナリティ，情緒反応の質を含めた対処パターン，家族成員同士の情緒交流やコミュニケーションパターン，パワーの行使とパワーバランス，拡大家族や地域文化の影響などの要素がからみあっている．これに患者が末期がんであるという"危機状況"が作用すると，家族万華鏡と称するにふさわしいまことに複雑な家族模様がくりひろげられる．

② 対応の留意点

末期がんの医療において家族は，余命の限られた患者をサポートし，ケアする「資源」ととらえられがちである．"今しか○○できないのだから"などのスローガンは患者への貢献を促進するには説得力がある．患者を熱心に見舞い，ケアしている場合は"良い"家族で，家族が熱心に見舞わず，自宅で死にたいと望む患者を連れ帰らなければ"悪い関係"と医療者は判断しがちである．しかし，着目すべきは患者と家族との間の情緒交流とコミュ

ニケーションのありかたである．特に緩和ケアにおいてもっとも深刻にとらえるべきなのは"対立"や"葛藤"よりも"かかわりの断絶"であることが多い．

こうした家族問題への介入には専門の知識や技能が必要であるのはいうまでもない．多くの家族問題は核家族を形成する親世代の夫婦関係のありかたに端を発している．個々の患者について起点となる夫婦関係の安定がどのようにはかられているか，取り込まれている子どもはいないかなど，基礎的な家族診断をもとに，ケアの方針を立てていかなければならない．

おわりに

葬祭や遺言の問題は，社会的苦痛のテーマとしてとりあげられることがあるが，紙幅の都合で解説できなかった．この話題は，経済問題，自己実現（ライフスタイルの遂行），そして家族や親族の価値付けの要素を含んでいる．その意味では本項で触れたことがらの複合としてとらえることができるだろう．

文　献

1）岡村重夫：社会福祉原論．全国社会福祉協議会，東京，82，1983
2）世界保健機関，編，武田文和，訳：がんの痛みからの解放とパリアティブ・ケア．金原出版，東京，1993
3）東原正明，近藤まゆみ，編：看護QOL BOOKS　緩和ケア．医学書院，東京，2000

■ 癌患者の苦痛（全人的痛み）への関わり

スピリチュアルペインに対するアプローチ

沼野　尚美
ぬまの　なおみ

- スピリチュアルは，宗教的と同じ意味ではない．
- すべての患者がスピリチュアルペインを持っているという立場に立って，意識して関わることが大切である．
- 患者のスピリチュアルペインの表出を援助するために，共感的に聴く姿勢が必要である．
- 死の世界を一緒に考えめぐらすこと自体に，患者にとっては意味がある．
- 自らの生の意味や存在の価値を探し求めている患者に，愛を感じさせる言葉かけをすることが必要である．

Key Words　共感的態度，あの世のイメージ，希望の共有，ユーモアのセンス，人を生かす言葉

はじめに

日本において末期癌患者への緩和医療の考え方が広がるにつれて，近年スピリチュアルケアに関する関心が高まってきた．人は死と直面した時，さまざまな苦悩を体験するが，そのなかのスピリチュアルペインと呼ばれる苦痛に関しての理解は，今なお医療者に十分ではなく，スピリチュアルペインに対するケアも関心は高まりつつも，学ぶ機会には乏しいのが現状である．

スピリチュアルペインへの理解と実際のケアに関して，医療者のなせるアプローチと配慮について述べてみたい．

□ スピリチュアルペインとは

C. Saunders は提唱したトータルペイン（全人的苦痛）のなかで，身体的，精神的，社会的苦痛とともに，初めてスピリチュアルペインという言葉を使った．

スピリチュアルという用語の定義をめぐって日本には，多くの解釈があるが，1990年に出されたWHO専門家委員会の報告書によれば，

『スピリチュアルとは，人間として生きることに関連した体験的一側面であり，身体感覚的な現象を超越して得た体験を表す言葉である．多くの人々にとって"生きていること"がもつスピリチュアルな側面には宗教的な因子が含まれているが，スピリチュアルは"宗教的"と同じ意味ではない．スピリチュアルな因子は身体的，心理的，社会的因子を包含した人間の"生"の全体像を構成する一因子とみることができ，生きている意味や目的についての関心や懸念と関わっている場合が多い．特に人生の終末に近づいた人にとっては，自らを許すこと，他の人々との和解，価値の確認等と関連していることが多い』

としている．

スピリチュアルペインは，自己，他者，超越者との関係性における痛みや，過去（辛い経験，罪責感），現在（孤独感，怒り），未来（恐怖，絶望感）のように時制における存在としての痛みとしてとらえることもできる．

P. Kayeは患者が表現するスピリチュアルペインとして，10項目の感情をあげている（表1）．患者の表出するこれらの言葉を注意深く，心にとめる必要がある．

□ スピリチュアルペインへの対応

1. 共感的態度

患者がスピリチュアルペインを表出することを容易にするために，まず医療者は患者と信頼関係を築くことが必要である．そのために，共感的に聴く姿勢が大切である．患者の語る言葉を批判しないばかりか，患者のあり方，生き方，考え方をそのまま受け入れる態度と穏やかな表情とをもって，患者の心が自然に開かれることを援助する．そして患者が「どうして私は癌になったのだろう」とスピリチュアルペインを言葉にして表出してき

表1　スピリチュアルペインの感情表現

1) 不公平感 (unfairness)	「なぜ私が？」
2) 無価値感 (unworthiness)	「家族や他人の負担になりたくない」
3) 絶望感 (hopelessness)	「そんなことをしても意味がない」
4) 罪責感 (guilt)	「ばちが当たった」
5) 孤独感 (isolation)	「誰も私のことを本当にわかってくれない」
6) 脆弱感 (vulnerability)	「私はだめな人間である」
7) 遺棄感 (abandonment)	「神様も救ってくれない」
8) 刑罰感 (punishment)	「正しく人生を送ってきたのに」
9) 困惑感 (confusion)	「もし神がいるならば，なぜ苦しみが存在するのか」
10) 無意味感 (meaninglessness)	「私の人生は無駄だった」

た時，患者と一緒に悩み，考え，時には返す言葉がなくても，関わり続けることに意味がある．批判されない聴き方や対応をされる時，人は自分を語ることを始めるのである．

2．死後の世界のイメージを語り合う

日本人の多くは，家の宗教はあっても自分の心のよりどころとしての宗教は持っていない．しかし末期状態となり，近づきつつある死を体で感じておられる患者から「あの世はあるのですか」と問われたり「あの世」に対するイメージを求めて問われることがある．

50代の男性患者から「あなたにとって，あの世とはどんな所ですか」と問われた時，筆者はこう答えた．「私にとって天国は光輝く所です．燃えつくような輝きではなく，親しみのある暖かい，なつかしい気持ちになる輝きです．幼い頃，遊び疲れて家路に向かう途中，暗やみを小走りで走り，やがて家の集落からもれる光でほっとした経験があります．ですから私は自分が死んだら，光の方角へ歩むつもりです」するとその患者も，光といえば思い出があると言い出され，あの世へのイメージができたと喜ばれた．患者の人生観，宗教観，死生観によって，自分のイメージを分かち合って下さることもある．

「あなたにとってあの世とはどんな所ですか」と問われて，「死んでみないとわからない」と答えた医療者がいた．患者はその返答にがっかりした．答えることに戸惑ったら，「〇〇さん，興味深いご質問ですね．ところで〇〇さんご自身は，あの世はどんな所と思われていますか」と問い返してでも，この話題から逃げないでほしい．患者にとって切実なこの話題を一緒に考えめぐらすこと自体に意味がある．教えたり，説得させたりする必要はない．

3．希望の共有

人間は希望がなければ生きられない．しかし患者は体調に合わせて，時には希望のランクを下げながら希望をつないで生きることになる．医療者は患者の希望を支える援助を提供しなければならないが，旅立ちが近くなってきた時，患者と最後に共有できる希望とはなんであろうか．

希望のランクを下げながら希望をつないで，最後に患者と目に見えない世界へ希望をつなぐことを共有してきた．「いろいろお世話になりました」と過去形でご挨拶して下さる患者に「よく頑張ってこられましたね」と語りかけ，続いて「また天国でお会いしましょう」と声をかけてきたことに対し，抵抗を示した患者は今までなかった．死は一時の別離であって永遠の別れであってほしくないという願いは最後の希望であり，それを患者と共有することは，患者の希望を支える援助という意味だけではなく，医療者自身がターミナルケアの現場で，自分自身を支える大切な希望でもある．医療者自身，患者を見送るにあたって，自分自身の最後の希望の切り札をどこに置くのかを考えてみる必要がある．そして死について，日々，考えめぐらすセンスを養っておくことが大切である．

4．ユーモアからくる慰め

どうすることもできない状況のなかで，深刻な場面だからこそ心通う会話が必要である．ユーモアは心と心の温かい交流である．どんな理屈でも，人の心が開放されない時や，行き詰まりを感じる危機状態の時，ユーモアは不思議な力となって人の心に愛と安らぎを運ぶのである．

コミュニケーションが自由にとれる，最後の時期を迎えていた60代の女性患者に，「天国でまた

お会いしましょうね」と声をかけると「天国のどこで？」と問われた．「メインゲートで」と答えると「わかりました」とにっこり笑まれた．80代の男性患者は，「狭き門で会おう．狭き門をこじあけて，中へ入ろうとしているのが私だから，見つけて下さい」とにんやりと笑みながら言われ，私達は互いに視線を交わして約束をした．

ユーモアのセンスを養うためには，三つの能力が必要である．視点の転換，想像力と表現力である．医療者は，患者の語るユーモアに対応するセンスを養っておかなければならない．

5．愛を感じさせる言動

人は愛されていると感じることができた時，自分の価値を確信することができる．そして自分らしく生き，自分らしく死ぬことに勇気が持てるのである．

「私が死ぬのを，この病棟の皆さんはお待ちなんでしょうか」と問うてきた80代の男性患者がいた．何を求めておられる質問であろうかと悩みながら，こう答えた．「Aさんがもしこの病棟からいらっしゃらなくなったら，私達はどんなに淋しく思うことでしょう．みんなAさんのことが大好きですよ．私も大好きです．Aさんはこの病棟で，みんなから愛されていますよ」その方は，優しい穏やかな表情になって「そう言ってもらうと嬉しいな」と言われた．実は愛されているのを感じさせてほしいと要求する問いかけだったのだ．患者から催促されてから提供するのでは遅い．自分の生の意味や存在の価値を求めている患者に，その人を生かす言葉，愛を感じさせる言葉かけをすることが必要である．

おわりに

スピリチュアルペインに対する援助は，すべての人の生き方の根元から発せられる問いかけに対する援助で，すべての医療者によって提供され得る援助である．

スピリチュアルケアにおける課題は，患者のスピリチュアルペインの表出をいかに援助するのか，そして患者のスピリチュアルペインの表出をいかにキャッチするのか，患者のスピリチュアルペインに対して，いかに適切なケアを提供するのかということである．

すべての患者が，スピリチュアルペインを持っているという可能性に立って，意識をして傾聴することから始めなければならない．

文　献

1）Saunders C：Spiritual pain. J Palliat Care 4(3)：pp 29-32, 1988

2）Kaye P：緩和ケア百科（武田文和，他訳）．春秋社，東京，pp 305, 1994

3）窪寺俊之：スピリチュアルペインを見分ける法．ターミナルケア：6(3)：192, 1996

4）世界保健機関，編：パリアティブ・ケア（武田文和，訳）．がんの痛みからの開放とパリアティブ・ケア―がん患者の生命へのよき支援のために―．金原出版，東京，pp 5-6, 1993

5）沼野尚美：癒されて旅立ちたい．佼成出版社，東京，2002

■ 疼痛の緩和ケアの実際

痛みの評価法

佐伯　茂
さえき　しげる

● がん患者の訴えている痛みが内臓痛であるか体性痛であるかを鑑別することが必要である．
● 侵害受容性疼痛と神経因性疼痛ではモルヒネの効き方に差がある．前者にはモルヒネが効きやすく，後者にはモルヒネが効きにくい．
● 痛みの発生機序を推察するにはドラッグチャレンジテストが有用である．
● 痛みの強さを指標とした痛みの評価には視覚的疼痛評価スケール，数値的評価スケール，顔貌スケール，口頭式評価スケールがある．
● 患者の痛みを日常生活の改善度，心理的側面などからも評価することも必要である．

Key Words　ドラッグチャレンジテスト，視覚的疼痛評価スケール（visual analogue pain scale：VAS），数値的評価スケール（numerical rating scale：NRS），顔貌スケール（face scale），口頭式評価スケール（verbal rating scale：VRS）

はじめに

がんに限らず患者の痛みを評価することは治療方法の決定，その痛みに対して行われた治療法の効果判定，その治療法を続けていく場合の予後を推察するためにも重要なことである．痛みを評価する場合さまざまな視点から行い，得られた結果をもとに，治療方針を決定することが重要である．適切に痛みを評価することができないと，その後の治療効果の判定にも影響してくる．本項では緩和医療における痛みの評価法について解説する．

■ 痛みの発生機序からみた痛みの評価

がんの痛みの発現機序にはがんの浸潤により生ずる疼痛（有痛組織への浸潤，圧迫，牽引，内腔臓器の閉塞，血管圧迫，リンパ管への浸潤圧迫による循環障害など），がんの治療により生ずる疼痛（手術，化学療法，放射線療法による疼痛），がんにはまったく関係なく2次的に生ずる疼痛（帯状疱疹，長期臥床による疼痛，心理的因子の関与）の三つに分けることができる．

1．体性痛と内臓痛の鑑別

体性痛はAδ線維が刺激されることにより生ずる局在が明確な鋭い痛みである．腹膜，胸膜，骨膜などにがんが浸潤することにより生ずる痛み，体動時痛の鋭い痛みなどがAδ線維の刺激により誘発される痛みである．この場合，体性神経の支配領域の知覚障害（知覚鈍麻，知覚過敏など）を伴う．

一方，内臓痛はC線維が刺激されて生ずる局在のはっきりしない鈍い痛みで，主に骨髄，筋膜，腹部臓器などに由来する．疼痛部位の知覚障害を伴うことはない．

2．神経損傷の有無からみた痛みの評価

(1) 侵害受容性疼痛

がんによる組織破壊の結果生じたセロトニン，ブラジキニン，カリウムなどの発痛物質が痛覚線維を刺激することにより生ずる痛みで，モルヒネが奏効する．

(2) 神経因性疼痛

がんが神経に直接浸潤し神経組織を破壊することにより生ずる疼痛である．その他，脊椎圧迫骨折による神経損傷，手術侵襲による神経損傷，放射線による神経炎，化学療法による神経炎なども神経因性疼痛の原因となり得る．感覚減退，アロディニア〔痛み刺激でない刺激（軽く触る）により疼痛が誘発される状態〕，痛覚過敏，異常感覚などの知覚障害を伴うのが特徴である．この痛みにモルヒネは効きにくい．

3．ドラッグチャレンジテスト（Drug Challenge Test：DCT）による痛みの評価[1]

鎮痛機序が判明している薬物の少量を静脈内投与することにより得られる鎮痛効果から，痛みの

表1 ドラッグチャレンジテスト陽性の意義と治療方針の関係

試験薬剤	痛みの発生機序						試験が陽性の場合に行う治療法
	交感神経の関与	中枢性	心因性	神経の異所性異常活動	NMDA受容体の関与	侵害受容性疼痛	
チアミラール（超短時間作用型バルビツレート）		●	●				ペントバルビタールカルシウム内服脊髄，脳電気刺激療法
フェントラミン（α遮断薬）	●						交感神経節ブロック局所静脈内交感神経ブロック
リドカイン（局所麻酔薬）				●			リドカイン点滴静注メキシレチンの内服
ケタミン（静脈麻酔薬）		●			●		デキストロメトルファンの内服ケタミン持続点滴療法脊髄，脳電気刺激療法
モルヒネ（麻薬性鎮痛薬）						●	リン酸コデイン，モルヒネの内服知覚神経ブロック消炎鎮痛薬の内服

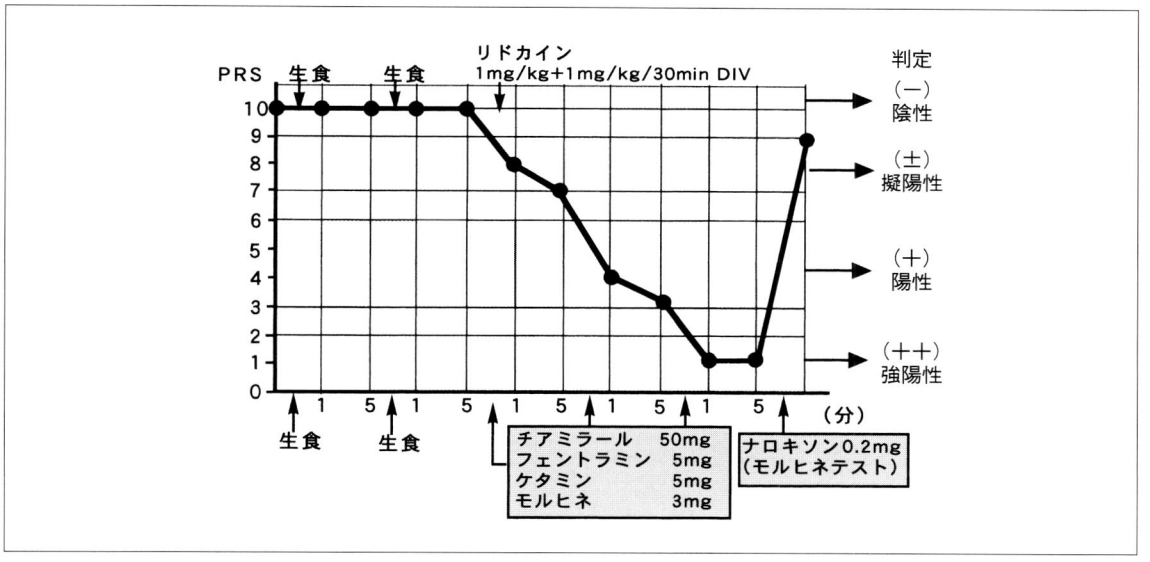

図1 ドラッグチャレンジテストの方法ならびに判定法

静脈路を確保した後，プラセボとして生理食塩水を2回静脈内投与し，それぞれ投与1分後ならびに5分後にPRSの変化を記録する．その後，テスト薬剤を5分間隔で3回静脈内投与し，薬剤の投与ごとに投与1分，5分後のPRSの変化を記録する．モルヒネテストの場合には，ナロキソン0.2mgの静脈内投与によりモルヒネの鎮痛効果が拮抗されるか否かを確認する．なお，リドカインの場合はプラセボを2回静脈内投与した後，リドカイン1mg/kgを単回静脈内投与し，その後リドカイン1mg/kgを30分間で点滴静注する．この間のPRSの変化を経時的に記録する．

発生機序を推察する方法で，治療方針を決定するうえにも有用である．種々の治療に抵抗を示し，かつ疼痛の発生機序が明確でない慢性疼痛，難治性疼痛が対象となる．

(1) 使用する薬物

チアミラール，フェントラミン，リドカイン，ケタミン，モルヒネの5種類が用いられる．これらの薬物による検査の結果とそれに基づく治療方針については表1に示した．

(2) DCTの実際の施行方法

原則としてテスト薬剤は1日1薬剤とする．その詳細な施行方法を図1に示した．

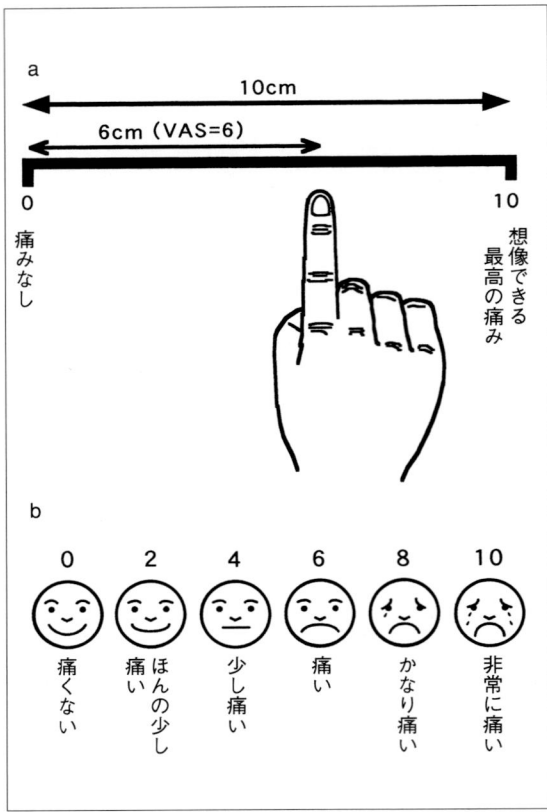

図2
a：Visual Analogue Pain Scale（VAS）
患者の指は0から6 cmのところを示しているので患者のVASは6となる
b：フェイススケール

□ 痛みの強さを指標とした痛みの評価

1．視覚的疼痛評価スケール（visual analogue pain scale：VAS）図2 a

長さ10 cmの線の左端に0：痛くない，右端に10：想像できる最高の痛み，と記入してあるスケールを患者に見せ，患者に現在の痛みの強さをスケール上で指で示させて痛みの強さを判定する．

VASは非常によく用いられ，後述するVRS，NRSによく相関する[2]．VASの利点として，①外来で容易に行える，②短時間で行える，③高価な道具が必要ないなどがあげられる．

一方，VASの欠点として，①主観的な評価となるため，患者の痛みが正確に表されていない場合がある，②高齢者，小児では理解ができない場合がある，③運動機能障害のある症例には使用できないこと，などがあげられる．特に，心理的因子が痛みを増強している症例ではVASを高く示すことから，心理的側面の評価には不十分であるという報告もある[3]．このような症例にはface scale[4]による評価が有用と考える．

2．数値的評価スケール（numerical rating scale：NRS）

NRSとは患者の痛みが0～10までの11段階でどの程度であるかを口頭もしくは0から10まで目盛りの入った線上に記入させる方法である．この場合これまでもっとも痛かった痛みの強さを10として現在の痛みを表現する場合と，治療前の痛みを10として現在の痛みが何点であるかを表現する場合（Pain Relief Score：PRS）の2種類がある．

欠点は小児，せん妄のような意識障害のある症例には用いることができないこと，患者個人個人で好みの数字があるため，正確な結果が得られない可能性があることなどがあげられる．

3．顔貌スケール（face scale）

患者の顔の表情により痛みの強さを判定する方法である（図2 b）．顔の表情が5段階程度に分類されているもの，さらに細かく分類されているものなど各種開発されている．小児，慢性疼痛，心因性疼痛症例の痛みを判定するのに有用である．

4．口頭式評価スケール（verbal rating scale：VRS）

痛みを，0：痛くない，1：少し痛む，2：かなり痛む，3：耐えられないほど痛む，の4段階に分け，どこに該当するかを患者に答えてもらう．高齢者，慢性疼痛患者にはVASより有用であるとされているが，分類の仕方が曖昧であることが欠点である．

5．マギール疼痛質問票（Mcgill pain questionnaire：MPQ）

MPQは痛みという主観的な経験を患者が表現するために感覚，感情，評価を表す三つの主要な言葉の描写，痛みの強さ，痛みの特質を表すその他の言葉が含まれており，痛みを統計学的に量的に測定する目的で作られた[5]．簡易型MPQはMPQから15語を抽出し，その1語ごとに0～3点（0：なし，1：軽度，2：中等度，3：強度）の点数をつけ，痛みの程度を点数化できるようにしたものである[6]．MPQは日本語に翻訳されているが，英語における痛みの表現をそのまま日本語にあては

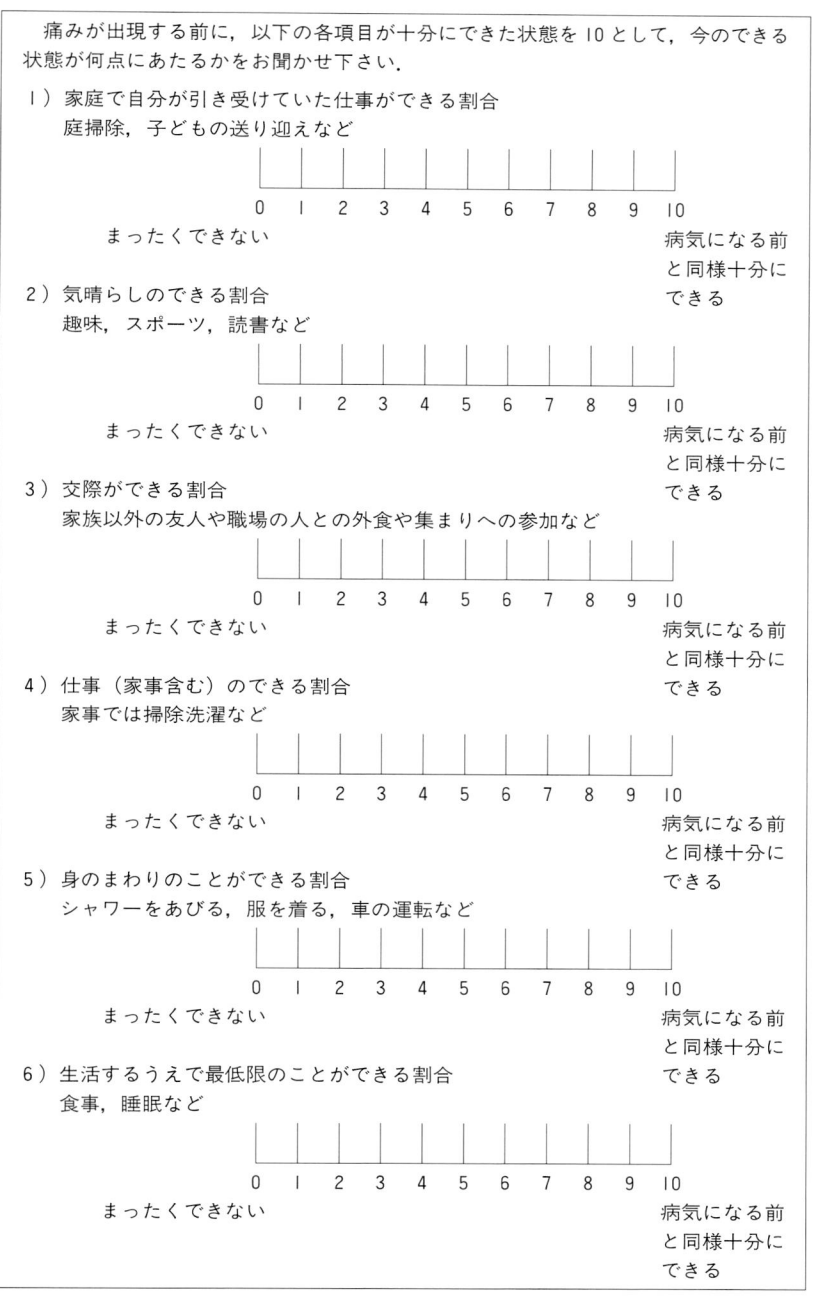

図3　疼痛行動評価表（pain disability index：PDI）

めるには無理があること，煩雑であることなどのため本邦ではあまり用いられていない．

□ 日常生活からみた痛みの評価

　ADL（Activity of Daily Living），すなわち日常生活を問題なく行えているか否かということを評価するのに疼痛行動評価表（pain disability index：PDI）（図3）が有用である．これは日常生活6項目に分類し，「まったくできない」を0，「病気になる前と同様に十分できる」を10として現在の状態を点数で表示する方法である．PDIにより間接的に痛みを評価することができる．

■ 心理的側面からみた痛みの評価

がん患者はその経過中にうつ状態を呈してくる場合，心理的因子により痛みが修飾されている場合がある．心理的因子が痛みにどの程度関与しているかは痛みを評価するうえで重要であり，以下の検査がよく用いられる．

1．矢田部・ギルフォード性格検査（Y-G test）
患者の人格の特性を知るための検査．

2．Cornel Medical Index（CMI）
神経症傾向，自律神経失調症傾向の有無とその程度を知るための検査．

3．ミネソタ多面人格目録（Minnesota Multi-phasic Personality Inventory：MMPI）
人格の特性を多面的に把握するための検査．

4．SDS（self-rating depression scale）
うつ状態，うつ病を評価するための検査．

5．STAI（state-trait anxiety inventory）
不安に陥りやすい傾向（特性不安）と今現在の不安を知るための検査．

おわりに

痛みの評価法について述べた．患者は痛みを訴えて外来に来る場合がほとんどである．がんの痛みに限らず，痛みを評価することは非常に重要である．本項が明日からの診療のお役に立てば幸いである．

文 献

1）佐伯 茂，加藤 実，柏崎美保，他：ドラッグチャレンジテストによる痛みの評価法．ペインクリニック 19：501-506，1999

2）Ekblom A, Hansson P：Pain intensity measurements in patients with acute pain receiving afferent stimulation. J Neurol Neurosurg Psychiatry 51：481-486, 1988

3）Chapman CR, Casey KL, Dubner R, et al：Pain measurement：an overview. Pain 22：1-31, 1985

4）Lorish CD, Maisiak R, et al：The Face Scale：a brief, nonverbal method for assessing patient mood. Arthritis Rheum 29：906-909, 1986

5）Melzack R：The McGill Pain Questionnaire：major properties and scoring methods. Pain 1：277-299, 1975

6）Melzack R：The short-form McGill Pain Questionnaire. Pain 30：191-197, 1987

■ 疼痛の緩和ケアの実際—WHO癌疼痛療法の実際

NSAIDsとリン酸コデインの使い方

茅根　義和

- NSAIDsは除痛ラダーの第1段階から第3段階のいずれの段階でも使用する．
- NSAIDsはシクロオキシゲナーゼ（COX）の活性を阻害することにより鎮痛効果を発揮する．
- アセトアミノフェンは抗炎症作用はないが鎮痛作用は強く，NSAIDsの代替薬としても，NSAIDsとの併用薬としても使用できる．
- リン酸コデインは除痛ラダーの第2段階で使用する弱オピオイドである．
- リン酸コデインはモルヒネに比べて鎮痛効果は弱いが，副作用がおおむね軽度である．

Key Words　NSAIDs，アセトアミノフェン，リン酸コデイン，WHOがん疼痛治療法，がん性疼痛

□ NSAIDsとリン酸コデインの位置付け

　WHOがん疼痛治療法の重要なポイントは除痛ラダーに沿った鎮痛薬の選択である．除痛ラダーに沿った鎮痛薬の使用は痛みの強さによって三つの段階に分かれている（図1）．その除痛ラダーの第1段階，すなわち軽度の痛みに対しては非オピオイドである非ステロイド性消炎鎮痛薬（NSAIDs）またはアセトアミノフェン（AAP）を使用する．痛みが強くなって中等度の痛みになったとき，それまで使用していた非オピオイドに弱オピオイドを追加して使用する．現在のところ本邦で使用可能な弱オピオイドはリン酸コデインだけであるので，実際はリン酸コデインを追加使用することになる．そして，さらに痛みが強くなり，中等度以上の痛みになればモルヒネに代表される強オピオイドを使用することになるが，今度は弱オピオイドを強オピオイドに変更する．この場合にもそれまで使用していた非オピオイドは継続して投与する．非オピオイド，オピオイドはそれぞれ異なった作用点で疼痛緩和に寄与する．そのために図2のように，疼痛を十分に緩和するためには，疼痛に関与するそれぞれのセグメントをすべてカバーするように鎮痛薬を組み合わせて使用する必要があり，これらいずれかだけに頼っていては，疼痛が一部残ってしまう．

□ 非オピオイド：NSAIDs

　前述のようにNSAIDsは単に除痛ラダーの第1

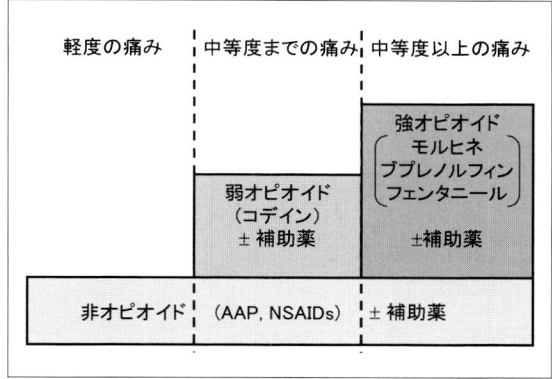

図1　除痛ラダー
（茅根義和：WHOがん疼痛治療法．ターミナルケア11（増刊号）：31-37，2001より一部改変）

段階に使用する薬剤ではなく，第1段階から第3段階まで，がん性疼痛治療において常に使用する重要な薬剤である．

　NSAIDsの主な作用はシクロオキシゲナーゼ（COX）の活性を阻害することにより，疼痛や炎症の原因となるマクロファージ，好中球，血管内皮細胞でのプロスタグランディン（PG）合成を抑制する[2]．がんはその進行に伴い，周囲組織へ浸潤したり圧迫したりするが，その結果，局所では組織損傷が起こってPGをはじめとする炎症性化学物質が放出される．NSAIDsは局所でのPGの産生に関わるCOX活性を抑制することで抗炎症作用およ

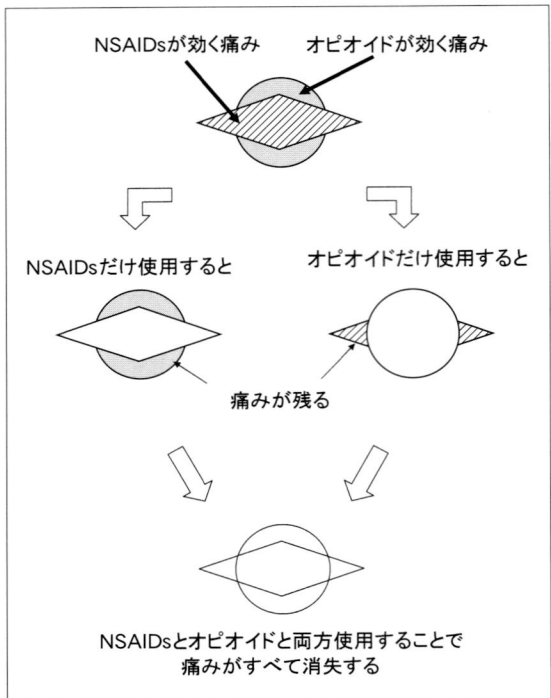

図2 がん性疼痛と鎮痛薬の効果

び鎮痛作用を発揮する．COXは中枢神経系にも存在し，痛覚伝導にも関与しているが，NSAIDsはここでもCOXの活性を阻害することで鎮痛作用を発揮する[3]．

COXには構成型（COX-1）と誘導型（COX-2）がある．COX-1は組織に常に存在してPGを産生し，胃粘膜保護作用，腎血流増加作用，血小板凝集作用などの恒常機能維持に関わっている．一方，COX-2は炎症や生理的刺激により誘導され，発痛作用や炎症作用の増強に関与するPGを産生する．そのため，COX-1を阻害することでNSAIDsは胃粘膜障害や血小板凝集能の低下といった副作用を引き起こす．NSAIDsがCOX-2のみを阻害することができれば理想的である．近年，COX-2選択性の高いNSAIDsが発売されつつあり，今後のCOX-2を特異的に阻害するNSAIDsの開発が期待されている．

NSAIDsは表1にあるような種類があり，それぞれに多数の薬剤が発売されている．塩基性NSAIDsは鎮痛効果が弱いため，基本的には酸性NSAIDsを使用する．酸性NSAIDsもそれぞれの系統により特徴があり，また鎮痛効果に多少の差が見られる．がん性疼痛治療においてNSAIDsを選択するときには，鎮痛効果の強さだけでなく，副作用と患者にとっての利便性を考慮に入れる必要がある．がん性疼痛の治療ではNSAIDsは長期にわたって使用される．そのため副作用が少ないことは重要となる．また，がんの諸症状の進行に伴い，症状緩和に必要な薬剤は増えていく．そのため服用回数や1回の内服量が少なく，十分な効果が期待できるNSAIDsを選択することで，患者への内服の負担が多少とも軽減される．

使用される薬剤を決めたら，鎮痛効果を確認しながら最大投与量まで増量していく．複数のNSAIDsを併用することは副作用の発現が増える可能性があるので避けるべきである．われわれは平均的に鎮痛効果をもち，副作用の比較的少ないプロピオン酸を第1選択としている．使用例としては，ナプロキセン300 mg～600 mgを分3またはロキソプロフェンナトリウム180 mgを分3から開始する．これらで十分な鎮痛が得られなくなった場合にはAAPを追加投与するか，ジクロフェナクナトリウム75 mgを分3へ変更する．内服が困難な場合にはジクロフェナクナトリウムまたはインドメタシンの坐剤を8時間ごとに使用するか，注射薬のフルルビプロフェンアキセチルを使用する．胃粘膜障害が問題となる症例ではCOX-2選択性の高いメロキシカム10 mgを分1で使用する．

□ 非オピオイド：アセトアミノフェン（AAP）

AAPは中枢神経系におけるCOX-3阻害作用により鎮痛効果を発現すると考えられている．NSAIDsのような抗炎症作用はないが，鎮痛作用は比較的強い．NSAIDsに比べて副作用は少ないが，長期大量投与では肝障害が問題になることがある．AAPはNSAIDsが副作用により使用しにくい時の代替薬として使用できる．また，その作用点が異なるためにNSAIDsとの併用も可能である．肝機能に問題がなければ1600 mg～2400 mgを分4で使用する．

□ 弱オピオイド：リン酸コデイン

リン酸コデインはモルヒネの1/6ないし1/12の鎮痛効果があるといわれている．リン酸コデインは肝臓で代謝され，約10%が脱メチル化されてモルヒネとなる[4]．リン酸コデイン自体はオピオイド受容体への親和性は弱く，リン酸コデインの鎮痛作用の大部分は実は代謝産物であるモルヒネの鎮

表1 NSAIDs の種類

系統名		各系統の特徴	代表的な薬剤	
酸性	サリチル酸	・少量で抗血小板作用を有する	サリチル酸ナトリウム アスピリン	
	フェナム酸	鎮痛作用は比較的強い	メフェナム酸 フルフェナム酸	
	プロピオン酸	・消炎・鎮痛・解熱作用を平均して有する ・胃・腎障害の副作用が比較的少ない	イブプロフェン フルルビプロフェン フルルビプロフェンアキセチル* ナプロキセン ロキソプロフェンナトリウム	
	アリール酢酸	・効果発現は比較的早いが持続時間は短い	フェニル酢酸	ジクロフェナクナトリウム
			インドール酢酸	インドメタシン スリンダク
			その他	エトドラク** メロキシカム**
	ピラゾロン	血中半減期が長い	ケトフェニルブタゾン	
	オキシカム	・血中半減期が長く1日1回投与でよいが,腎毒性が強い	ピロキシカム アンピロキシカム	
塩基性		・鎮痛効果は弱いが酸性 NSAIDs に見られるような副作用,過敏性は少ない	チアラミド	

*注射薬,**COX-2 選択性が高い
(土肥修司:非オピオイド鎮痛薬.日本臨床 59(9):1800-1805,2001 より一部改変)

痛作用である.一般には 120 mg/日を分 4 で使用し,200〜300 mg まで増量する.リン酸コデインはモルヒネに比べて嘔気・嘔吐,眠気,混乱などの副作用は起こり得るが一般にその程度は軽度である.しかし便秘についてはモルヒネよりも症状が強く起こるので投与開始時より対策は必要である.本邦では 10 倍散,100 倍散,錠剤(1 錠中 20 mg のリン酸コデインを含有)が入手できる.100 倍散に限り麻薬処方箋は不要となるが,鎮痛薬として使用する場合には内服量が非常に多くなるので注意が必要である.それ以外は麻薬扱いとなり,処方にあっては麻薬処方箋が必要になる.弱オピオイドは鎮痛効果が弱く,除痛ラダーに沿って治療されている場合でも省略されることが多々ある.除痛ラダーが疼痛の程度に合わせた鎮痛薬の使用法であることから,このこと自体は決して誤りではない.実際多くの症例では弱オピオイドを使用しても短期間で強オピオイドへの変更が必要になる.そのため,リン酸コデインの鎮痛薬としての評価が低く考えられがちであることも事実である.しかし,疼痛の増強が穏やかな場合には,比較的長期にわたりリン酸コデインで鎮痛が可能である.また,比較的少量のモルヒネで疼痛コントロール可能であっても副作用が問題となる場合には,ラダーを第 2 段階に戻って,オピオイドとしての副作用が軽いリン酸コデインに変更することで,症状が軽減する場合がある.

文 献

1)茅根義和:WHO がん疼痛治療法.ターミナルケア 11(増刊号):31-37,2001
2)Sunshine A, Olson NZ:Non-narcotic analgesics, Textbook of Pain (2nd ed), Churchill Livingston, 1989

3）土肥修司：非オピオイド鎮痛薬．日本臨床 59(9)：1800-1805，2001

4）磯野雅子：誰にでもできるWHOがん疼痛治療法の実際　B．第一段階の薬リン酸コデイン．ターミナルケア11(増刊号)：43-45，2001

5）世界保健機関，編（武田文和，訳）：がんの痛みからの解放（第2版）．金原出版，東京，1996

6）日本緩和医療学会がん疼痛治療ガイドライン作成委員会，編：がん疼痛治療ガイドライン．真興貿易医書出版部，東京，2000

7）磯野雅子：誰にでもできるWHOがん疼痛治療法の実際　A．第一段階NSAIDsの選択．ターミナルケア11(増刊号)：38-42，2001

■ 疼痛の緩和ケアの実際―WHO癌疼痛療法の実際

強オピオイド鎮痛薬の使い方

坂下　美彦
さかした　よしひこ

- 強オピオイド鎮痛薬はモルヒネ以外にオキシコドン（オキシコンチン®），フェンタニル（デュロテップ®）が使用可能である．
- モルヒネはオピオイドの基本薬であり，その特徴や使い方に習熟しておく必要がある．
- モルヒネの特徴は確実な鎮痛効果と，製剤の種類や投与経路が豊富なことである．
- オキシコドンはオピオイドの導入に使用しやすく，代謝産物を無視できるなどモルヒネにない利点をもつ．
- フェンタニルは吐気・便秘・眠気やせん妄などのオピオイドの副作用が少ない．
- それぞれのオピオイドの特徴を理解し患者に合わせて選択すべきである．

Key Words　代替オピオイド，換算，レスキュードーズ，オピオイドローテーション

はじめに

ここ数年の間にモルヒネ以外に強オピオイド鎮痛薬としてオキシコドン徐放錠とフェンタニルパッチが使用可能になった．これらの代替オピオイドはモルヒネにはない特徴をもっているため，患者に合わせた適切なオピオイドの選択により，質の高い疼痛管理が可能である．ここでは基本となるモルヒネの特徴や使い方を再確認し，さらにオキシコドン徐放錠とフェンタニルパッチの特徴と使用法を述べる．

□ モルヒネ

モルヒネは200年以上の歴史をもち，オピオイド鎮痛薬のなかではもっとも使用されてきた薬である．そのため近年までオピオイドの第1選択であったが，代替オピオイドの登場により，最近ではオピオイドの基本薬という位置付けになりつつある．しかし，現在でもモルヒネは大変重要な薬剤であり，その考え方や使い方はすべてのオピオイドの基本となるものである．よって代替オピオイドを上手に使うためにもモルヒネについてよく理解しておく必要がある．

1．モルヒネの特徴

モルヒネは鎮痛効果が確実である．モルヒネは脊髄後角などに分布するオピオイド受容体のμ，κ，δのそれぞれに親和性をもつが，主にμオピオイド受容体に作用して鎮痛効果を発揮する．オピオイドが反応するタイプの痛みであれば，痛みの程度に合わせてモルヒネは増量して使用され，臨床的に鎮痛作用には天井効果はないと考えられている．

2．モルヒネ製剤の種類

モルヒネは製剤の種類や投与経路が豊富であるため患者の状態に合わせて選択することができる（表1）．

内服薬は大きく速放性製剤と徐放性製剤に分けられる．速効性製剤は内服後10分以内に鎮痛効果が出現し，鎮痛効果が約4時間持続する特徴をもつ．そのため速放性製剤は疼痛時臨時追加服用量（レスキュードーズ）としての役割が大きい．現在，モルヒネ速効性製剤はオキシコンチン®錠やデュロテップ®パッチのレスキュードーズとしても重要である．

一方，徐放性製剤は効果発現に時間を要すが，12時間あるいは24時間安定した血中濃度が得られ，1日に2回ないし1回の内服で済むため便利である．そのため，通常がん疼痛管理は徐放性オピオイド製剤をベースにして行われている．近年はその種類が増えて剤型や特徴も多様化してきている．内服薬以外にモルヒネ製剤には坐薬と注射薬がある．アンペック®坐薬は約8時間の持続作用があり，1日3回使用することにより比較的安定した鎮痛が得られる．注射薬は従来からあった10

表1 代表的なモルヒネ製剤の種類

製剤のタイプ		商品名	規格	特徴
速効性製剤		塩酸モルヒネ末	原末	水溶液として微調節に便利
		塩酸モルヒネ錠	10 mg	錠剤が小さい
		オプソ® 内服液	5 mg 10 mg	苦味がない，携帯に便利，保存可能
徐放性製剤	12時間	MSコンチン®	10 mg 30 mg 60 mg	もっとも普及した徐放性薬剤
		モルペス® 細粒	10 mg 30 mg	経管チューブや胃瘻からも注入可能
	24時間	カディアン®	20 mg 30 mg 60 mg	脱カプセルすると顆粒となる
		パシーフ® カプセル	30 mg 60 mg 120 mg	速放性成分を含んだ徐放性製剤
坐剤		アンペック® 坐薬	10 mg 20 mg 30 mg	約8時間の作用あり
注射薬		塩酸モルヒネ注	10 mg/A 50 mg/A	一般的なモルヒネ注射薬
		塩酸モルヒネ注200 mg	200 mg/A（40 mg/m*l*）	持続皮下注射で大量投与時に便利

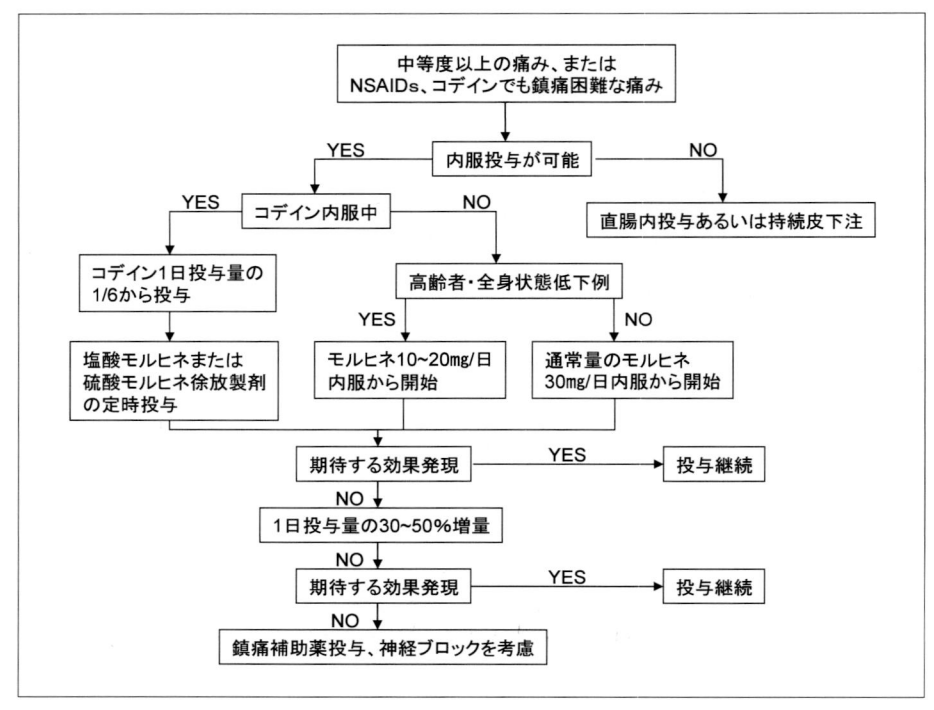

図1 モルヒネによるがん疼痛治療（がん疼痛治療ガイドラインより改変）

mg/m*l* のものに加え，40 mg/m*l* のモルヒネ注射薬が使用可能になった．高濃度のモルヒネ注射薬は大量のモルヒネを持続皮下注射で使用する際には便利であり，1日に1000 mg 位まで投与することが可能である．

3．モルヒネの使用法
(1) 適 応

モルヒネは強度あるいは中等度以上の痛みに適応がある[1]．つまり，NSAIDsと弱オピオイド鎮痛薬でコントロールできない痛みにモルヒネを用いる場合と，NSAIDsだけではとれない痛みに対してモルヒネを少量から使用する場合がある．経口投与が基本であるが，内服不可能の場合や痛みのコントロールが難しい場合は持続注射などの手段を考慮する（図1）．

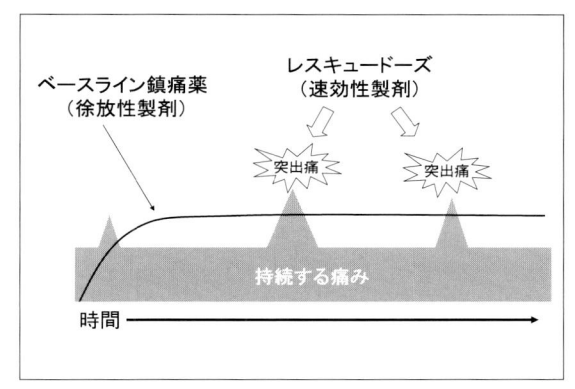

図2 突出痛とレスキュードーズの考え方

表2 モルヒネ水溶液の処方例

塩酸モルヒネ末	10 mg
精製水	8 ml
単シロップ	2 ml
計	10 ml

(2) 開始の仕方

MS コンチン® などの徐放性製剤から開始する方法とモルヒネ水溶液などの速効性製剤を用いる古典的な方法がある．

徐放性製剤での導入 他のオピオイド鎮痛薬を使用中の場合はモルヒネに換算して開始量を決める．つまりリン酸コデインの場合は，その量の1/6をモルヒネ量とするなどである．たとえばリン酸コデインを1日 240 mg 内服中であれば，MS コンチン® 40 mg/分2（12時間ごと）で開始する．しかし，モルヒネの量には調節が必要であり，また痛みも一定ではなく突発痛を伴うことが多いので，必ずレスキュードーズとして速効性製剤を用意する（図2）．レスキュードーズはモルヒネ1日量の6分の1程度を目安とすることが多い．

速効性製剤での導入 オピオイド鎮痛薬が使用されていない場合，あるいは必要オピオイド量の見当がつかない場合はモルヒネ水溶液（表2）などで少量から調節しながら開始するのが安全である．

全身状態が良好な患者であれば1回量を5 mg とし，20 mg/分4（朝・昼・夕・眠前）あるいは30 mg/分5 6-10-14-18-22時（22時に2回分）として開始してよいが，高齢者や衰弱した患者の場合は1回量を3 mg とすべきである．また，定期的な内服以外にレスキュードーズとして1回量を使用できるようにする．鎮痛の程度やレスキュードーズの回数などを参考に1回量を5⇒7⇒10 mg と調節する．痛みが落ち着き，モルヒネ必要量がわかれば徐放性製剤に変更する．

(3) 増量・調節

痛みの程度や眠気などをみながらモルヒネを調節する．この際に徐放性製剤の量はレスキュードーズの使用量などを参考にして決める．常に痛みがあって，眠気がなければモルヒネを増量するが，痛みがなく眠気が強ければモルヒネを減量する．痛みの出現がまったくなく眠気もない状態が理想的であるが，体動時などの突出痛もないレベルを目標としてモルヒネを増量した場合，眠気が強くなってしまうこともある．そのような場合は，通常の状態で痛みがなく眠気が気にならないレベルを目標とし，突出する痛みにはレスキュードーズで対応するのが現実的である．

また，痛みのなかには神経障害性疼痛などのオピオイドの効かない痛みもある．そのような場合はモルヒネの増量で眠気ばかり強くなって，痛みは軽減しないということにもなり得る．そのため，モルヒネの増量はレスキュードーズの反応をみてモルヒネの効く痛みか評価しながら行う必要がある．モルヒネの効きにくい痛みの場合は鎮痛補助薬の使用など，他の手段を検討すべきである．

4．モルヒネの代謝

モルヒネの代謝産物は生理活性を有しているため注意が必要である．モルヒネは肝臓でグルクロン酸抱合を受け，主にモルヒネ-6-グルクロナイド（M-6-G）とモルヒネ-3-グルクロナイド（M-3-G）となる．M-6-G は μ 受容体に強い親和性があり，モルヒネより強い鎮痛作用と鎮静作用を有し作用時間は長い．一方，M-3-G は動物実験において中枢神経興奮作用を有することから，モルヒネによるせん妄やミオクローヌス原因となっていることが示唆されている[2]．これらの代謝産物は腎臓から排泄されるため，腎機能低下時やモルヒネ大量使用時には注意が必要である．

5．モルヒネの副作用と限界

モルヒネの副作用には嘔気・嘔吐，便秘，眠気などの一般的なものと，頻度は高くはないが重要なものとしてせん妄がある．

嘔気・嘔吐，便秘，眠気は副作用として頻度が高く，患者に最初から十分説明しておく必要があ

る．嘔気と便秘に対しては開始時から予防的対策を行うべきであり，通常は適切な手段により対処が可能である．一方，頻度は多くはないが見逃してはならないものにモルヒネによるせん妄がある．せん妄はさまざまな要因で起こり得るが，患者や家族の大きな苦痛となるため，回復可能なせん妄に対しては治療を行うべきである．モルヒネが原因の場合はこれを他のオピオイドに変更する（オピオイドローテーション）により回復が期待できる．代替オピオイドが使用可能な今日ではモルヒネの代謝産物が原因となる副作用に対しては積極的にオピオイドローテーションを検討すべきである．

□ オキシコドン

オキシコドンは約90年前から臨床使用されるようになった半合成のオピオイドである．国内では以前から鎮咳・鎮痛薬として複方オキシコドン注射液（パビナール®）が存在していたが，がん性疼痛には使用経験が少なかった．2004年にオキシコドン徐放錠のオキシコンチン®が発売されて以来，オキシコドンが代替オピオイドとして注目されるようになった．その後オキシコンチン®の使用が急激に増え，今まで主流であったMSコンチン®などのモルヒネ徐放性製剤と置き換わりつつある．オキシコドンはモルヒネよりも使いやすい特徴を持っている．また，近い将来オキシコドンの速放錠も使用可能となることから，今後はオキシコドンが疼痛管理の主要な位置を占めると考えられる．

1．オキシコドンの特徴

オキシコドンはモルヒネと同様にμオピオイド受容体に主に作用して鎮痛効果を発揮する[3]ものと考えられているが，一方でκ受容体の作動薬であることを示唆する研究[4]もあり，十分には解明されてはいない．オキシコドンは経口投与の場合，肝臓でのファーストパスの影響は少なく，生体内利用率は60〜80％と高い．そのため，経口投与のオキシコドンの鎮痛作用はモルヒネの1.5倍である．また，糖尿病の神経障害性疼痛にオキシコドンの有効性を示す研究[5]があるため，癌が原因の神経障害性疼痛にも効果がある可能性がある．

オキシコドンは肝臓で代謝されノルオキシコドンとオキシモルフォンとなる．主な代謝産物のノルオキシコドンは生理活性をもたず，オキシモルフォンは強い鎮痛作用を持つが極微量である．そ

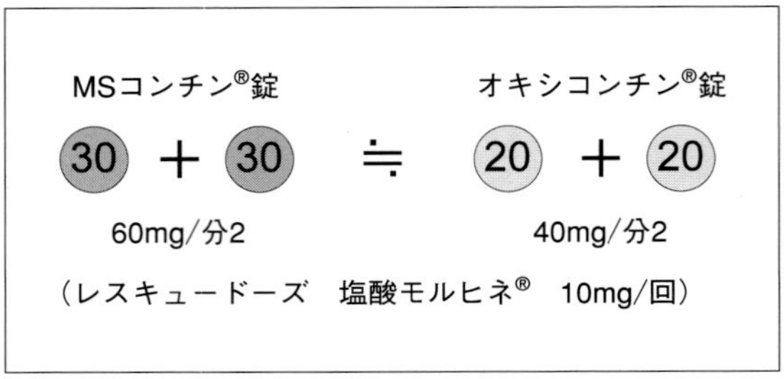

図3　MSコンチン®とオキシコンチン®の換算

のためオキシコドンは代謝産物の活性を無視できるので，腎機能低下症例でも安全に使用できる．

嘔気・嘔吐，便秘，眠気などの副作用の頻度はモルヒネと同等と考えられている．

2．オキシコンチン®

オキシコンチン®にはMSコンチン®と比較して優れた特徴がいくつかある．オキシコンチン®は12時間作用性の徐放性製剤であるが，内服後の血中濃度の立ち上がりはMSコンチン®に比較すると少し速く，内服後1時間くらいで鎮痛効果が出現する．また，規格には5mg，10mg，20mg，40mg錠があり，なかでも5mg錠の存在意義が大きい．なぜなら，オピオイドが初めての患者でも5mg錠を使用すれば，オピオイドの導入を比較的スムースにすることができるからである．さらにオキシコンチンは他の徐放性オピオイド製剤と比較して安価であるという利点もある．

3．オキシコンチン®の使用法

(1) オピオイドの導入として

NSAIDsだけではとりきれない第2段階の痛みに対して，NSAIDsに併用してオキシコンチン®を10mg/分2（12時間ごと）で開始する．モルヒネと同様に嘔気・嘔吐と便秘に対して予防対策が必要である．

(2) 他のオピオイドからの変更

モルヒネとオキシコドンの鎮痛作用の比は1対1.5である．この換算を基に，他のオピオイドからも換算してオキシコンチン®の量を決める．たとえばMSコンチン® 60mgはオキシコンチン® 40mgとほぼ同等の鎮痛効果である（図3）．

(3) レスキュードーズについて

オキシコドンの速放錠が発売される予定なので，発売後はこれをレスキュードーズとして使用すべきであるが，現在はモルヒネ速放性製剤使用する．

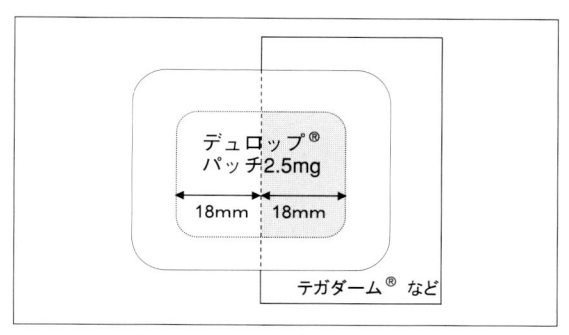

図4 デュロテップ® 半面貼付の例

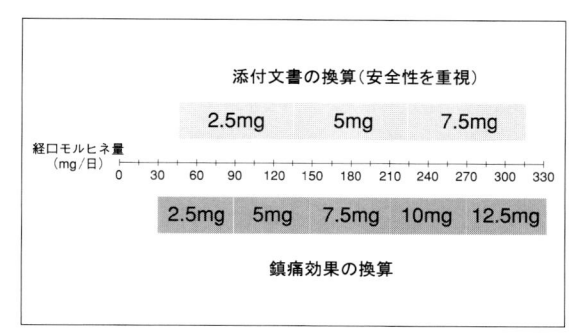

図5 デュロテップ® の二つの換算の相違

たとえば，オキシコンチン® 40 mg はモルヒネ 60 mg に相当するため，その 1/6 をレスキュードーズとした場合，モルヒネ 10 mg がレスキュードーズになる．つまり，オキシコンチン® の量の 1/4 のモルヒネがレスキュードーズの目安とする．

□ フェンタニル

フェンタニルは 1959 年に合成された強オピオイドで，わが国ではその注射薬（フェンタネスト®）が手術の際の麻酔補助薬として長い間使用されてきた．モルヒネに比べ副作用が少ないことから一部の施設では癌性疼痛管理に使用されていたが，最近までは保険適応がなく，使用しにくい状況にあった．経皮吸収型フェンタニルパッチ（デュロテップ®）は 2002 年に発売されて以来，その副作用が少ないことや貼付薬としての簡便さから急速に普及した．現在では癌性疼痛管理になくてはならない重要な薬剤である．

1．フェンタニルの特徴

フェンタニルはオピオイド受容体のなかで μ 受容体にのみ親和性をもっている．さらに μ 受容体サブタイプのなかでは μ_1 受容体選択性が高く，消化管運動を抑制するなどの作用を持つ μ_2 受容体に親和性が少ないことが報告[6]されている．フェンタニルは肝臓の CYP 3 A 4 で代謝され，その代謝産物のノルフェンタニルには生理活性がない．よって腎不全でも安全に使用が可能である．フェンタニルはモルヒネに比較して便秘，嘔気・嘔吐，眠気が少なく，せん妄も起こしにくい．

2．デュロテップ®

デュロテップ® は長時間作用性のフェンタニル貼付剤である．3 日ごとの張替えで安定した血中濃度を保つことができ，内服ができない患者にも使用可能である．経口のオピオイド製剤とは異なり，消化管への直接作用が少ないことも便秘や嘔気・嘔吐の少ない理由の一つと考えられる．

規格には 2.5，5，7.5，10 mg の 4 種類があるが，これらの表示はパッチ中のフェンタニルの含有量を表したものである．フェンタニルの放出量はパッチの膜面積によって決まり，それぞれ 25，50，75，100 μg/hr である．

3．デュロテップ® の使用法

(1) 適　応

デュロテップ® は強い癌性疼痛に適応があり，添付文書ではモルヒネ製剤を使用中の患者に限られている．しかし，臨床の現場ではオキシコドンなど他のオピオイドからも切り替えて使用されている．また，原則的には第 3 段階の薬剤であるが，2.5 mg のパッチの半面貼付（図 4）を行い，放出量を半分として，少量のオピオイド使用患者あるいはオピオイドが使用されていない患者に使用する場合もある．

(2) サイズの選択

添付文書の換算表は鎮痛効果の換算ではなく，安全性を重視して作られた開始時の目安である．この換算表は経口モルヒネ 90 mg がデュロテップ® 2.5 mg という換算を基に作られている．そのためこれに従って投与量を決めた場合は，約半数で鎮痛が不十分になる[7,8]．一方，鎮痛効果の換算は経口モルヒネ 60 mg がデュロテップ® 2.5 mg に相当する[9]と考えられている．添付文書の換算と鎮痛効果の換算はモルヒネ量が多いほど差が大きくなるので注意が必要である（図5）．われわれは患者に不必要な苦痛をかけないように鎮痛効果を重視した換算を使用している．さらにこの換算をもとにモルヒネ注射やオキシコンチン® からの換算を行っている（表 3）．

表3 デュロテープ® とモルヒネ・オキシコンチン® との鎮痛効果の換算

デュロテープ®		2.5 mg	5.0 mg	7.5 mg	10 mg
モルヒネ (mg/日)	経口	30〜90	90〜150	150〜210	210〜270
	注射	15〜45	45〜75	75〜105	105〜135
オキシコンチン® (mg/日)		20〜60	60〜100	100〜140	140〜180

表4 デュロテープ® のレスキュードーズの目安

デュロテープ®	2.5 mg	5.0 mg	7.5 mg	10 mg
レスキュードーズ (塩酸モルヒネ®)	10 mg	20 mg	30 mg	40 mg

表5 デュロテープ® が適している場合

- オピオイドの副作用が問題となっている
  (便秘，嘔気・嘔吐，眠気，せん妄)
- 排便のコントロールが難しい
  (下肢麻痺，癌性腹膜炎，麻痺性イレウス)
- 嘔気や嘔吐が起こりやすい
  (消化器癌，化学療法中)
- 認知機能が低下しやすい
  (高齢者，脳転移)
- 腎機能低下

(3) 開始の仕方

デュロテープ® 初回貼付時のフェンタニル血中濃度の上昇には時間を要し，貼付後約半日経過しないと鎮痛効果が期待できない．そのため先行オピオイドの最終投与はそれまで鎮痛効果が持続するようにそれぞれの作用時間を考慮に入れて決める必要がある．たとえば MS コンチン® からの切り替えの場合は貼付と同時に最終内服を行うようにする．また，モルヒネやフェンタニルの持続注射からデュロテープ® へ切り替える場合も同様の配慮が必要である．われわれの施設では貼付から6時間後にモルヒネやフェンタニルの注射速度を1/2に減量し12時間後に持続投与を中止する方法[10]を行っている．

貼付部位は胸，腹，上腕，大腿などが適している．局所の温度の上昇により皮膚からのフェンタニルの吸収量が増加するので，入浴の際や貼付部位での湯たんぽやカイロなどの使用は注意が必要である．

(4) レスキュードーズ

デュロテープ® は開始後やタイトレーション中に鎮痛不十分となる可能性があるのでレスキュードーズが重要である．血中濃度が安定するまでに時間を要すること，パッチサイズが足りない可能性があることを説明し，痛みのある場合はレスキュードーズの使用を勧める．速効性のフェンタニル口腔粘膜吸収製剤[11]が発売される予定であるが，現在は使用できないためモルヒネ速効性製薬をレスキュードーズとして使用する．

パッチのサイズごとにレスキュードーズの目安を決めておくのが便利である．2.5 mg のデュロテープ® は経口モルヒネ量 60 mg に相当するので，その1/6をレスキュードーズとすると，2.5 mg のパッチでは塩酸モルヒネ 10 mg となる．同様に他のサイズでもレスキュードーズの目安が決まる（表4）．しかし，これらはあくまでも目安であり，投与後の鎮痛効果や眠気などをみて，個人ごとにレスキュードーズを設定する必要がある．

(5) 増量の仕方と張替え間隔

レスキュードーズの回数および痛みの程度などを考慮して，パッチサイズを調節する．増量は3日ごとの張替え時が原則であるが，貼付から 48 時間後にはフェンタニルの血中濃度は十分上昇しているので，この時点で鎮痛不十分であれば3日を待たなくてもよい[12]．サイズは 2.5 mg ずつの増量が基本であるが，パッチサイズが大きい場合（15 mg 以上）は 5 mg ずつ増量できる．

血中濃度は 72 時間維持されるので，張替えは3日ごとが原則である．しかし，貼付後 48 時間は痛みがコントロール良好でも，48 時間から 72 時間で痛みが増強する患者も存在する[13]．そのような場合，まずはパッチサイズの増量を行うが，増量後も同様の現象が続く場合は2日ごとの張替えを考慮している．

4．デュロテープ® の特徴を考慮した選択

(1) デュロテープ® が適している場合（表5）

便秘，嘔気・嘔吐，眠気などのオピオイドの副作用が問題になる場合はデュロテープ® が適している．たとえば排便コントロール困難が予想される下肢麻痺や麻痺性イレウスなどの症例，嘔気・嘔吐を起こしやすい消化器癌や化学療法中の患者などである．また，モルヒネによるせん妄はフェンタニルに変更することにより改善することが期

待できることが報告[14]されている．せん妄の原因としてモルヒネが疑われる場合は積極的にデュロテップ®へ変更を考慮すべきである．

(2) デュロテップ®が適さない場合

モルヒネを調節してもコントロールできない難治性の疼痛やモルヒネが高用量投与されている場合はデュロテップ®への変更は慎重にするべきである．なぜなら，変更により疼痛がさらに悪化したり，高用量のモルヒネからは適切なサイズの選択が難しい可能性があるからである．

さらに，デュロテップ®では疼痛コントロールがうまくいかない場合がある．たとえばレスキュードーズのモルヒネには効果があるが，パッチサイズの増量を繰り返しても増量の効果が認められない場合などである．このような場合は，いたずらにパッチの増量は繰り返さずにオピオイドローテーションを考慮すべきである．

おわりに

強オピオイド鎮痛薬の選択が増えたことにより，患者のQOLを高める質の高い疼痛管理が期待される．しかし，オピオイドの基本的な使い方や新しいオピオイド製剤の特徴をよく理解していなければ，かえって混乱を招き患者を苦しめる結果にもなり得る．モルヒネや新しいオピオイド製剤をよく理解し，患者に合わせて選択し，必要に応じてオピオドローテーションすることが必要である．

文献

1）平賀一陽，並木昭義，他：Evidence-Based Medicine に則ったがん疼痛治療ガイドライン日本緩和医療学会（がん疼痛治療ガイドライン作成委員会，編）．真興交易医書出版部，東京，2000

2）Labella FS, Pinsky C, Havlicek V：Morphine derivatives with diminished opiate receptor potency show enhanced central excitatory activity. Brain Res 174：263-271, 1989

3）Kalso E, Vainio A, Mattila MJ, et al：Morphine and oxycodone in the management of cancer pain：plasma levels determined by chemical and radioreceptor assays. Pharmacol Toxicol 67：322-328, 1990

4）Ross FB, Smith MT：The intrinsic antinociceptive effects of oxycodone appear tobe kappa-opioid receptor mediated. Pain 73：151-157, 1997

5）Watson CP, Moulin D, Watt-Watson J, et al：Controlled-release oxycodone relieves neuropathic pain：a randomized controlled trial in painful diabetic neuropathy. Pain 105：71-78, 2003

6）Narita M, Imai S, Itou Y, et al：Possible involvement of μ1-opioid receptors in the fentanyl-or morphine-induced antinociception at supraspinal and spinal sites. Life Sciences 70：2341-2354, 2002

7）Ahmedzai S, Brooks D：Transdermal fentanyl versus sustained-release oral morphine in cancer pain：preference, efficacy, and quality of life. J pain Symptom Manage 13：254-261, 1997

8）Jeal W, Benfield P：Transdermal fentanyl：A review of its pharmacological properties and therapeutic efficacy in pain control：ADIS drug evaluation. Drugs 53：109-138, 1997

9）Donner B, Zenz M, Tryba M, et al：Direct conversion from oral morphine to transdermal fentanyl：A multicenter study in patients with cancer pain. Pain 64：527-534, 1996

10）Kornick CA, Santigo-Palma J, Khojainova N, et al：A safe and effective method for converting cancer patients from intravenous to transdermal fentanyl. Cancer 92：3056-61, 2001

11）Christie JM, Simmonds M, Pat R, et al：Dose-titration, multicenter study of oral transmucosal fentanyl citrate for the treatment of breakthrough pain in cancer patients：using transdermal fentanyl for persistent pain. J Clin Oncol 16：3238-3245, 1998

12）Breitbart W, Chandler S, Eagel B, et al：An alternative algorithm for dosing transdermal fentanyl for cancer-related pain. Oncology 14：695-710, 2000 Donner B, Zenz M, Strumpf M,, et al：Long-term treatment of cancer pain with trans-dermal fentanyl. J Pain Symptom Manage 15：168-175, 1998

13）Morita T, Takigawa C, Onishi H, et al：Opioid rotation from morphine to fentanyl in delirious cancer patients：An open-label trial. J Pain Symptom Manage 30：96-103, 2005

■ 疼痛の緩和ケアの実際—WHO 癌疼痛療法の実際

癌疼痛治療薬の副作用への対応

高宮 有介
たかみや ゆうすけ

- NSAIDs では，胃腸障害，腎機能障害，肝機能障害などが主体である．
- NSAIDs の副作用の回避には選択的 COX-2 阻害剤が有用である．
- モルヒネの副作用の主なものは便秘，嘔気・嘔吐，眠気である．
- モルヒネの副作用を改善できない場合は，オピオイドローテーションを考慮する．
- オキシコドンは腎機能障害のある患者にも使用できる．
- フェンタニルはモルヒネに比較して，便秘，眠気，嘔気，せん妄などの副作用が少ない．

Key Words　NSAIDs，モルヒネ，オキシコドン，フェンタニル，オピオイドローテーション

はじめに

他の項で述べられたごとく，NSAIDs からオピオイドへの除痛ラダーを利用し，薬剤を選択していく．本稿では，NSAIDs，コデイン，各種オピオイドの副作用について整理する．

NSAIDs の副作用とその対策

NSAIDs の副作用として，胃腸障害，腎機能障害，肝機能障害，血液障害，過敏現象（アスピリン喘息）などがあげられる．胃腸障害，腎機能障害，血液障害は，シクロオキシゲナーゼ（COX）-1 が関与しており，選択的 COX-2 阻害剤ではその副作用が少ないとされている．また，NSAIDs は血漿蛋白との結合性が高く，以下の薬剤と併用すると血中濃度が上昇しやすく，注意が必要である．スルホニル尿素系血糖降下薬（クロルプロパミド，トルブタミド），クマリン系抗凝固薬（ワルファリン），ジゴキシンなどがあげられる．アセトアミノフェンは NSAIDs に比較して抗炎症作用が少なく，NSAIDs には分類されていないが，本項で取り上げる．

1．胃腸障害

胃腸障害はもっとも頻度の高い NSAIDs の副作用であり，食欲不振，嘔気・嘔吐の軽症から，潰瘍，出血，穿孔などの重症例までさまざまである．原因としては，胃腸から吸収される際の直接的な胃腸刺激作用と胃の生理的プロスタグランディン（PG）産生減少が主体と考えられている．これらの副作用は食後の服用やミソプロストール（PGE_1 誘導体）の併用で軽減できる．

2．腎機能障害

PG は腎血流増加や糸球体濾過率の維持に関与しており，NSAIDs の使用により，腎血流量の低下や糸球体濾過率の低下が塩類と水分の貯留を起こし，浮腫や高血圧を生じる．アセトアミノフェンでは腎機能障害は少ないとされている．

3．肝機能障害

NSAIDs の使用で肝機能障害を引き起こすことがある．アセトアミノフェンの大量投与で，重篤な肝機能障害を起こすことが報告されている．

4．血液障害

血小板での COX-1 抑制により，血小板凝集能は阻害され，出血時間の延長が起こる．したがって，COX-2 選択性の高い薬剤でこの作用は弱いと考えられる．血小板減少症や止血機能異常のある患者には投与すべきではない．アセトアミノフェンには，この作用がないため，代替薬として使用できる．

5．過敏現象（アスピリン喘息）

過敏現象は投与後早期に現れ，一般的には皮膚発疹が多い．アスピリン喘息の既往がある患者にはすべての NSAIDs が投与禁忌であり，気管支喘息患者には慎重に投与する．

コデインの副作用とその対策

コデインは WHO のマニュアルでステップ 2 と

表1 モルヒネの副作用対策の薬剤

副作用	薬剤名	投与量	投与方法	特徴
便秘	ピコスルファートナトリウム（ラキソベロン）	10滴〜1本（15滴＝1mL）	眠前	調整が容易　腸管の動きを刺激
	酸化マグネシウム（カマ：散剤，マグラックス：錠剤）	0.8〜3g	分3，食後	便を柔らかくする
	ラクツロース（モニラック）	30〜60mL	分3，食後	便を柔らかくする　甘いので飲みづらい
嘔気・嘔吐	プロクロルペラジン（ノバミン）	5〜15mg	分3，食前	中枢性の嘔気に著効　副作用は少ない
	ハロペリドール（セレネース）	0.75〜1mg	眠前	鎮静作用もあり　せん妄にも効果
	メトクロプラミド（プリンペラン）	15mg	分3，食前	胃腸の動きも促進
眠気	メチルフェニデート（リタリン）	20〜40mg	朝，昼のみ	覚醒型抗うつ薬　夕方以降は不眠になるので使用しない
ミオクローヌス	クロナゼパム（リボトリール）	0.5〜1mg	眠前	副作用は少ない
呼吸抑制	ナロキソン（ナロキソン）	0.2mg〜	効果をみながら	緊急時に使用

（大学病院の緩和ケアを考える会，編：臨床緩和ケア．青海社，東京，p108，2004より引用）

して推奨されているが，オキシコンチン® の登場で役割は減少している．コデインは肝臓で代謝され，約10％が脱メチル化されてモルヒネとなる．コデインの鎮痛作用の大部分は代謝産物であるモルヒネの鎮痛作用である．コデインの副作用はモルヒネと同様であるので，「モルヒネ」の項を参照していただきたい．重要なのは便秘に対しては予防的に緩下薬を投与することである．

◻ モルヒネの副作用とその対策（表1）

モルヒネ使用の成否は，副作用のコントロールにあるといっても過言ではない．

副作用を予想する

以下の①〜⑨の患者は，嘔気，眠気，せん妄などの副作用が出現しやすいので注意を要する．
① 腎機能障害のある患者（化学療法後，水腎症，腎不全）
② 肝機能障害のある患者（薬剤性，肝転移，肝不全）
③ 高Ca血症のある患者（骨転移，肺癌）
④ 何らかの感染症を併発している患者（肺炎，IVHカテ熱，尿路感染）
⑤ 化学療法，放射線療法の施行中，施行後の患者
⑥ イレウスの患者
⑦ 頭蓋内圧亢進のある患者（脳腫瘍，脳転移）
⑧ 高齢者
⑨ 電解質異常のある患者

1．便　秘

すべての患者に起こってくるので，予防的に対処する．モルヒネにより腸管の輪状筋が収縮し蠕動運動が抑制され，また，肛門括約筋を収縮させる作用があるため便秘となる．ただ漫然と緩下剤で様子を見るのではなく，モルヒネ服用開始から，便が2〜3日のうちに出るように，緩下薬も急速に増量することが重要である．緩下薬の量は，患者にもよるが，一般の便秘対策より大量になる場合が多い．1〜2日に1回便が出るようにコントロールする．モルヒネ服用中は下剤も継続する．便秘の程度は投与量に相関する．

原則的には，

> ① 大腸刺激性下薬±軟下薬（ラキソベロン®±酸化マグネシウム）
> ② 蠕動を亢進させる作用のある刺激性下剤と，便を軟らかくする作用のある軟下薬の併用が必要である．

◆ ピコスルファートナトリウム（ラキソベロン®）
10滴〜10ml が服用しやすく調節性もよい．

下痢になれば減量もしくは一時中止とする．腸蠕動亢進による腹痛が時にみられる．
- ◆ 便が硬い場合は，酸化マグネシウム（カマ，マグラックス®）0.5～1.0 g/回，3～4回/日を併用する．
- ◆ ラキソベロン®＋カマでも排便がないときは，酸化マグネシウムをラクツロース（モニラック®）30～60 ml 分3に変更する．
- ◆ 経口ができない場合は，パンテノール（パントール®）やジノプロスト（プロスタルモン® F）などを点滴静注する．

2．嘔気，嘔吐

モルヒネが延髄の化学受容体トリガーゾーン（CTZ：Chemoreceptor Trigger Zone）を刺激し，その刺激が嘔吐中枢に伝わるとされている．また，消化管内にもオピオイドレセプターがあり，嘔気が誘発されると考えられており，経口から持続皮下注入法に変更することにより嘔気が軽減する患者を経験する．約30％の患者にみられる．嘔気・嘔吐があると拒薬になってしまうので，制吐剤を予防的に処方する．早期より出現するが，5～10日で耐性が形成され消失するので，1～2週間で制吐剤を漸減したり，中止することが可能となる．

制吐剤には，メトクロプラミド（プリンペラン®）やドンペリドン（ナウゼリン®）を使用する施設が多いと思うが，モルヒネの嘔気には，プロクロルペラジン（ノバミン®）30 mg 分3がよく，予防的に投与する．眠気や抗コリン作用などの副作用は少ない．

また，嘔気が取りきれなければ，ハロペリドール（セレネース®），または塩酸クロルプロマジン（コントミン®）のほうが制吐作用は強い．ただし鎮静作用もあるので，患者の状況や希望に合わせて選択する必要がある．

持続皮下注入法の場合は，シリンジ内でモルヒネとメトクロプラミドを1：1，または2：1にミックスして使用する．プロクロルペラジンは皮膚の刺激作用があり，持続皮下注入には適さない．持続静注法であれば，メインのボトル内に制吐剤を混注する．

また，制吐薬にはどれも錐体外路症状（手指振戦，筋強剛）があり，特に見落とされやすいのがアカシジアである．じっとしていられない感じで部屋のなかをうろうろしたり，ベッドの上であっちを向いたりこっちを向いたり落ち着きがなくなる．それは病的なくらい数分ごとなので経験するとわかるようになるが，よく患者が精神的にイライラしていると誤解される．アカシジアの治療としては，制吐剤の減量や中止，また塩酸ビペチリン（アキネトン®）を投与する．

3．眠　気

30～50％の患者にみられる．投与開始初期や増量時に出現することが多く，通常3～5日で耐性ができ，眠気は消失する場合も多い．眠気は次第に取れてくること，またモルヒネの眠気は1人でいるとうたた寝をしてしまうが，誰かが来て話しかければ，それにははっきりと答えることができること，目的を持って行動すれば覚醒した状態でいられることを患者・家族に伝えておくことは重要である．

反対に，このモルヒネの性質のため，患者は1人でいると眠ったように見えることが多いので，末期の患者との会話を避けたい医師は患者が寝ていたからということで，早々に病室を出ることもあるかもしれない．しかし，小さな声で名前を呼べば，パッと目を開けて，明快に話をすることができるのである．医師や看護師はこのことを知っておく必要がある．

また，眠気が不快な場合は，覚醒型抗うつ剤のメチルフェニデート（リタリン®）20 mg（1-1-0）を勧めている．夕方以降に服用すると入眠前覚醒時間の延長とREM睡眠抑制作用のために不眠となるので，14時以降の服用は避けるようにする．増量は，20 mg → 40 mg → 60 mg まで可能であり，副作用としては，頻脈，焦燥感などがある．

4．せん妄

前述の①～⑨のような要因があれば，せん妄は起こる可能性が高い．痛みがなければ，モルヒネを減量する必要がある．オピオイドローテーションも検討する．

悪夢，幻覚があれば，リスペリドン（リスパダール®）0.5～1 mgやハロペリドール（セレネース®）0.75～1.5 mgを就寝前に服用するとよい．特に，夜間せん妄で点滴を抜き，大声をあげてしまう場合は，鎮静薬で睡眠を確保する必要がある．

ミダゾラム（ドルミカム®）の持続皮下注入法か持続静注法で，確実な睡眠時間を取り，1日の生

活にメリハリをつける．ミダゾラムは，短時間作用性の鎮静薬で，21時〜6時で10 mg〜30 mgのように使用すると，朝食時には眠気は軽快している．状態が悪い患者では，呼吸抑制の副作用もあるため，9時間で5 mg〜10 mgから開始して，増量していく．

患者に「最近，忘れやすかったり，話が飛んでしまったり，またはつじつまの合わないことはありませんか」と聞いてみて，本人もせん妄について悩んでおり，おかしくなったり，気が変になったのではないかと心配していたら，"気が変になったわけではないこと"を伝える必要がある．また，家族も対応に困っていたら，攻撃的なせん妄でなければ，おかしな話の内容を責めたり，そのたびに訂正するのではなく，そのまま話を合わせていくよう家族へも援助する．

5．呼吸抑制

定時で通常の投与方法であれば，問題となることはない．ただし，呼吸不全の状態で開始する場合や，腎機能障害が急速に出現した場合，医療事故的な過量投与，神経ブロックなどにより急に痛みが消失した場合には注意が必要である．モルヒネの影響として，呼吸数の減少があるが，次の点に注意すれば経過観察でよい．

(1) 1回の呼吸が深く，換気量が代償されているか

3〜4回/分，30秒無呼吸でも，深呼吸をしていれば，ほとんどの場合，血液ガス上代償されている．特に夜間は呼吸数が減少する．

(2) 呼名に対し容易に覚醒し，はっきりとした会話ができるか

反対に，肺転移などの呼吸困難感のコントロールにモルヒネが有効である．

モルヒネの過量投与やワンショットで急速に血中濃度が上がった場合には呼吸抑制が起こる可能性があり，麻薬拮抗薬のナロキソンを0.2 mg静注する．効果不十分な場合，さらに2〜3分間隔で同量を追加投与する．

6．乱　用

実際上は，問題となることはない．

(1) 耐　性

効果の維持に増量が必要となることであり，痛みが増強すればそれに合わせて増量すればよい．

(2) 精神的依存性

薬への欲求のあまり，その入手に専念し，薬の乱用に走る行動を特徴とした状態である．モルヒネでは，規則正しく服用する限り起こらないことが臨床上明確である．また，条件づけ場所嗜好性試験を用いたラットによる動物実験で，モルヒネを投与した場合，非疼痛ラットでは精神依存が起こるが，疼痛ラットでは起こらないことが証明されている[1]．もし，患者が薬を欲しがったら，薬の量が足りないと考えるべきである．

(3) 身体的依存性

突然の中断によって禁断症状が出現する状態である．身体的依存性はモルヒネ服用中に起こっている．急に中止すると，精神症状，自律神経症状（頻脈，下痢）などが出現する．ただし，突然中断を行わなければよく，急にモルヒネが服用できなくなったら，持続皮下注入法などに変更し，モルヒネを継続させる．

エンドステージで意識が低下した後も，患者は痛みを感じているといわれており，維持量のモルヒネ（10〜20 mg/日）を継続するほうが望ましい．

また，放射線療法や神経ブロック療法などで痛みが取れた場合，漸減・中止することができる．約3週間かけて減量していけば中止できる．

7．ミオクローヌス

手足のピクッとする不随意運動であり，モルヒネの大量投与で起きやすいとされるが，少量投与でも出現する患者はいる．特に日中は，手に持ったものを落としたり，夜間はピクツキのために目が覚めたりする．

われわれは，抗けいれん薬のクロナゼパム（リボトリール®）1 mg眠前を使用しており，ほとんどの患者のミオクローヌス発作は軽快している．痛みがコントロールされていれば，モルヒネを減量することによっても対応できる．

8．尿　閉

頻度は少ないが，患者にとっては辛い症状である．オピオイドローテーションが必要な場合もある．前立腺肥大や神経因性膀胱などとの鑑別が必要である．症状が強い場合は，コリン作動薬とα_1受容体遮断薬が有効である．コリン作動薬は排尿筋の収縮を増強させるが，膀胱容量は減少する．α_1受容体遮断薬により尿道括約筋圧を低下させて

排尿障害の改善を目指す．

9．搔痒感

モルヒネによるヒスタミン遊離作用による．抗ヒスタミン薬で対応できる．モルヒネよりもフェンタニルのほうがヒスタミン遊離が少ないため，症状が改善しない場合はオピオイドローテーションが必要となる．

10．口　渇

モルヒネの作用のなかに外分泌腺における分泌抑制がある．発生頻度は約5割とされている．局所的に対症療法を行う．水分や氷片摂取，レモングリセリン，人工唾液（サリベート®）の使用などである．その他，漢方薬の白虎加人参湯が有効との報告もある[2]．

11．モルヒネ不耐症

少数の患者にみられる現象で，モルヒネを投与すると胃内容の停滞に基づく嘔吐が遷延する．ごく少数の患者では過度の鎮静を生じ，稀に精神症状，ヒスタミン放出に基づく症状（かゆみ，気管支けいれん）などが起こるため適切な対応をしなければならない．

■オキシコドンの副作用とその対策

オキシコドンは強オピオイドであるが，5 mg という低用量の製剤が発売されたこともあり，NSAIDs に追加するオピオイドすなわち，ステップ2のオピオイドとして汎用されている．オキシコドンは肝臓で代謝されノルオキシコドンとオキシモルフォンになる．主な代謝産物のノルオキシコドンは生理活性をもたず，オキシモルフォンは強い鎮痛作用を持つが極微量である．そのためオキシコドンは代謝産物の活性を無視できるので，腎機能低下症例でも安全に使用できる[3]．

副作用は便秘，嘔気・嘔吐，眠気などモルヒネと同様の副作用であるが，モルヒネと同等[4]または少ないとされている（特に搔痒感とせん妄）[5]．臨床としては，オキシコドンの開始時にはモルヒネと同様に，嘔気に対してのプロクロルペラジンの予防投与と便秘に対しての緩下薬の予防投与は行うべきである．

■フェンタニルの副作用とその対策

フェンタニルは，1959年に合成された強オピオイドである．もともと，注射薬は手術の麻酔補助薬として使用されてきたが，緩和ケア分野では，モルヒネで副作用の出現する患者，消化器癌でモルヒネの嘔気・便秘が問題となる患者に使用され評価も高かった．現在，保険適応となり，一般病棟でも使用可能である．

2002年に，経皮吸収型フェンタニルパッチ（デュロテップ® パッチ）として発売されフェンタニルの使用経路が広がった．フェンタニルは低分子量で作用が強く，脂溶性が高いため経皮吸収に優れているが，モルヒネでは経皮吸収剤は調整できなかったという開発の経緯もある．

モルヒネはオピオイド受容体の μ（ミュー）受容体，κ（カッパー）受容体，δ（デルタ）受容体に親和性を持っているが，フェンタニルは，μ，特に μ_1 受容体に対する親和性が高く[6]，κ，δ に対する親和性が低い．フェンタニルは，μ_2 受容体への親和性が低いため，モルヒネに比べて便秘を生じにくいとされている[7]．したがって，モルヒネからフェンタニルへの変更時に，緩下薬の減量を検討する必要がある．代謝は主として肝臓で行われ，代謝産物のノルフェンタニルには薬理活性がないとされており，腎機能障害の患者にも安全に使用できる．また，嘔気，眠気もモルヒネに比べて発現頻度が少なく，発現しても重篤とはならない．

■オピオイドローテーション

欧米ではメサドンをはじめ複数のオピオイドを患者の病状，オピオイドの反応性，副作用の発現により使い分けており，オピオイドローテーションと呼ばれている[8]．Mercadante[9]は「一つのオピオイドをより好ましい反応を得るために他のオピオイドに置換すること」とオピオイドローテーションを定義している．わが国においては，まだ使用できるオピオイドにも限界があり，欧米ほどの選択肢はないが，使用可能な薬剤でオピオイドローテーションを行う必要がある．オピオイドローテーションの目的としては，①オピオイドの副作用の軽減，②鎮痛効果の増強，③投与経路の変更が考えられる．鎮痛効果および呼吸困難感などの付加的な効果が期待できるのはモルヒネであり，副作用や剤型を考慮し，フェンタニル製剤，オキシコドン製剤を選択していく．

筆者は，ステップ2としてオキシコンチン® を導入している．増量に際して，呼吸困難感などが起こってくればモルヒネへ変更し，副作用の嘔気・嘔吐，眠気，便秘，せん妄などが問題となればフェンタニルに変更している．フェンタニルも調整が

必要であれば，フェンタニスト®持続皮下注入法でコントロールし，投与量によりデュロテップ®パッチにスイッチしている．また，経口投与が難しく，在宅で調整する場合にはデュロテップ®パッチを汎用している．さらに，オピオイド投与前に腸閉塞，腎機能障害などで高度な副作用が予想される場合，フェンタニルを第1選択としている．

おわりに

癌疼痛治療の薬剤も次々に開発され，患者・家族のQOL向上に大きな役割を果たしている．ただし，薬剤はどれも主作用とととともに副作用があり，副作用の調節こそが鎮痛薬使用の鍵であると確信している．本項が副作用対策に少しでも貢献できることを願っている．

文 献

1）Suzuki T, Kishimoto Y, Misawa M, et al：Formalin-and carrageenan-induced inflammation attenuate place preference produced by morphine, methamphetamine and cocaine. Life Sci 59：1667-1674, 1996

2）井上裕之，村岡英雄，松下幸夫，他：向精神薬で生じる口渇に対する白虎加人参湯の臨床経験．新薬と臨床 42：1511-1518，1993

3）Kaiko R, Benziger D, Cheng C, et al：Clinical pharmacokinetics of controlled release oxycodon in renal impairment. Am Soc Clin Pharm Ther Feb：1-3, 1996

4）Bruera E, Belzile M, Pituskin F, et al：Randomized, double-blind, cross-over traial comparing safety and efficacy of oral controlled-release oxycodone with controlled-release morphine with cancer pain. J Clin Oncol 16：3222-3229, 1998

5）Mucci-LoRusso P, Berman BS, Silberstein T, et al：Controlled-release oxycodone compared with controlled-release morphine in treatment of cancer pain：a randomized, double-blind, parallel-group study. Eur J Pain 2：239-249, 1998

6）Narita M, Imai S, Itou Y, et al：Possible involvement of μ1-opioid receptor in the fentanyl-or morphine-induced antinociception at supraspinal and spinal sites. Life Sciences 70：2341-2354, 2002

7）Allan L, Hays H, Jansen NH, et al：Randomized crossover trial of transdermal fentanyl and sustained release oral morphine for treating chronic non-cancer pain. BMJ 322：1154-1158, 2001

8）Indelicato RA, Portenoy RK：Opioid rotation in the management of refractory cancer pain. J Clin Oncol 20：348-352, 2002

9）Mercadante S：Opioid rotation for cancer pain-rationale and clinical aspects. Cancer 86：1856-1866, 1999

10）恒藤 暁：最新緩和医療学．最新医学社，大阪，1999

11）的場元弘：がん疼痛治療のレシピ．春秋社，東京，2002

■ 疼痛の緩和ケアの実際―WHO癌疼痛療法の実際

持続皮下注射

木澤 義之　吉津 みさき

- 持続皮下注射は経口摂取が不可能な患者のオピオイドをはじめとする薬物の投与方法として非常に有用な方法である．
- 大きな利点として薬物量の調整がしやすく，急な症状の変化に対応しやすいこと，患者の苦痛が少ないことがあげられる．

Key Words　持続皮下注射，持続皮下注射で投与できる薬剤，穿刺部位と穿刺方法，持続皮下注射時のモルヒネ投与量

□ 持続皮下注射法とは

持続皮下注法とは，小型のシリンジポンプやバルン型のポンプを用いることによって，薬剤を持続的に少量ずつ皮下に注入する薬物投与方法である．この治療法は，従来インスリンやグルカゴンなどの注入に用いられてきた方法であるが，近年，経口的に薬物投与が不可能ながん患者の症状コントロール，特にモルヒネやブプレノルフィンなどの持続皮下注入による疼痛コントロールに用いられている．

□ 持続皮下注射の利点

持続皮下注射の利点を以下にあげる[1]．
- 経口摂取ができない患者にも実施可能である
- 頻回の投与が不要であり，患者の負担が少ない
- 症状，副作用に応じて投与量を調節できる．また，早送りなどで急な症状の変化にも対応できる
- 持続的効果が得られる
- 薬剤の血中濃度を一定にできることから，少ない投与量で効果が得られ，副作用を軽減できる
- 投与法が簡便であり，容易に開始，中断することができる
- 装置が小型であり，患者の行動が制限されにくい
- 不慮の過量投与や全身感染を生じにくい
- 在宅での使用が比較的簡便

□ モルヒネ持続皮下注射時の血中薬物動態

持続皮下注時の薬物血中濃度は，図1の直線が示すとおり，常に鎮痛有効域内で一定であり，薬剤の使用量も最小限に抑えられ，かつ副作用の出現も予防することが可能となる[2]．

□ 持続皮下注法の適応

持続皮下注法の適応としては以下のような場合があげられる．
- ◆薬剤の内服が困難なとき
  （嘔気，嘔吐，消化管閉塞，嚥下困難，意識障害など）
- ◆痛みが非常に強く，短時間での疼痛コントロールが必要な場合
- ◆薬剤の副作用が強く投与量の減量が必要な場合

□ 持続皮下注法で投与できる薬剤

持続皮下注法で投与できる薬剤としては表1のようなものが知られている[3,4]．なお，ジアゼパム（セルシン®），プロクロルペラジン（ノバミン®）などは皮膚への局所刺激が強く，発赤や硬結を生じやすいため持続皮下注射で使用することは難しい．

□ 持続皮下注射の実際

1．準備するもの
- ポンプ
- エクステンションチューブ（4 Fr）
- 24 G 静脈留置針もしくは 27 G 翼状針
- フィルムドレッシング（透明で皮膚の状態が観察できるもの）
- 酒精綿

ポンプは主として，テルモ社製（TE-361），ニ

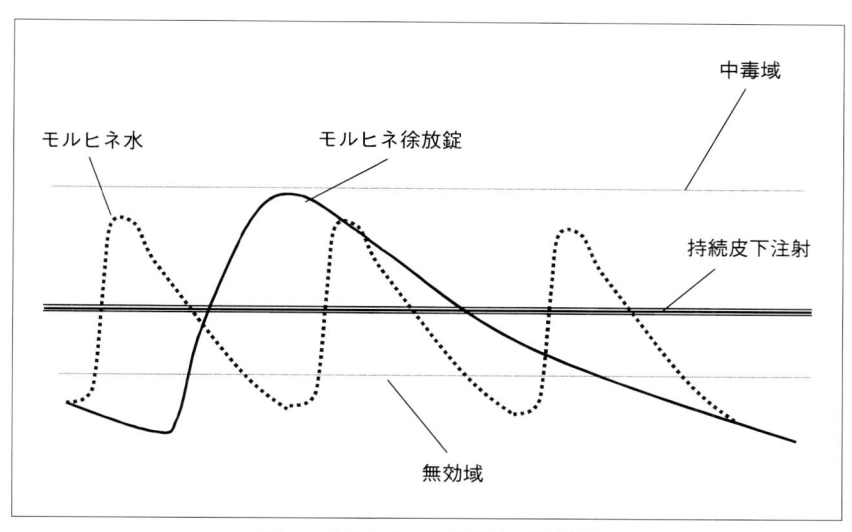

図1 モルヒネの血中濃度の概念図

表1 持続皮下注射で投与できる代表的な薬剤

使用目的	薬剤名
鎮痛	塩酸モルヒネ
	ブプレノルフィン（レペタン®）
	フェンタニル（フェンタネスト®）
	リドカイン（キシロカイン®）
	ケタミン（ケタラール®）
制吐	ハロペリドール（セレネース®）
	メトクロプラミド（プリンペラン®）
	臭化ブチルスコポラミン（ブスコパン®）
	オクトレオチド（サンドスタチン®）
	臭化水素酸スコポラミン（ハイスコ®）
鎮静	ミダゾラム（ドルミカム®）
	フェノバルビタール（フェノバール®）
	ハロペリドール（セレネース®）
死前喘鳴	臭化水素酸スコポラミン（ハイスコ®）
呼吸困難	塩酸モルヒネ
全身倦怠感など	ベタメタゾン（リンデロン®）
混乱，せん妄	ハロペリドール（セレネース®）
消化管閉塞	ソマトスタチン（サンドスタチン®）

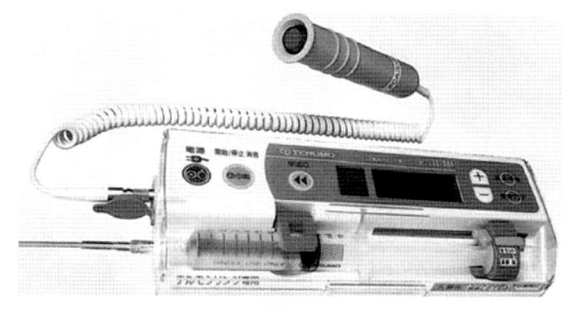

図2

プロ社製（SP-10）の2機種が用いられている．両機種とも充電式で，約300gと小型軽量であり，携帯に便利で両者とも早送りなどの機能が付いている．また，テルモ社製のシリンジポンプ（図2）はシリンジポンプに装着された薬剤を他者が抜いたりできないように鍵をかけることができる，レスキュー用のPCA（Patient Controlled Analgesia）ボタン装着が可能であるなど，麻薬管理上，使用上の配慮がなされており在宅でのモルヒネ使用が可能である．また，PCAボタンの使用によって症状コントロールの改善が期待できる．

2．穿刺方法

穿刺部位 前胸部，腹部，大腿部などが代表的だが，固定しやすく体動による緊張がかかりにくい前胸部が理想的である．

穿刺方法 穿刺部を酒精綿で消毒し，あらかじめエクステンションチューブでポンプおよびシリンジとつないでおいた24G静脈留置針で皮膚を穿刺し，皮下に留置する．そのあと固定および保護のために，透明なフィルムドレッシングで被覆する．

針の交換 約1週間ごとに穿刺部位を変更する．また，皮膚に発赤腫脹が見られた場合は薬剤の吸収が低下し，症状コントロールが不良となるため毎日注意深く観察し，発赤腫脹が見られた場合は穿刺部位を変更するのが原則である．また，

穿刺部位の発赤腫脹に対し，注入薬剤10 cc あたり約0.1 cc のベタメタゾンを混注することで発赤腫脹の軽快，予防が可能との報告もある[5]．

3．処方例

今まで MS コンチン® 120 mg 分2で内服していた場合，持続皮下注での1日投与量は半分でよいので $120 \times 1/2 = 60$ mg つまり，以下のようになる．

> 塩酸モルヒネ（50）2 A を10 cc シリンジにつめ0.25 ml/hr でスタート．開始時1時間量早送り．
> 疼痛時2時間量早送り可．30分あけて3回まで．それでも改善ないときは Dr. コール．

☆投与上の注意☆

1．投与量

◆初めてモルヒネを投与し始める場合，1日12 mg からスタートする（0.05 ml/hr）．

◆モルヒネの経口投与，直腸内投与が行われている場合，持続皮下注射での1日投与量はそれまでの1日投与量の1/2～1/3とする．

◆投与時は1～2時間量を早送りしてスタートする．こうすると素早く有効血中濃度が得られる．

2．早送り

疼痛時臨時服用（レスキュードーズ）の代わりに，CSI では疼痛時に1～2時間量を早送りする．持続皮下注射時にも必ず早送り量を指示しておくことが大切である．

3．効果の判定と増量減量

◆原則として1日経過観察し増量，減量．観察のポイントは痛みと眠気を見ることである．以下にその原則を示す．

　①痛み（－），眠気（－）：現状維持
　②痛み（－），ひどい眠気（＋）：2/3に減量
　③痛み（＋），眠気（－）：モルヒネ増量

◆原則として20～30％ずつ増量．増量時1～2時間量早送り．

モルヒネには有効限界（Ceiling Effect）が存在せず，基本的に疼痛がとれるまで増量可能である．ただし，時間投与量を多くすると皮膚刺激が強くなるため，現実的に1ルートでは，0.8 ml/hr, 1日20 cc の投与が限界と考えている．それ以上の増量が必要な場合は，高用量のモルヒネ製剤（1 cc＝40 mg）への変更や2ルートでの投与が必要となろう．

4．嘔気対策

嘔気時はセレネース® 1/2 A/day をモルヒネに混注して対応している．図1に示したとおり，持続皮下注射の場合，薬剤濃度が安定しているため副作用をきたしにくいため，全例に予防的に投与する必要はない．しかしながら他のオピオイド投与時に嘔気が見られたケースなどでは，予防的に嘔気対策をとることもある．

文　献

1）木澤義之：持続皮下注法の実際．わかるできるがんの症状マネジメントⅡ．ターミナルケア 11(suppl.)：340-343, 2001

2）厚生省薬務局麻薬科，監修：がん疼痛緩和とモルヒネの適正使用．ミクス社，東京，pp. 25-26, 1995

3）Doyle D, Hanks GWC, MacDonald N, et al：Oxford Textbook of Palliative Medicine 2 nd Ed. Oxford Univ. Press, Oxford, pp. 228-229, 331-355, 1998

4）Twycross RG：Pain Relief in Advanced Cancer, Churchill Livingstone, Edinburgh, pp. 306-347, 1994

5）柏木哲夫，恒藤　暁，他：持続皮下注入法．ターミナルケアマニュアル（第3版）．最新医学社，大阪，pp. 169-178, 1997

■ 疼痛の緩和ケアの実際―WHO癌疼痛療法の実際

モルヒネが効きにくい痛みへの対応

末永 和之　佐野 隆信

● モルヒネが効かない痛みとして，神経因性疼痛，骨転移痛，消化管閉塞がある．
● 神経因性疼痛は末梢神経・中枢神経の損傷・障害が原因．
● モルヒネの効かない痛みは鎮痛補助薬を併用する．
● 鎮痛補助薬は抗うつ薬，抗けいれん薬，抗不整脈薬，NMDA受容体拮抗薬，コルチコステロイドなどがある．
● 薬物療法以外に神経ブロック，放射線療法，緩和的化学療法などを考慮する．

Key Words　神経因性疼痛，鎮痛補助薬，NMDA受容体，神経ブロック，がん休眠療法

はじめに

WHOがん疼痛治療法が普及し，モルヒネが簡便に使用されるようになって，がん性疼痛の8割ぐらいは痛みが緩和されるようになってきた．しかし，モルヒネが効きにくい痛みは発作性の鋭い痛みや持続性の異常感覚痛であり，神経因性疼痛（neuropathic pain）といわれるものである．神経因性疼痛はモルヒネに抵抗する痛みであり，鎮痛補助薬が有効とされている．鎮痛補助薬とは主な薬理作用としては鎮痛作用はないが，鎮痛薬と併用すると鎮痛効果を高めたり，特定の状況下で鎮痛効果を出現する薬剤と定義されている．これらの鎮痛補助薬とモルヒネをはじめとするオピオイドをいかに組み合わせて使用するかよって痛みをコントロールすることが可能になる．モルヒネの効きにくい痛みの見分け方と治療法について述べる．

□ モルヒネの効きにくい痛み

モルヒネが効きにくい痛みは神経浸潤・圧迫による痛み（神経因性疼痛），頭蓋内圧亢進による頭痛，筋のれん縮による痛み，交感神経由来の疼痛，帯状疱疹後神経痛，筋緊張性頭痛，骨転移痛，急性痛（体動時痛，病的骨折など）がある．日本緩和医療学会「がん疼痛治療ガイドライン」ではモルヒネが効きにくい痛みとして，神経因性疼痛，骨転移痛，消化管閉塞をあげている[1]．

表1　神経因性疼痛（neuropathic pain）の特徴

(1) 原　因：
　末梢神経，中枢神経の損傷・傷害が原因
(2) 神経の支配領域に：
　① 灼かれるような痛み
　② 刺されるような痛み
　③ 電気が走るような痛み
　④ 感覚低下，しびれ感，アロディニア（触るだけで痛む）
(3) 主な疾患：
　① 転移性脊椎腫瘍の脊髄神経や神経根への浸潤
　② 骨盤内腫瘍（直腸がん，子宮がん）の骨盤内神経叢への浸潤
　③ パンコースト腫瘍（肺尖部がん）の腕神経叢への浸潤
　④ 頭頸部腫瘍による脳神経への浸潤
　⑤ 腹腔内悪性腫瘍（膵がん，胃がん）の腹腔神経節への浸潤
　⑥ 胸壁腫瘍の肋間神経への浸潤
　⑦ 帯状疱疹後神経痛

（末永和之，佐野隆信：やって欲しい，知って欲しいがん疼痛対策．臨床医 27(3)：7-12，2001 より引用）

□ 神経因性疼痛の特徴[2]

1. 発生機序

がんの痛みは発生機序から体表に分布する体性痛（somatic pain），体内の臓器に起こる内臓痛（visceral pain），神経の圧迫・障害によって生ずる神経因性疼痛（neuropathic pain）に分類されるが，がん性疼痛ではこれらのうちいくつかの痛

痛みについての質問用紙

氏名＿＿＿＿＿＿＿＿＿＿＿＿　　　　　　　　記入月日（　　月　　日）

1．痛みは身体のどの部分にありますか？　下の絵に書き込んで下さい．
　　痛む場所が何箇所かある時は，痛みの強い所から番号を付けて絵の中にどんな痛み方をするか書いて下さい．
　　（例　①ズキズキ痛む　　②押されているように痛む）
2．痛みはどのようにすると楽になりますか？
　　（例　冷やす　　暖める　　押さえる）
3．痛みはどのようにすると強くなりますか？
　　（例　動くとき　息を吸うとき　食事を食べる時）
4．痛みは夜もありますか？　　　　　　　　はい・いいえ
5．痛みは静かにしていてもありますか？　　はい・いいえ
6．痛みは動いた時だけですか？　　　　　　はい・いいえ
7．夜は痛みで目が醒めましたか？　　　　　はい・いいえ
8．夜は何時間眠れますか？　　　　　　　　約　　　時間
9．痛みの程度はどのくらいですか？

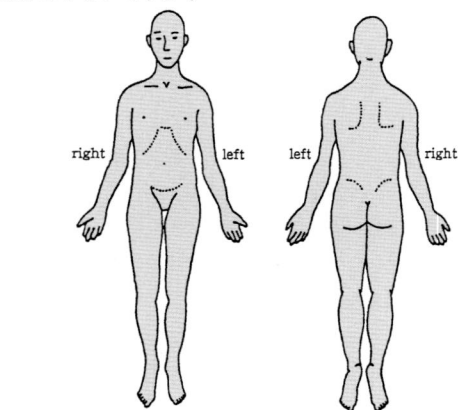

図1

みが同時に起こる混合性疼痛が多くみられるため，モルヒネと鎮痛補助薬を併用することが多い．

神経因性疼痛の発生機序は脊髄の2次細胞の過敏化によって起こると考えられている．末梢からの持続する痛み刺激により脊髄の2次細胞が連続して刺激されると，細胞表面に存在するグルタミン酸，アスパラギン酸の受容体であるN-Methyl-D-Asparate（NMDA）受容体を介してその細胞の過敏化が起こる．これによって中枢への痛み刺激が連続的に伝えられ，神経因性疼痛を発生させると考えられている．

2．痛みの特徴

神経因性疼痛の特徴を表1に示す[3]．発生原因別に分けると，①がん自体が原因となっている痛み，②化学療法，放射線療法，手術療法など治療によって起こる痛み，③褥瘡や筋肉痛，関節痛など疾患と直接関係のない痛みがある．

神経因性疼痛の臨床的特徴は灼かれるような痛み，刺されるような痛み，電気が走るような痛み，感覚過敏および鈍麻，しびれ感，アロディニア（触るだけで痛む）などの知覚障害がみられ，組織損傷の部位を超えた範囲に痛みが存在する．

3．診　　断

モルヒネが効かない痛みを診断するには，患者の痛みの特徴を正確に把握する必要がある．痛みの診断には問診と神経学的検査，画像診断が重要である．最近は薬理学的疼痛機序判別テスト（drug challenge test）が試みられている[4]．

痛みを評価するうえでもっとも大切なことは患者の痛みの訴えをきちんと評価することである．われわれは痛みについての質問用紙（図1）を用いて痛みの部位，強さと性質，痛みのパターン，痛みの増強・減弱因子などを評価する．

神経学的な検査では痛みを感じている領域に感

覚障害を伴うことが多い．異常感覚としては皮膚知覚帯（dermatome）に一致して痛覚過敏（hyperalgesia），痛覚異常過敏（hyperpathia），感覚低下（hypesthesia），アロディニア（allodynia）などがみられる．これらの異常感覚を伴う痛みは，神経が直接または間接的に圧迫・傷害された場合にみられ，モルヒネの効きにくい痛みと診断がつく．

画像診断ではCT，MRI，骨シンチ，などが参考になる．CTでは骨盤内腫瘍の増大に伴う骨破壊，神経浸潤（図2），パンコースト腫瘍の腕神経叢への浸潤，腹腔内腫瘍の腹腔神経節への浸潤，胸壁腫瘍の浸潤など腫瘍と神経の位置関係で判断できる．MRIでは転移性脊椎腫瘍の脊髄神経や神経根への浸潤・圧迫や頭頸部腫瘍による頭蓋内浸潤，転移，脳神経への浸潤などの診断に参考となる．骨シンチは転移性骨腫瘍による骨破壊による骨そのものの痛みの診断に役立つ．

治　療

1．薬物療法

モルヒネを使用しても，痛みがコントロールできない場合，モルヒネが効かない痛みと診断する前に「WHO 3段階除痛ラダー」に従って非ステロイド系消炎鎮痛剤（NSAIDs）や十分量のモルヒネが投与されているか確認する必要がある．日本緩和医療学会「がん疼痛治療ガイドライン」作成委員会では，オピオイド以外の鎮痛法を考慮する目安はモルヒネ経口投与で120 mg/日を超えた場合を推奨している[1]．

下山は神経因性疼痛の機序に基づいた治療法の確立が大切であると述べている[2]．

① 過敏になっている細胞の興奮を抑える薬物（局所麻酔薬，抗けいれん薬）
② 2次細胞の抑制性シナプス作用を増強させる薬物（オピオイド）
③ 下行性抑制系を賦活化する（抗うつ薬）
④ NMDA受容体の拮抗薬（ケタミン）
⑤ GABA（gamma-aminobutyric acid）受容体賦活薬（バクロフェン，ギャバペンチン）

などである．

具体的に鎮痛補助薬の使用方法を表2，表3に

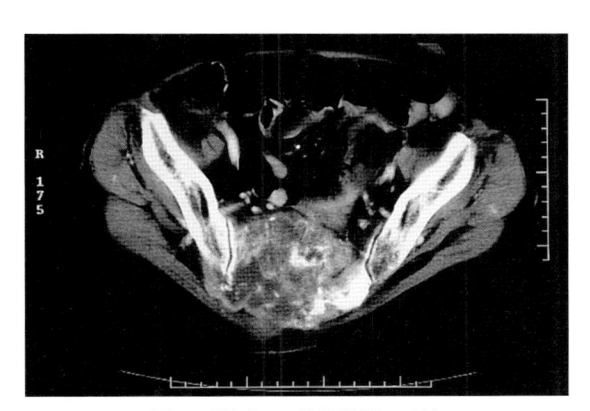

図2　腎がんの骨盤浸潤・破壊

表2　鎮痛補助薬の特徴

鎮痛補助薬	投与を考慮する状況	薬　剤
抗うつ薬	・異常感覚を伴う持続性疼痛，しびれ感，灼熱痛	アミトリプチリン
抗けいれん薬	・発作的な電撃様疼痛，刺すような痛み	カルバマゼピン バルプロ酸ナトリウム
抗不整脈薬	・持続性疼痛，発作性疼痛のどちらにも有効 ・眠気が少なく投与しやすい	メキシレチン フレカイニド リドカイン
NMDA受容体拮抗薬	・脊髄横断症状に伴う疼痛 ・オピオイドの効果が不十分な場合（オピオイドの作用を強める）	ケタミン デキストロメトルファン
コルチコステロイド	・腫瘍による圧迫や浸潤に伴う疼痛	ベタメタゾン メチルプレドニゾロン

（末永和之，佐野隆信：やって欲しい，知って欲しいがん疼痛対策．臨床医 27(3)：7-12，2001より引用）

表3 鎮痛補助薬

抗けいれん薬
1) クロナゼパム：初回量は眠前 0.5 mg. 以後日中も半分ずつ追加，最大 3 mg まで増量. 副作用 眠気，ふらつき. 経口投与のみ.
2) カルバマゼピン：初回1日量 200〜400 mg, 600 mg 分 3 まで. 副作用 眠気，ふらつき（特に強い）. 経口投与のみ.
3) バルプロ酸：300〜600 mg/日/分 3. 経口.
4) フェニトイン：1 日 150〜300 mg/分 3, 静注用あり.

抗うつ薬
1) アモキサピン：初回 50 mg/分 2/日，75 mg 分 3 まで. 副作用 眠気，便秘. 経口投与のみ.
2) アミトリプチリン，ノルトリプチリン：初回眠前 10 mg より 60 mg/日まで. 副作用 眠気，便秘，排尿障害，口渇. 経口投与のみ.
3) クロイミプラミン：眠前 25 mg 点滴静注. 副作用 眠気，便秘. 経口，点滴静注.
4) マプロチリン：30〜75 mg（分 1〜3）. 副作用 眠気，経口投与のみ.

局所麻酔薬
1) メキシレチン：初回 150 mg/日/分 3, 300 mg/日まで. 副作用 胃腸障害，しびれ感，吐き気（食中毒に服用すると軽減する）. 経口投与のみ.
2) リドカイン：静注用キシロカイン 2 mg/kg を生理食塩水 50 ml に加え 15 分ほどで投与. 効果があればその後，1 mg/kg/時間で持続点滴静注. 急性投与で局麻中毒の可能性.

GABA 関連薬
1) バクロフェン（$GABA_B$）：初回量は1回 5 mg, 1日 2〜3 回. 突き刺すような痛みに対して. 倦怠感，眠気，胃腸障害が副作用. 低用量から開始し，漸増する.
2) ギャバペンチン（GABA analogue）：300〜900 mg/分 3. 近い将来，導入される予定の抗けいれん薬. 副作用が少なく有効性が高い.

コルチコステロイド
1) デキサメタゾンまたはベタメタゾン：4〜8 mg/日，経口投与，静脈内投与，皮下投与.
2) プレドニゾロン：30〜60 mg/日を経口投与，静脈内投与，皮下投与. 神経圧迫，神経浸潤の痛みに対して使用される.

NMDA 受容体拮抗薬
1) ケタミン：麻酔量の約 5 分の 1 程度で効果がみられる. 0.1〜0.2 mg/kg/時間で持続静注. 200 mg/分 4 経口.
2) デキストロメトルファン：45 mg/分 3/日から開始するが，ふらつき，眠気が強い.
3) アマンタジン：現在研究中

骨痛に使用される薬剤（ステロイド，$NSAIDs$ 以外）：骨吸収抑制薬
1) ゾレドロン酸（ゾメタ®）：4 mg を 15 分以上かけて点滴静注（次回投与まで 1 週間以上あける）骨吸収を抑える. 痛みを抑える.
2) カルシトニン：25 IU/日から開始. 骨吸収を抑えるだけでなく，そのほか内因性の鎮痛機構を介した鎮痛作用もある.

（下山直人，下山恵美：モルヒネが効きにくい痛みの治療. Pharma Medica 20(6)：31-37, 2002 より引用）

示す.
　下山は鎮痛補助薬ラダーとして
　第1段階 抗けいれん薬（クロナゼパム）
　第2段階 抗うつ薬（アモキサピン，ミルナシプラン）
　第3段階 抗不整脈薬（メキシレチン，リドカイン）
　第4段階 NMDA 受容体拮抗薬（ケタミン）
を推奨している[5].

2. 鎮痛薬以外の痛みの治療法

　疼痛治療にあたっては，薬物療法を中心とするが神経ブロック，外科的治療，抗腫瘍治療薬，放射線治療などの適応も考慮しなければいけない.

① 神経ブロック
　われわれは神経因性疼痛の場合は積極的に局所麻酔薬とモルヒネの混合で持続皮下注射，持続静注，持続硬膜外注入などを行っているが，骨盤腫瘍による仙骨神経破壊や腹腔神経叢への浸潤には局所麻酔剤やアルコールを用いた神経ブロックを

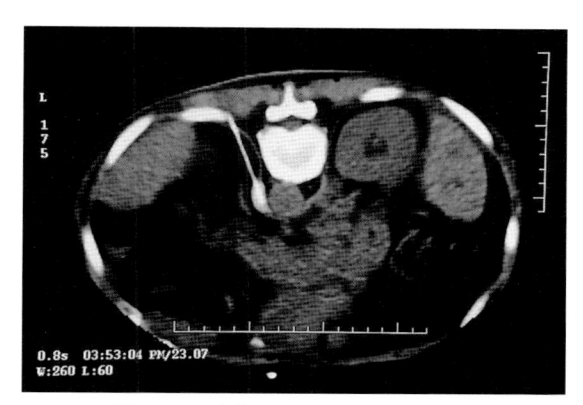

図3　CT誘導下の腹腔神経叢ブロック

行っている[6]（図3）．

②放射線療法

転移性骨腫瘍による骨痛には積極的に放射線治療を行っている．NSAIDs，ビスフォスフォネート，コルチコステロイド，ホルモン療法などを併用することが多い．

③緩和的化学療法

がん性腹膜炎に伴う消化管閉塞などにはコルチコステロイド，オクトレオチド，抗コリン薬などと併用して抗腫瘍治療薬をがん休眠療法[7]（Tumor dormancy therapy）として使用することにより消化管閉塞などの痛みの症状緩和がはかられることが多い．

まとめ

モルヒネの効かない神経因性疼痛を中心に発生機序，診断，治療について述べた．痛みの緩和にはその痛みの症状診断を的確に行い，安全にかつ積極的に対応する必要があり，種々の方法に精通することが患者の痛みからの解放に役立つと考える．

文献

1) 日本緩和医療学会，編：Evidence-Based Medicineに則ったがん疼痛治療ガイドライン．真興交易医書出版部，東京，80-91，2000

2) 下山直人，下山恵美：モルヒネが効きにくい痛みの治療．Pharma Medica 20(6)：31-37，2002

3) 末永和之，佐野隆信：やって欲しい，知って欲しいがん疼痛対策．臨床医 27(3)：7-12，2001

4) 加藤 実，小川節郎：ニューロパシックペイン．ターミナルケア 9(suppl)：31-40，1999

5) 下山直人：私信

6) 末永和之，佐野隆信：緩和医療と緩和ケア，そしてペインクリニック医の役割．ペインクリニック 22(7)：935-942，2001

7) 高橋 豊：Tumor Dormancy Therapy．医学書院，東京，2000

■ 疼痛の緩和ケアの実際―原因別疼痛緩和

骨転移

本家　好文

- 骨転移は原疾患によって予後経過が異なることもあるので，適切に治療方針を立てることが重要である．
- 骨転移は多発性のことが多いので，治療は薬物療法が中心となる．
- 骨転移の薬物療法は非オピオイド鎮痛薬（NSAIDs）が有効なことが多いが，副腎皮質ステロイドやオピオイド鎮痛薬も有用である．
- 骨転移は転移部位によっては放射線治療が有効なことも多い．
- 放射線治療は脊椎転移による脊髄圧迫症状の治療や，病的骨折の可能性がある場合には積極的に併用すべきである．

Key Words　骨転移，がん性疼痛，緩和ケア，鎮痛薬，放射線治療

はじめに

骨転移は肺がん・乳がん・前立腺がんなどに多発する．有痛性の骨転移が出現してからの生存期間をみると，肺がんでは多くが1年以内に死亡するが，骨以外に転移巣のない乳がんや前立腺がんなどでは，骨転移発症後の生存期間が年単位に及ぶことも珍しくない[1]．

原疾患や転移が出現する時期などの違いにより，予測される生存期間や臨床経過が異なる．鎮痛薬を長期に必要とする場合などでは，放射線療法などの治療を併用して，鎮痛薬の量を減量することも可能となる．

□ 骨転移の特徴と治療の基本方針

骨転移が好発する部位としては脊椎や骨盤骨などであり，それ以外には大腿骨・頭蓋骨・肋骨といった赤色骨髄を有する部位に多く見られる．骨転移は単発性にとどまることは稀で，ほとんどが多発性の転移を引き起こす[2]．そのため治療の主役は鎮痛薬が担うことが多いが，転移の初期で病巣が限局している時期には，放射線治療を用いることにより疼痛を早く和らげることが可能となる．

また，脊椎転移による脊髄浸潤や脊髄の圧迫により，横断麻痺を引き起こしたり，長管骨への転移のために病的骨折を合併することも珍しくない．こうした合併症を生ずれば生活の質が大幅に低下し，精神的にも大きな影響を受ける．そのため，

表1　骨転移に対する薬物療法の特徴

1）非オピオイド鎮痛薬（NSAIDs）の投与が基本である
2）オピオイド鎮痛薬も適宜併用する必要がある
3）オピオイド鎮痛薬に変更した場合でも，非オピオイド鎮痛薬（NSAIDs）は継続して投与すべきである
4）補助的に副腎皮質ステロイドを併用すると有効な場合がある
5）ビスフォスフォネートの有効性も評価されている

脊髄圧迫や病的骨折の可能性がある疼痛が出現した際には，早期に正確な診断を行い適切な対応をすることが重要となる．

□ 薬物療法（表1）

骨転移による疼痛の発症機序としては，転移したがん細胞が骨組織に直接作用して骨組織を吸収したり，発痛物質であるプロスタグランディンを産生して破骨細胞を活性化し，骨の吸収を促進する機序も加わる．そのため疼痛治療薬としては非オピオイド鎮痛薬（NSAIDs）の投与が基本となる．NSAIDsはプロスタグランディンの産生を抑えることによって鎮痛作用をもたらす[3]．NSAIDsのなかでも，その種類によって鎮痛の作用機序が異なったり，副作用の程度にも差はあるが，種類を変更することによって鎮痛効果を改善することは期待しにくい．NSAIDsでは効果が期待できる投与量の上限があるが，少量投与で効果が不十分

表2 骨転移に対する放射線治療の特徴

1) 局所的な骨痛に対する放射線治療の有効性が高いことは実証されている
2) 脊椎転移に伴う脊髄圧迫症状の予防や，病的骨折の予防には積極的に用いるべきである
3) 長期予後が予測される場合には，積極的に放射線治療を用いることによって，完全な除痛をはかることも可能である
4) 放射線治療医と連携して短期間で治療を終えるようにすることも重要である
5) 広範囲の骨転移に対しては，半身照射（HBI：Half Body Irradiation）などの有効性も示されている

な場合には，可能な範囲まで増量してみることも必要である．

中枢性に作用するオピオイド鎮痛薬は，骨転移による疼痛緩和の有効率は低いとされているが，非オピオイド鎮痛薬（NSAIDs）や副腎皮質ステロイドなどとの併用により，鎮痛効果が認められる場合がある．また，体動により痛みの増強が誘発されるような場合には，速効性のあるオピオイド鎮痛薬を臨時追加投与（レスキュー）することにより改善されることもある[4]．

最近，骨転移による痛みに対して，高Ca血症治療薬であるビスフォスフォネートの有効性が評価されるようになっている．ビスフォスフォネートによる疼痛緩和の作用機序は，まだ十分明らかにされていないが，強力な骨吸収の抑制作用により，骨溶解性の骨転移病変に対する治療効果が注目を集めている．しかしもっともよく検討されているパミドロネートでは，高Ca血症は改善するが，疼痛緩和についての有意差は明確でないのが現状である[5]．

□ **放射線療法**（表2）

放射線治療は手術療法に比べて侵襲が少なく，全身状態が悪い患者に対しても，大きな負担をかけずに治療を実施できる利点がある．しかも，放射線治療を実施した有痛性骨転移患者の約80％で良好な疼痛緩和がはかられ，体動によっても痛みを感じることがなくなるほど良好な除痛が得られる患者もある[6]．

オピオイド鎮痛薬も含めて，積極的に鎮痛薬の投与が行われるようになった現在でも，放射線治療を利用することで鎮痛薬の減量が可能となったり，歩行や体位変換を自立して行えるなど，生活の質の維持や改善にとって有用な治療法である．

放射線治療を実施するための治療計画を立てる際には，患者の負担をできるだけ少なくする配慮が必要がある．最近の画像診断学の進歩によって，病巣範囲の把握がより正確にできるようになり，照射範囲をできる限り小さくした多次元的な治療方法を用いることで，副作用を最小限にすることが可能となった．また長期の生存期間が期待できないような場合には，1回に大量照射を行うことで分割回数をできるだけ少なくして，疼痛を抱えた患者が頻回に移動しなくても済むように配慮することも必要である．

長管骨の転移巣への照射などでは，1回8Gyだけの照射で治療を終えても十分治療効果があることがわかっている．しかし，下部胸椎や腰椎といった脊椎への照射では，消化管が照射野に含まれるため，吐き気などの消化器系の副作用が出現するおそれがあるので注意を要する．長期の生存が期待できるような場合には1回2Gyで週5回，3週間で30Gy，あるいは1回3Gyで週5回，2週間で30Gyや，1回5Gyで週5回，1週間で治療を終えるといった方法があり照射部位，広さ，全身状態などを考慮して選択されている[7]．

また，一部の放射線感受性の高い疾患では，少量の放射線でも除痛がはかれることから，病巣がかなり広い範囲に及んでいても半身照射（HBI：Half Body Irradiation）などの有効性も示されているが，広範囲の照射に伴う副作用対策を実施する必要がある[8]．

まとめ

骨転移は転移初期には限局した部位に出現するため，放射線治療で転移巣に限局した治療で疼痛緩和を果たすことができる．しかし，病変の進行に伴って転移巣が徐々に全身の骨に広がると，鎮痛薬を中心とした治療に移行する必要がある．患者が最後まで自立した日常生活を維持するためにも，薬物療法や放射線療法を適切に併用することによって疼痛緩和をはかることが重要である．

文献

1) Lote K, Walloe A, Bjersand A：Bone Metastasis：Prognosis, diagnosis and treatment. Acta Radiol Oncol 25：227-232, 1986
2) 萬　篤憲，土器屋卓志，沖　陽輔，他：有痛

性骨転移の放射線治療. ターミナルケア 9(Suppl)：9-19, 1999

3) 三谷浩之：有痛性骨転移の薬物療法. ターミナルケア 9(Suppl)：20-25, 1999

4) Portenoy RK：Adjuvant analgesics in cancer pain management：Oxford Textbook of Palliative Medicine (2 nd ed). Oxford Medical Publications, New York, 361-390, 1998

5) Glocer D, Lipton A, Keller A, et al：Intravenous pamidronate disodium treatment of bone metastases in patients with breast cancer：A seeking study. Cancer 74：2949-2955, 1994

6) Mauch PM, Drew MA：Treatment of metastatic cancer to bone. (in) Delta VT Jr, Helleman S, Rosenberg SA (eds)：Cancer, Principles & Practice of Oncology Lippincott, Philadelphia, PP. 2132-2141, 1985

7) 広川 裕, 和田崎晃一, 柏戸宏造, 他：転移性骨腫瘍に対する放射線治療-多施設間 prospective radomized study（第一報）. 日本医放会誌 48：1425-1431, 1988

8) Salazar OM, Rubin P, Hendrickson FR, et al.：Single-dose half-body irradiation for palliation of multiple bone metastases from solid tumors：Final Radiation Therapy Oncology Group report. Cancer 58：29-36, 1986

■ 疼痛の緩和ケアの実際─原因別疼痛緩和

内臓痛

平川奈緒美　十時　忠秀

- 癌性疼痛のなかには早期に神経ブロックを行うことによりQOLを高めることが可能な症例もある．
- 内臓痛の機序には交感神経が関与しており，交感神経ブロックが有効である．
- 内臓由来の癌性疼痛の治療には，神経破壊薬を用いた，腹腔神経叢ブロック，下腸間膜動脈神経叢ブロック，上下腹神経叢ブロックが行われる．
- 経口摂取の困難な症例では経管・経腸的投与が可能なモルヒネ製剤やフェンタニルパッチなどの経皮的投与できる麻薬が有用である．

Key Words　内臓痛，交感神経，腹腔神経叢ブロック，上腸間膜動脈神経叢ブロック，上下腹神経叢ブロック

はじめに

癌性疼痛のなかには早期に神経破壊薬を用いた神経ブロックを行うことによりQOLを高め，在宅での治療を可能にできる症例も少なくない．内臓由来の癌性疼痛は，その痛みの機序に交感神経が関与していることや，経口モルヒネなどの投与では十分痛みのコントロールができない症例もあり，神経ブロックによる他の除痛法が必要となってくる．

□ 内臓痛のメカニズム

内臓痛は，有髄線維のAδ線維とさらに細い無髄のC線維によって伝えられる．内臓痛を伝える神経線維（内臓求心線維）は，それぞれの臓器を支配している交感神経とともに走行している．これらの神経線維は，脊髄後根に入った後，体性痛では脊髄後角の第Ⅰ層とⅡ層に終わるのに対して，内臓痛では脊髄後角の第Ⅰ層と第Ⅳ層に終わり，さらに脊髄視床路を上行する[1,2]．内臓痛は，痛みの範囲の限局しない広範囲な痛みであることが多い．

□ 癌性内臓痛のメカニズム

内臓器官への癌の浸潤による痛みの原因としては，以下のような原因が考えられる[3]．腸管などの管腔臓器への癌組織の浸潤のために内容物の通過障害による痛みが出現する．実質臓器では，腫瘍の増大により被膜が伸展することにより内臓痛覚線維が刺激されて痛みが生じる．また，膵癌では，膵実質の破壊と膵管狭窄により膵酵素により膵自体が消化され，発痛物質，発痛増強物質が産生されるために痛みが発現する．また，癌性腹膜炎の場合には，腹膜への刺激，腸間膜への癌浸潤，腹水による腹壁の伸展のために痛みが生じる．また，癌組織が血管内へ浸潤すると，血管が閉塞し，虚血による痛みが生じる．また，癌により神経，および神経叢自体を巻き込むことにより，神経因性疼痛様の痛みが生じてくることがある．このような痛みにはモルヒネなどの麻薬性鎮痛薬は有効でないことがある．

□ 治　療

1．薬物療法

癌性疼痛には麻薬性鎮痛薬として，硫酸モルヒネ徐放製薬（MSコンチン®，カディアン®）や塩酸オキシコドン徐放製薬（オキシコンチン®）がもっとも一般的に使用されるが，消化器系の癌の場合には経口的に摂取することが困難な場合もあり，モルヒネ坐薬（アンペック®）などが使用されていたが，最近では，経管・経腸投与が可能な硫酸モルヒネ徐放性細粒（モルペス®）も使用可能となっている．さらに経皮吸収型のフェンタニルパッチ（デュロテップ®パッチ）も有用である．本剤では，便秘や嘔気，眠気などの副作用がモルヒネより少なく，経口的に薬剤の投与できない癌性疼痛のコントロールに有効であると思われる．

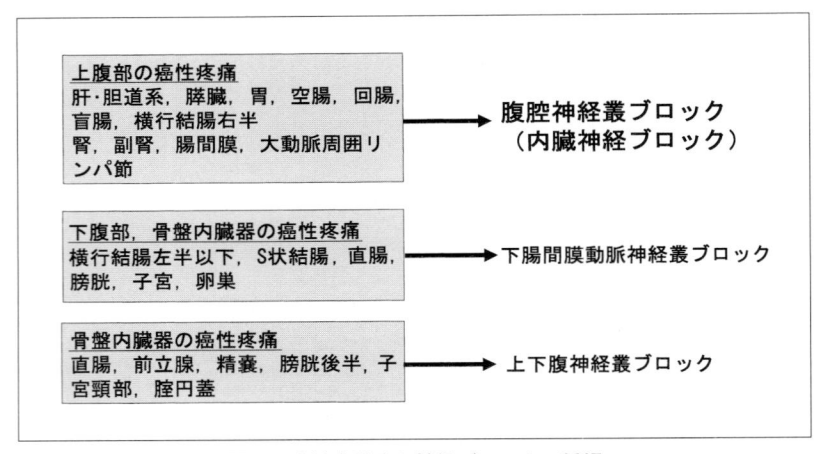

図1 癌性内臓痛と神経ブロックの種類

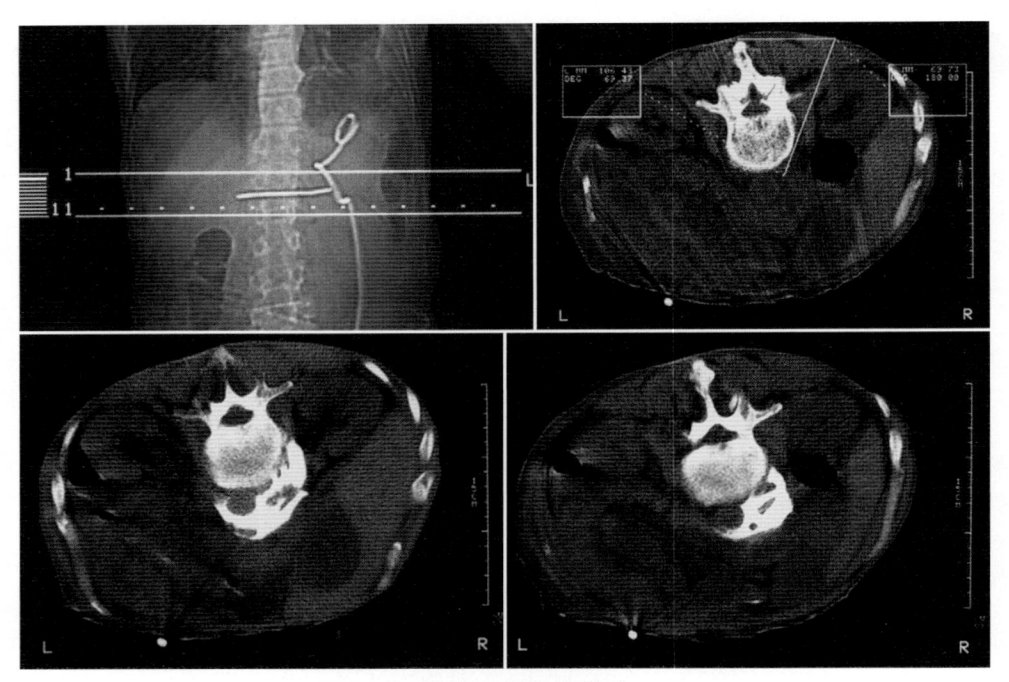

図2 CTガイド下腹腔神経叢ブロック

2. 神経ブロック療法

　癌性内臓痛に対する交感神経ブロックは，限局していない広範囲な痛みに効果があり，クモ膜下フェノールグリセリンブロックなどのように感覚障害をきたさないことから，有用と考えられており，日本緩和医療学会の「がん疼痛治療ガイドライン」でも，腹腔内臓器に起因する上腹部痛・背部痛，特に膵臓癌による痛みの場合にはWHO方式による鎮痛薬投与に先行して行うことが考慮されている[4]．腹部の交感神経叢には，腹腔神経叢，上腸間膜動脈神経叢，下腸間膜動脈神経叢，上下腹神経叢があり，各臓器を支配する神経叢を神経破壊薬を用いてブロックすることにより，長期間の効果を期待できる．癌性内臓痛と適用される神経ブロックの種類を図1に示す．最近では，CTガイド下にブロックを行うことにより，癌の浸潤により臓器やリンパ節の腫大などのために解剖学的位置関係が変わった症例においても，臓器損傷な

どの合併症なく安全に行うことが可能である（図2）．また，これらのブロックは，早期に行う方がQOLを高めるうえでも有用であり，病期が進むと神経ブロックによる十分な薬液の拡がりを得ることができなくなり除痛効果が十分に得られない場合もある．腹腔神経叢ブロックでは，合併症として血圧低下，酩酊，アルコール性神経炎，血管損傷，臓器損傷，下痢などがある．腸管蠕動運動の亢進により下痢が生じることがあるが，これは，モルヒネによる便秘を軽減するという利点もある．下腸間膜動脈神経叢ブロックでは，他に排尿障害や射精障害が生じることがある．

　癌性内臓痛では，このような神経破壊薬を用いた交感神経ブロックを併用することにより，鎮痛薬の使用量を減らし，薬物による意識や精神活動に対する影響を減少してQOLを向上させることが重要であると考えられる．

文　献

1）Cervero F：Sensory innervation of the viscera：peripheral basis of visceral pain. Physiological Reviews 74：95-138, 1994

2）Reck H：Management of abdomino-visceral pain by nerve block techniques. Mediglobe SA, Fribourg, 1992

3）横田敏勝：癌性疼痛．痛みのメカニズム（第2版）．南江堂，東京，p 237-p 243, 1997

4）日本緩和医療学会がん疼痛治療ガイドライン作成委員会，編：がん疼痛治療ガイドライン．真興交易医書出版部，東京，2000

■ 疼痛の緩和ケアの実際—原因別疼痛緩和

脳脊髄への転移

玉岡　晃*
たまおか　あきら

- 脳脊髄転移における身体的疼痛（苦痛）に対しては原則としてモルヒネを用い，必要に応じて非オピオイドやコルチコステロイドを追加する．
- 神経組織への浸潤転移による表在性で灼熱的な疼痛には抗うつ薬，放散性の疼痛には抗けいれん薬を併用する．
- 髄膜転移による疼痛には適応があれば抗癌薬の髄腔内投与を行う．
- 硬膜外脊髄圧迫による疼痛には適応があれば放射線治療や手術的減圧を行う．
- 交感神経関連の疼痛には交感神経ブロックを行う．

Key Words　脳脊髄転移，骨転移，神経浸潤転移，神経叢浸潤転移，脊髄浸潤転移，髄膜浸潤転移，交感神経

はじめに

癌は脳脊髄への転移によって種々の程度の疼痛を生じる．疼痛で初発し，その精査の過程で脳脊髄への転移や癌の原発巣が明らかになることもある．脳脊髄転移をきたした癌では根治療法が困難であるため，疼痛の緩和が患者のQuality of lifeの向上のためにきわめて重要である．本項では癌の脳脊髄転移に伴って生じる疼痛の緩和ケアについて，疼痛発症の機序や症候の分類も含めて概説する．詳細は他書[1～4]を参照されたい．

□ 脳脊髄転移における疼痛発症の機序

1．癌性疼痛の分類

癌性疼痛には，全人的な立場からみて，身体的疼痛（苦痛），精神的苦痛，社会的苦痛，霊的苦痛があり，身体的疼痛は他の3因子によって修飾を受けるとされており，脳脊髄転移における疼痛についても同様の分類が適用される．身体的疼痛は身体的な原因による感覚的な痛みであり，精神的苦痛は不安，疑念，焦躁などからくる悩みであり，社会的苦痛は経済的困難，社会的地位や役割の喪失などからくる苦悩であり，霊的苦痛は自分の人生についての後悔や自責の念である．身体的疼痛に対しては，鎮痛薬，神経ブロックなどが行われるが，精神的，社会的，霊的苦痛については，家族とのコミュニケーション，看護師の援助，ソーシャルワーカーの助言などを必要とすることが多く，場合によっては宗教や信仰などに救いが見出される場合もある．

2．脳脊髄転移における身体的疼痛の分類

(1) 原因別分類

癌の骨転移，軟部組織への浸潤，神経圧迫，頭蓋内圧亢進など癌自体が原因となった疼痛がもっとも多い．他に，癌の進展による全身衰弱に関連した，褥瘡・体動不能・便秘などに伴う疼痛，化学療法の副作用や手術創など癌治療による疼痛，肩関節周囲炎や変形性関節症などの癌と関連のない疼痛がある．

(2) 神経学的分類

神経圧迫，軟部組織内浸潤，筋けいれんなどによる侵害受容性の痛み（nociceptive pain）がもっとも多く，体性痛（somatic pain）と呼ばれる．他に，神経組織内病変によって生じる痛覚求心路遮断による疼痛（neuropathic pain, deafferentiation pain）や交感神経系が関連した疼痛（sympathetic-maintained pain）があるが頻度は少ない．

□ 脳脊髄転移における疼痛症候群

1．骨転移痛

(1) 頭蓋底転移

頸静脈孔部転移では後頭部の疼痛がみられ，初期は片側性，徐々に両側性となる．疼痛は頭頂部，肩，上肢に放散し，頭部の動きで増強す

る．また，第9〜12脳神経障害を伴うことがある．

斜台部転移では頭頂部の疼痛がみられ，やはり初期は片側性，徐々に両側性となる．疼痛は進行性であり，頭部の動きで増強する．また，第7〜12脳神経障害を伴うことがある．

蝶形骨洞部転移では前頭部の疼痛がみられ，断続的な眼球後方の痛みを伴う．疼痛は側頭部へ放散し，鼻閉，眼瞼下垂，複視，頭重感などの随伴症状がみられることがある．

(2) 脊椎転移

環椎転移では脱臼を伴うことが多く，後頭下部の疼痛や頭頂部への放散痛がみられ，頸椎の動きで増強する．上肢を中心とした運動・感覚障害や自律神経障害を伴い，延髄や頸髄が圧迫されると，呼吸困難や四肢麻痺などの危険がある．

頸椎下部・胸椎上部の転移では項の下部から肩，上背部にかけての疼痛や両肩への放散痛がみられる．上肢や胸部を中心とする運動・感覚障害，ホルネル症候群などを伴うことがある．

腰椎転移では腰部から仙腸骨部の疼痛がみられ，坐位で増強し，立位で軽快する．腰背部や下肢のしびれ，筋力低下などを伴うことがある．

仙椎転移では，仙骨部周辺の疼痛があり，坐位で増強し，会陰部の感覚低下，膀胱直腸障害，性機能低下などを伴う．

2．神経，神経叢，脊髄，髄膜への浸潤転移による疼痛

末梢神経，脳神経，脊髄の圧迫が生じると，局所および障害された神経の支配領域の比較的表在性の疼痛や発作性の疼痛がみられる．障害神経支配領域の運動麻痺，感覚低下，痛覚過敏，自律神経障害などを伴う．

腕神経叢への浸潤が生じると，疼痛は進行性であり，肩や背部に始まり上肢全体に拡大していき，しばしば放散する．上肢の運動・感覚障害，ホルネル症候群，片側の発汗低下などを伴う．

腰仙骨部神経叢への浸潤では，鼠径部，大腿前面，下腿後面，会陰部などに疼痛が生じる．障害された神経支配領域の運動・感覚障害などを伴う．

髄膜転移では，頭頸部または腰背部に疼痛を生じ，腰背部痛は下肢に放散する．項部硬直，頭蓋内圧亢進症状，興奮，錯乱，幻覚，けいれんなどを伴う．

硬膜外脊髄圧迫が生じると，障害された椎骨や神経根に一致した帯状の疼痛がみられ，しばしば体動時に増強する．神経支配領域の運動・感覚障害や膀胱直腸障害などを伴う．

交感神経が障害されると，交感神経の血管支配に一致した領域に灼熱痛がみられ，感覚障害や局所の温度低下や栄養障害などの血管運動障害を伴う．

□ 脳脊髄転移における疼痛緩和ケア（モルヒネをはじめとする鎮痛薬の実際については他項にて扱われるためここでは省略する）

1．骨転移痛

脳脊髄転移における骨転移痛に対しては原則としてモルヒネを用い，必要に応じて非オピオイドやコルチコステロイドを追加する．環椎脱臼時はカラー固定や大量のコルチコステロイドを使用する．脊椎転移の疼痛が激烈な場合は硬膜外モルヒネ投与を行う．胸椎転移では脊髄神経後根ブロックを施行する場合がある．しびれに対しては，鍼治療などの東洋医学的なアプローチの併用を考慮することがある．

2．神経，神経叢，脊髄への浸潤転移による疼痛

やはり原則としてモルヒネを用い，必要に応じて非オピオイドやコルチコステロイドを追加する．疼痛が激烈な場合は硬膜外モルヒネ投与を行う．また，しびれには鍼治療などの東洋医学的治療の併用を考慮する．表在性で灼熱的な疼痛にはアミトリプチリンなどの抗うつ薬，放散性の疼痛にはバルプロ酸やカルバマゼピンなどの抗けいれん薬を併用する．

3．髄膜浸潤転移による疼痛

髄膜転移による疼痛に対しては，コルチコステロイド，モルヒネ，脳圧下降薬を使用し，随伴する精神症状には向精神薬，けいれんには抗けいれん薬を用いる．適応があれば抗癌薬の髄腔内投与を行う．

4．硬膜外脊髄圧迫による疼痛

硬膜外脊髄圧迫による疼痛にもモルヒネを用い，必要に応じて非オピオイドやコルチコステロイドを追加するが，適応があれば放射線治療や手術的

減圧を行う．

5．交感神経関連の疼痛
交感神経関連の疼痛には交感神経ブロックが診断的治療としても重要である．

文　献
1）武田文和：がんの痛みの鎮痛薬マニュアル．金原出版，東京，1994
2）山室　誠：がん患者の痛みの治療（第2版）．中外医学社，東京，1997
3）恒藤　暁：最新緩和医療学．最新医学社，大阪，1999
4）下山直人，他：がん性疼痛．CLINICAL NEUROSCIENCE 20：1141-1143，2002

■ 疼痛の緩和ケアの実際―原因別疼痛緩和

筋けいれん痛

織田 彰子
玉岡 晃

- 筋けいれんは疼痛を伴い，頻回になると日常生活が阻害される．
- 筋けいれんは水・電解質異常，代謝・内分泌異常，薬剤性，傍腫瘍性神経症候群などにより生じる．
- 水・電解質異常，代謝・内分泌異常があれば可能な限り補正し，薬剤性であれば，減量・中止を行う．
- 傍腫瘍性神経症候群の場合には，一時的ではあるが免疫療法が有効な可能性がある．
- 対症療法として抗痙縮薬や抗けいれん薬を使用する．

Key Words 　筋けいれん，水・電解質異常，代謝・内分泌異常，薬剤性，傍腫瘍性神経症候群，抗痙縮薬，抗けいれん薬

はじめに

担癌患者においてはさまざまな神経・筋症状を生じることがあり，なかでも筋けいれんは疼痛を伴い，頻回になると日常生活が阻害されるため，その緩和は患者の Quality of life の向上のため重要である．本項では担癌患者における筋けいれん痛の原因とその治療について，その発症機序も含めて概説する．

筋けいれんの病態生理

筋けいれんは，筋肉が突然かつ不随意に収縮する状態であり，一般には有痛性である．筋けいれんに伴う痛みがなぜ生じるかについては不明であるが，過度の筋収縮により筋収縮と弛緩のためのエネルギーの需要と供給のバランスが崩れ，相対的な乏血状態を生じたり，代謝産物の蓄積などが起こることが原因として考えられている．筋けいれんの責任病変としては，筋，末梢神経，中枢神経が考えられている．

筋けいれんの原因

原因として，水・電解質異常，代謝・内分泌異常，薬剤性，傍腫瘍性神経症候群がある．

1．水・電解質異常

脱水，低 Na 血症，低 Ca 血症，低 Mg 血症などで生じる．

2．代謝・内分泌異常

腎不全，肝硬変，糖尿病などで生じる．

3．薬剤性

フェノチアジン系，ニフェジピン，シメチジン，ピンドール，リチウムなどで生じる可能性がある．

4．傍腫瘍性神経症候群

自己免疫性に生じる筋けいれんとして，stiff-person 症候群，Isaacs 症候群が知られている．これらは必ずしも癌を伴わずに発症するが，時に担癌患者において傍腫瘍性神経症候群（腫瘍が神経抗原を発現し，それに対する免疫反応が自己神経組織を障害したり，腫瘍自体が抗体やホルモン，サイトカインを産生し神経組織を障害する症候群）として発症することが知られている．

(1) stiff-person 症候群

躯幹筋を主体として間欠的な有痛性筋けいれん・硬直が起こる．この有痛性筋けいれんは，音，痛み，情動などの刺激で容易に誘発され，脊髄を含む中枢神経起源と考えられている．抗 glutamic acid decarboxylase（GAD）抗体によって脊髄前角細胞や大脳皮質運動細胞に対する GABA 作動性の抑制ニューロンの機能障害が起こるためと考えられている．その他，抑制性ニューロンをはじめシナプスに広範に存在する前シナプス性の細胞内蛋白である amphiphysin に対する抗体も見つかっており，特に乳癌症例で多い．

(2) Isaacs 症候群

睡眠時も持続する筋けいれん・硬直や筋収縮後の弛緩障害をきたす．末梢神経遠位部起源と考え

られており，抗 voltage-gated K channel（VGKC）抗体がその病態に関与していることが明らかになっている．胸腺腫を合併することがある．

□ **筋けいれんの治療**

水・電解質異常や代謝・内分泌異常があれば可能なかぎりその補正を行う．薬剤性が疑われれば減量・中止する．抗体など免疫が関与する場合には，血漿交換や大量免疫グロブリン療法，ステロイド療法が一時的に効果を発揮する可能性がある．対症的には，抗痙縮薬である塩酸トルペリゾン，塩酸エペリゾン，アクロクアロン，塩酸チザニジン，ダントロレンや抗けいれん薬であるクロナゼパム，カルバマゼピン，フェニトインなどを使用する．stiff-person 症候群にはジアゼパムやバクロフェンも有効であり，肝硬変ではジアゼパムやタウリンも用いられる．

文　献

1) 安田　雄：筋クランプ．医学と薬学 29(2)：368-372，1993

2) 小國英一：筋スパスム．CLINICAL NEUROSCIENCE 13(4)：434-437，1995

3) 有村公良：Isaacs syndrome, Stiff person syndrome と里吉病：病態と治療．臨床神経 44(11)：805-807，2004

4) 廣瀬源二郎：傍腫瘍性症候群．内科 91(6)：1333-1334，2003

5) 衣斐　達：傍腫瘍性ミオパチー，腫瘍骨軟化症性ミオパチー．日本臨牀別冊　骨格筋症候群　下巻：449-452，2001

■ 疼痛の緩和ケアの実際—原因別疼痛緩和

神経障害性疼痛

織田 彰子　玉岡 晃

- 神経が障害されることにより生じる疼痛を神経障害性疼痛と呼ぶ．
- 腫瘍の浸潤圧迫や傍腫瘍性神経症候群により末梢神経が障害され，神経障害性疼痛を生じることがある．
- 手術・化学療法・放射線療法などの治療によっても末梢神経が障害されることがある．
- 神経障害性疼痛はモルヒネが効きにくくしばしばコントロールに難渋する．
- モルヒネの投与とともに抗うつ薬・抗けいれん薬・抗不整脈薬・NMDA受容体拮抗薬などの鎮痛補助薬を併用する．

Key Words　神経障害性疼痛，末梢神経障害，傍腫瘍性神経症候群，化学療法，放射線療法，モルヒネ，鎮痛補助薬

はじめに

担癌患者における疼痛には，大別すると腫瘍そのものによって引き起こされる痛み，治療によって起こる痛み，その他の痛み（褥瘡など）と分類される．また痛みは侵害受容性疼痛（体性痛，内臓痛）と神経が障害されることによって起こる神経障害性（神経因性）疼痛に分類される．神経障害性疼痛は難治性であり，その対応にはいまだ十分な手段がない．本項では末梢神経が障害されることによって生じる神経障害性疼痛について，その発症機序も含めて概説する．なお，中枢神経障害については別項（「脳脊髄への転移」）を参照されたい．

□ がんそのものによって引き起こされる末梢神経障害

1．がんによる浸潤・圧迫

(1) 脳神経障害

頭頸部の腫瘍が神経鞘に沿って広がり，脳神経障害を起こすことがある．特に頭蓋底部の脳神経の通過部で脳神経障害を起こすことがあり，頸静脈孔や斜台，正円孔，卵円孔付近の障害により脳神経Ⅴ～Ⅻなどが障害され，頭部に疼痛をきたす．

(2) 腕神経叢障害

肺悪性腫瘍などにより腕神経叢が圧迫され，障害されることがある．肩から上肢にかけての痛みであり，上肢の動きによって痛みが増悪する．

(3) 腰，仙部神経叢障害

骨転移や骨盤内の腫瘍による神経叢の圧迫によるものが多い．大腸癌，直腸癌，膀胱癌，婦人科癌などが多い．臀部や下肢の疼痛・しびれの他，運動障害や排尿障害をきたす．

(4) その他の末梢神経障害

頸部の神経叢への浸潤や，肋骨・傍脊椎転移による肋間神経圧迫などにより，それぞれ頸部や胸部の疼痛をきたす．

2．傍腫瘍性神経症候群

神経抗原を異所性に発現した腫瘍に対する免疫反応が，自己神経組織を障害する場合，それによる神経障害は傍腫瘍性神経症候群と呼ばれている．広義には腫瘍自体が産生する抗体，ホルモン，サイトカインによる神経障害機序も含まれる．悪性腫瘍患者の約1％に起こるとされているが，なかでも肺小細胞癌がもっとも多い．また，末梢神経障害がもっとも多く，四肢遠位部の疼痛やしびれで発症する感覚障害の他，運動障害，自律神経障害もきたすことがある．

□ 治療によって引き起こされる末梢神経障害

1．手術によるもの

手術の際に末梢神経や神経叢が障害されることによって神経障害性疼痛を起こすことがある．

2．化学療法によるもの

ビンカアルカロイド，シスプラチン，パクリタキセルなどにより，難治性の末梢神経障害による

疼痛をきたす．多くは用量依存性に発症する．これらの神経障害性疼痛は四肢の手袋―靴下型の神経障害を起こし，四肢のしびれ，疼痛が主体である．

3．放射線療法によるもの

放射線により神経叢が障害されることにより疼痛を生じることがある．

◻ 神経障害性疼痛の治療

これらの末梢神経障害は有効な治療法がなく，難治性である．神経障害はいったん起こると再生しにくく改善するまでに長期間を要する．化学療法による末梢神経障害の場合，進行を抑制するためには薬剤を減量・中止するしかない．傍腫瘍神経症候群による末梢神経障害の場合，腫瘍の治療や血漿交換やステロイド剤などの免疫療法を施行しても改善しないことが多い．これは，治療開始時にすでに不可逆的な末梢神経障害が起こっているためと考えられている．

以上より対症療法が重要となるが，神経障害性疼痛はモルヒネが効きにくく，そのコントロールは困難である．モルヒネの投与とともに抗うつ薬・抗けいれん薬・抗不整脈薬・NMDA受容体拮抗薬などの鎮痛補助薬を併用するのが望ましい．抗うつ薬の作用機序としては，中脳，橋，延髄における内因性の鎮痛機序を介するものと考えられており，抗けいれん薬，抗不整脈薬は神経細胞の興奮を抑えることが知られている．

文　献

1) 下山直人：がん性疼痛．CLINICAL NEUROSCIENCE 20(10)：1141-1143，2002
2) 田中恵子：傍腫瘍性神経症候群の神経症候と抗神経抗体．呼吸 22(4)：330-336，2003
3) 犬塚　貴：傍腫瘍性神経症候群（PNS）．脳神経 52(12)：1057-1062，2000
4) 田中正美：傍腫瘍性脊髄炎/感覚性ニューロパチー．日本臨牀別冊　免疫症候群　上巻：68-72，2000
5) 下山直人：神経障害．日本臨牀(61)6：995-1000，2003

■ 疼痛以外の症状の緩和ケアの実際—呼吸器の諸症状の緩和

呼吸困難／死前喘鳴

棚田　里江　桂　秀樹

- 呼吸困難は末期癌患者の症状のなかで疼痛とともに高頻度に認められる症状であり，癌患者における合併頻度は21〜90％に達する．
- 呼吸困難は終末期にその出現頻度が増加するため，その治療においては病状や予後に関して患者，家族の理解が得られていることが重要である．
- 呼吸困難の治療では，可能な限り原因の検索を行い，原因に対する治療を行うことが症状の緩和につながる．
- 癌患者の呼吸困難に対する薬物療法としてはオピオイドが first line therapy として用いられ，必要に応じて抗不安薬，ステロイドを併用する．
- 死前喘鳴出現時にはすでに患者は意識が低下しており苦痛のないことが多いが，家族にとっては苦痛であるため，治療の対象となることが多い．

Key Words　呼吸困難，死前喘鳴，オピオイド，酸素療法，QOL

はじめに

呼吸困難や死前喘鳴は癌患者の終末期に高頻度に認められる呼吸器症状である[1,2]．これらの症状が出現する時期には，癌が進行し，治療方針が根治的治療から緩和治療へと転換している．したがってこの時期の治療は，病状や予後に関する患者，家族の理解が得られていることが重要であり，患者の症状を緩和し Quality of life（QOL）を改善することを目標に行う．

A．呼吸困難

呼吸困難は呼吸に伴って不快感や苦悶感を訴える状態である．呼吸困難は末期癌患者の症状のなかで疼痛とともに高頻度に認められる症状であり，癌患者における合併頻度は21〜90％に達する[1]．原発性あるいは転移性腫瘍による肺実質病変を有する症例に加え，肺病変を有さない癌患者でも終末期に呼吸困難を訴えることが少なくない[1]．

□ 呼吸困難の原因

終末期の肺癌患者の呼吸困難の原因を表1に示した．終末期に緩和治療を行う際には，過度の検査は患者の負担になることが少なくない．そのため，多くの検査を行うことは避けるべきであるが，呼吸困難に対する治療を行う際には，原因に対する治療を行うことが症状の緩和につながることが多く，可能な範囲で原因検索を行う．表2に癌患者の呼吸困難の原因検索のために必要な検査項目を示した．これらの項目のなかでも，病歴と身体所見がもっとも重要である．多くの場合，必須の検査項目で原因の推定は可能なため，CT などの検査は必要に応じて実施する．

□ 呼吸困難の対策

呼吸困難の対策には，原因に対する対策と症状緩和の対策に分けられる．以下にその対策につき述べる．

1．呼吸困難の原因に対する対策

呼吸困難の原因に対する治療としては，癌性胸膜炎に対する胸水ドレナージ，癌による気道閉塞に対するレーザー治療，放射線療法，ステント治療などがあげられる．このような原因に対する治療のなかには呼吸困難の出現した末期癌の患者には侵襲的な治療法が少なくない．そのため，これらの治療を実施する際には患者の全身状態，予後，治療によって症状がどの程度緩和されるか，また，より侵襲の少ない苦痛緩和の方法がないかを考慮に入れて治療を行うことが重要である．

表1 癌の終末期に呼吸困難をきたす原因

●癌に直接関連した原因	●癌治療に関連した原因
・原発性あるいは転移性腫瘍による肺実質病変	・肺切除
・気道の腫瘍による閉塞	・放射性肺臓炎
・癌性リンパ管症	・化学療法に伴う間質性肺炎
・胸膜の腫瘍性病変	・化学療法に伴う心筋炎
・癌性胸膜炎	●癌に無関係な原因
・上大静脈症候群	・慢性閉塞性肺疾患（COPD）
・腫瘍塞栓	・気管支喘息
・横隔神経麻痺	・心不全
・無気肺	・虚血性心疾患
・気管食道瘻	・不整脈
・腫瘍の胸壁浸潤	・肺血管疾患
・肋骨の病的骨折	・肥満
●癌に間接的に関連した原因	・神経筋疾患
・肺炎	・不安
・るいそう，低栄養	・気胸
・貧血	・間質性肺疾患
・電解質異常	・スピリチュアルペイン
・肺血栓塞栓症	
・腫瘍随伴症候群	
・腹水	

（文献1)より引用）

表2 癌患者の呼吸困難の原因検索のために必要な検査項目

1．必須の検査項目
　1）病歴
　　・喫煙歴
　　・職業歴
　　・治療歴：過去の放射線治療，化学療法，投薬歴など
　　・社会的背景
　2）身体所見
　3）検査
　　・パルスオキシメーターによる酸素飽和度の測定
　　・血液検査
　　・胸部X線写真
2．必要があれば実施する検査項目
　　・動脈血ガス分析
　　・肺機能検査
　　・胸部CT
　　・換気血流シンチ

（文献1)より作成）

2．呼吸困難の症状緩和の対策

　癌患者の呼吸困難の緩和に対する対策としては，主として薬物療法と酸素療法があげられるが，薬物療法の主体をなすのがオピオイドである．

(1) 薬物療法（表3）

① オピオイド

　オピオイドは癌患者の呼吸困難の緩和対策として first line therapy として用いられる薬剤である．オピオイドの呼吸困難緩和の機序は明らかでないが，①呼吸中枢における呼吸困難の感受性を低下させる，②呼吸数を減少させ，呼吸運動による酸素消費量を減少させる，③気道のオピオイドレセプターを介し気道分泌や咳嗽の誘発を抑制する，④中枢性鎮咳効果，⑤内因性のエンドルフィンの誘発，⑥中枢性の鎮静効果，⑦心不全の改善効果，により呼吸困難を改善することが指摘されている[2]．

　呼吸困難の治療の場合は，疼痛の場合と異なり，少量のモルヒネで効果を得られることが多いため，少量から投与を開始する．塩酸モルヒネ製剤の場合は1回2〜5 mgを1日4〜5回，硫酸モルヒネ徐放錠の場合は1回10 mgを1日2回，12時間ごとの投与から開始し，反応を見ながら調節する．すでに除痛のためにモルヒネが投与されている場合には3〜5割増しとする[2]．持続皮下注や持続点滴

表3 癌患者の呼吸困難に対する治療のまとめ

非薬物療法
・環境整備
室内の温度，湿度の調節
室内の換気，清潔な室内環境
・理学療法
体位の工夫：セミファーラー位（上半身を15〜30°起こす），起坐位
呼吸法：口すぼめ呼吸
日常動作の工夫
・リラクセーション
・心理的サポート
・酸素療法

薬物療法
・オピオイド
塩酸モルヒネ　　　（内服）　　　　2〜5 mg/回，4〜5回/日より開始
硫酸モルヒネ徐放剤（内服）　　　　10 mg/回，2回/日より開始
塩酸モルヒネ　　　（持続皮下注）10 mg/日より開始
・すでにモルヒネが投与されているときは，投与量を30〜50%増加させる．
・症状の改善がない場合には，必要に応じて投与量を50〜100%増加させる．
・慢性閉塞性肺疾患（COPD）などの重症の慢性呼吸器疾患を有するときには上記の50%の投与量より開始し，症状の改善がない場合には，必要に応じて投与量を50〜100%増加させる．
・抗不安薬
ジアゼパム　　（内服）2〜5 mg　　　　3〜4回/日
クロキサゾラム（内服）1〜2 mg　　　　3回/日
クロナゼパム　（内服）0.25〜2.00 mg　2回/日
ロラゼパム　　（内服）0.5〜1.0 mg　　4〜6回/日
・ステロイド
プレドニゾロン　　5〜60 mg/日
デキサメタゾン　　0.5〜8 mg/日

では内服の1/2量で同等の効果が得られる．オピオイドを投与する際には，便秘，悪心などの副作用を十分コントロールする必要がある．

オピオイド受容体は気管支―肺胞に広範に認められるため，吸入療法が試みられてきた．しかしながら，これまでの無作為比較対照試験では有効性は確立していない[1]．

② 抗不安薬

疼痛と同様に不安は呼吸困難感を増強させるため，不安や恐怖によって呼吸困難が増強するという悪循環を形成している場合には抗不安薬が呼吸困難の改善に有効である．表3に抗不安薬の投与方法を示した．ジアゼパム，クロキサゾラム，クロナゼパム，ロラゼパムなどが用いられる[1,2]．これらの薬剤を用いるときは少量から開始し，呼吸困難に対する効果と，眠気などの副作用を評価しながら至適量を決定する．

③ ステロイド

ステロイドは腫瘍周辺の炎症を抑制し，浮腫を軽減させることにより呼吸困難を軽減させると考えられている[2]．ステロイドは癌患者のなかでも，気管支れん縮を有する症例，上大静脈症候群，癌性リンパ管症，放射性肺臓炎を合併している症例の呼吸困難改善に有効である．プレドニゾロン5〜60 mg/日またはデキサメタゾン0.5〜8 mg/日が至適投与量とされる[2]．

(2) 非薬物療法（表3）

① 非特異的療法

表3に呼吸困難改善のための非特異的療法を示した．呼吸法，日常生活動作の工夫，リラクセーション，心理的サポートなどの非特異的療法により癌患者の呼吸困難を改善することが指摘されている[1]．これらの非特異的治療は不安を伴った症例に特に有効である．

②酸素療法

　酸素投与は呼吸困難治療としてもっとも高頻度に実施されている治療である．低酸素血症を示す患者の呼吸困難に対する酸素投与は有効であるが，癌患者では低酸素血症を有さない症例においても高率に呼吸困難を生じるため，これらの症例に対する有効性については不明の点が多い．三叉神経を冷気が刺激をすると呼吸困難を改善する効果があることが指摘されており，低酸素血症を有さない症例における酸素の呼吸困難改善には酸素のプラセボー効果に加えこのような知覚神経を刺激する機序が推定されている[1]．現時点では，低酸素血症を有さない癌患者の呼吸困難治療に対する酸素療法についての一定の指針はない．酸素療法を行うことにより患者にかえって苦痛を生じることもあり，また，医療費もかかる治療のため，低酸素血症を伴わない症例に実施する場合，その効果を判定しながら実施することが望ましい．

3．セデーション

　上記の対策によっても呼吸困難が改善しないときには，苦痛緩和のためのセデーション（鎮静）が必要となる．セデーションを行うときには患者，家族の意志が十分に尊重され，医療チームのスタッフがその必要性につき合意していることが重要である．そのため，全身状態が悪化する前に可能な限り患者・家族と医療スタッフが病末期の治療につきあらかじめコミュニケーションを図っておくことが必要である．

B．死前喘鳴[2,3]

　死亡数日前の約60～90%の患者で下咽頭から喉頭にかけてゴロゴロと音がする状態をきたし，死前喘鳴（death rattle）と呼ばれる．死前喘鳴をきたすときには患者はすでに意識が低下し苦痛のないことが多いが，介護をする家族や周囲のものにとってはしばしば心理的苦痛を生じる．

死前喘鳴の原因・治療

　死前喘鳴の原因としては，口腔内の過剰分泌によるものと気道分泌の増加によるものに大別される．

　死前喘鳴の治療は，非薬物療法と薬物療法に大別される．非薬物療法としては，分泌物の流出を促進するために体位変換を行う．通常，臥位より側臥位をとることにより患者は楽に呼吸できることが多い．分泌物の喀出が可能であり，患者に苦痛がなければ，積極的に喀出を促進させる．過剰な吸引はあまり有効ではなく，患者の苦痛を伴うので患者の過剰の分泌物を優しく吸引するにとどめる．

　このような非薬物療法を実施しても改善がない場合には薬物療法として，分泌抑制薬を投与する．分泌抑制薬としては，抗コリン薬（臭化水素酸スコポラミン）の投与が有効で，90％以上に対し効果的である．臭化水素酸スコポラミン注射液を1回0.15～0.25 mg，1日1～4回舌下投与する．頻回投与が必要な場合には0.5～3.0 mg/日で持続皮下注する．副作用として意識低下，呼吸循環抑制，せん妄，不穏が見られることがあるので最小量から慎重に使用する．また，過剰な補液は行わず，low hydrationにすることによって，死前喘鳴の出現は減らすことが可能である．

　死前喘鳴がある頃になると，患者の意識は低下しており苦痛のないことが多いが，家族や周囲のものにとっては苦痛であるため，治療の対象となることがある．死前喘鳴があるにも関わらず患者に意識があり苦痛のある際には，セデーションが必要となる．

おわりに

　癌患者の呼吸困難の対策につき概説した．呼吸困難は癌患者のQOLを低下させるため，早期から症状を多面的に評価し，総合的な対策を講じることが重要である．

文　献

1) Thomas JR, von Gunten CF：Clinical management of dyspnoea. Lancet Oncol 3：223-228, 2002

2) 恒藤　暁：V呼吸器症状．最新緩和医療学．最新医学社，大阪，p 118-129, 1999

3) McKinnis EA：Dyspnea and other respiratory symptoms. Kinzbrunner BM, et al, eds. Mc Graw-Hill, New York, p 147-162, 2002

■ 疼痛以外の症状の緩和ケアの実際—呼吸器の諸症状の緩和

咳嗽/吃逆

田中 桂子　大坂 巌

- 咳嗽は，物理的・機械的・温度・湿度などさまざまな刺激に反応して生じる．
- 咳嗽の原因治療（肺炎に対する抗菌薬，気道狭窄に対する放射線療法など）を可能であればまず試みる．
- 咳嗽に対しての対症療法として，去痰薬・オピオイド，その他作用機序の異なるものを併用する．
- 吃逆は，冷・化学・機械刺激法が無効であれば，必要に応じて抗けいれん薬などを使用する．
- 咳嗽・吃逆ともに，症状の程度と生活の障害度を評価し，状態に応じた治療方針をたてることが重要である．

Key Words　癌患者，咳嗽，吃逆，原因治療，対症療法

A　咳嗽
□ 定義と特徴

咳嗽は，気道内の異物や刺激物を体外に排除する肺の生理的防御反射である．咳反射は，① 物理的（痰・異物），② 機械的（気道圧排・肺胞虚脱），③ 温度・湿度（冷気・乾燥）などのさまざまな刺激に反応して生じる．肺癌患者の終末期には80％，全癌においても終末期では30～50％にみられ，緩和困難な症状のひとつとされる[1]．頑固な咳嗽は，不眠・筋肉痛・疲労感・嘔気・嘔吐・頭痛をもたらすほか，気胸・病的骨折の原因にもなる[2]ので，早期対応が重要である．

□ 分類と原因[3,4]

痰の有無により湿性咳嗽と乾性咳嗽に分類される．癌患者における咳嗽の主な原因は，① 広汎な肺転移・胸膜炎（胸水）・癌性リンパ管症・気道狭窄など癌そのものによるもの，② 放射線性肺臓炎など癌治療によるもの，③ 細菌性肺炎・誤嚥性肺炎など全身状態の悪化に関係するもの，④ 慢性閉塞性肺疾患や気管支喘息などの肺疾患の合併などであるが，胃食道逆流・心不全・補液過剰なども見落としてはならない．

□ 治療とケア[1~4]
1．原因に対する治療

咳嗽をもたらす原因病態に対する治療（例えば肺炎に対する抗菌薬，気道狭窄に対する放射線療法やステント挿入，胸水に対するドレナージなど）が可能であればまず試みる．しかし癌患者の場合，原因が複雑に絡み合い不可逆的な場合も多いため，対症療法が重要な位置を占める．

2．薬物的対症療法（表1）

湿性咳嗽には，痰の粘稠性を抑え排泄しやすくする目的で粘液溶解性去痰剤やネブライザーを使用する．気管支拡張薬は気管支平滑筋を弛緩させ，咳反射を抑制するとされる．オピオイド（リン酸コデイン，モルヒネ）は，オピオイドレセプターに結合して，中枢性の鎮痛・鎮咳作用があるほか，呼吸困難も改善するので有効である．デキストロメトルファンは非麻薬性中枢性で，咳嗽の閾値を上昇させることにより鎮咳効果をもたらす．リドカインや塩酸ブピバカインのネブライザー吸入は，肺内伸展受容器に作用するとされ，治療不応性の乾性咳嗽に有効な場合がある．ステロイドは癌性リンパ管症に対しての有効性は証明されてはいないが，経験的に広く使用されている．これら作用機序の異なる鎮咳薬を併用すればより効果的である．

3．非薬物的対症療法

適度な温度・湿度・換気を保つなど，環境整備に心がける．湿性咳嗽の場合は，十分な水分補給とともに体位ドレナージ・強制呼気法（huffing）・タッピングなどの呼吸リハビリを利用して排痰を促す．

表1　咳の薬物治療例

(1) 末梢性			
	a) 去痰薬	カルボシステイン	1回 500 mg 経口 1日 3回
	（粘液溶解薬）	ブロムヘキシン	2 ml＋生食 3 ml をウルトラネブライザー吸入 1日 1～4回
	b) 気管支拡張薬	テオフィリン	1回 100 mg 経口 1日 2～3回
		アミノフィリン	1回 250 mg（1A）生食希釈で点滴静注 1日 1～2回
	c) 局所麻酔薬	塩酸ブピバカイン 0.25%	5 ml をウルトラネブライザー吸入 1日 1～4回
		リドカイン 2%	5 ml をウルトラネブライザー吸入 1日 1～4回
(2) 中枢性			
	a) 麻薬性	リン酸コデイン	1回 15～30 mg 経口　1日 4～6回
		モルヒネ	1回 3～5 mg 経口　1日 4～6回
	b) 非麻薬性	デキストロメトルファン	1回 15～30 mg 経口　1日 1～4回

（文献1～4）より）

表2　吃逆の薬物療法処方例

生食	：ネブライザー適宜
芍薬甘草湯	：1回 2.5 g/包 経口　1日 3回
柿のへた	：10 g/20 ml 経口　屯用
クロナゼパム	：0.5 mg 経口　屯用
リドカイン	：50～100 mg＋生食 50 ml を点滴静注　屯用
メトクロプラミド	：10 mg 経口 または 20 mg（1A）静注　屯用
ハロペリドール	：0.75 mg 経口 または 2.5 mg（1/2A）＋生食 50 ml 点滴静注　屯用
クロルプロマジン	：12.5 mg 経口 または 12.5 mg 筋注 または生食 50 ml 希釈で点滴静注　屯用

（文献1,3～5）より）

4．状態に合わせた対応

乾性咳嗽には鎮咳薬，湿性咳嗽には去痰薬・鎮咳薬と排痰の援助（呼吸リハビリなど）を積極的に行うが，全身状態が不良で十分咳嗽ができなくなった場合は，排痰を促すのではなく痰産生を抑えるよう補液を減量し，さらに必要に応じて気道分泌抑制のため臭化水素酸スコポラミンの使用を検討する．

B　吃　逆
□　定義と特徴

吃逆とは横隔膜のれん縮に伴う，声門・声帯の閉塞と急激な吸気を示す病的な呼吸反射と定義される．男性に多く，癌患者では1～9%でみられるとされ，緩和困難な症状のひとつとされる[1,5]．

□　原因とチェックポイント[1,4,5]

癌患者における吃逆の主な原因として，腫瘍浸潤による横隔膜や横隔膜神経への刺激，脳腫瘍や脳転移，電解質異常，胃内容拡張，胃食道逆流，腎不全，薬剤性（コルチコステロイド・ジアゼパム・エトポシドなど），感染（髄膜炎・喉頭炎）などがある．

チェックのポイントは，①吃逆の頻度と持続性，②吃逆による生活（会話・食事・睡眠など）への障害の程度が重要であり，その程度に応じて治療方針を決める．慢性の吃逆は不快感だけでなく倦怠感・不眠・体重減少をもたらすとされ，抑うつとの関連も指摘されている[5]．

□　治療とケア[1,3～5]

まず，冷・化学・機械刺激を利用した一般的な非薬物的方法を試みる．①冷刺激として，氷片を食べる，冷水で咽頭を刺激する，②化学刺激（高CO_2血症）として，息こらえ法やペーパーバッグ再呼吸法を行う，③機械刺激として，耳介・舌を牽引する，綿棒で軟口蓋を刺激する，サクションチューブで咽頭を刺激するなどの方法がある．

効果が不十分であれば，薬物療法を検討する（表2）．ネブライザーや柿のへたなど副作用の少ないものから屯用で使用し，必要に応じて抗けいれん薬やメジャートランキライザーなどを検討し増量していく．ただしこれらの薬剤は傾眠などの副作用があるためメリットとデメリットを十分検討することが重要である．

まとめ

癌患者の症状緩和で重要なのは，症状の程度と

それによる生活の障害度を適切に評価し，全身状態と予後を考慮したうえで，患者の希望を尊重した適切な治療方針をたてることである．

文　献

1) A Waller, NL Caroline : Handbook of palliative care in cancer. Massachusetts, 1996

2) N Hagen : An approach to cough in cancer patients. J Pain Symptom Manage 6 : 257-262, 1991

3) AM Berger, RK Portenoy, DE Weissman : Principles and practice of supportive oncology, Philadelphia, 1998

4) D Doyle, GWC Hanks, N MacDonald : Oxford Textbook of Palliative Medicine, Oxford, 1998

5) C Ripamonti, F Fusco : Respiratory problems in advanced cancer. Support Care Cancer 10 : 204-216, 2002

■ 疼痛以外の症状の緩和ケアの実際―消化器症状の緩和

悪心・嘔吐／食欲不振

星野恵津夫　帯刀　誠

- 癌患者の栄養管理の究極の目標は，美味しい食事による患者の元気の維持および回復である．
- 悪心や嘔吐は，その原因を明らかにして合理的な治療を行うことが重要である．
- 高Ca血症にはビスホスホネート，抗癌薬による嘔吐には5HT₃受容体拮抗薬がそれぞれ著効する．
- 癌に伴う食欲不振には漢方補剤（十全大補湯など）かステロイドが有用である．
- 癌性悪液質患者に高栄養を行うのは犯罪的であり，比較的低栄養で管理するのが適切である．

Key Words　悪心・嘔吐，食欲不振，癌性悪液質，漢方補剤，ステロイド

はじめに

癌患者の消化器症状のうち，悪心・嘔吐と食欲不振への対策は重要である．癌患者に対する栄養管理とは，単に生命維持に必要な栄養素を投与することではなく，美味しく食事を摂ってもらうことにより患者の元気を維持あるいは回復させることである．

A．悪心・嘔吐

癌患者の約40％が悪心を訴え，時に嘔吐する．悪心・嘔吐はしばしば顔面蒼白・冷汗・唾液分泌・頻脈・下痢などの自律神経症状を伴う．

□ 発症機序

嘔吐は延髄網様体内の嘔吐中枢が調節する一連の内臓反射である．腹筋の収縮による腹腔内圧の増加，下部食道括約筋の弛緩，胃食道の逆蠕動などにより胃の内容物が口から吐出される．

□ 原　因

悪心や嘔吐は胸腹部・前庭神経・大脳皮質からの刺激で誘発され，時には体液中の化学物質がCTZ（化学受容体誘発帯）を刺激して起こる．

消化管や気道からの刺激は自律神経により嘔吐中枢に伝えられ，腸閉塞・腹膜炎・腹部腫瘤・肝腫大・放射線照射・薬剤などが原因となる．平衡器からの刺激は体動による迷路刺激，内耳の炎症，聴神経腫瘍などで起こる．大脳皮質からの刺激は脳腫瘍・頭蓋内圧亢進・髄膜炎・脳浮腫および心因が原因となる．

CTZは延髄の第4脳室底付近のドパミン受容体を豊富に有する細胞集団であり，オピオイド・抗癌薬・ジギタリスなどの薬物，尿毒症・高Ca血症・低Na血症・副腎不全・肝不全・ケトーシスなどの代謝異常で刺激される．

□ 治　療

悪心・嘔吐の発症原因は不明のことが多く，しばしば複数の原因が想定されるため，作用機序の異なる制吐薬を経験的に併用する．制吐薬は原因に応じて以下のように選択される．

嘔吐中枢抑制薬の臭化水素酸スコポラミン（ハイスコ®）は消化管閉塞などの難治性の悪心・嘔吐に応用される．

CTZを抑制する抗精神病薬のうち，ハロペリドールはモルヒネ・化学療法・放射線治療による嘔吐に効果があり，傾眠が少なく高齢者や衰弱した患者に適する．一方，ペルフェナジンは鎮静作用が強く，不安焦躁の強い患者に有用である．

脳浮腫や頭蓋内圧亢進にはグリセオールやデキサメタゾンを投与する．飲食物による味覚や嗅覚の刺激による場合は誘発食物を避ける．また大脳刺激による嘔吐には，オピオイド・ベンゾジアゼピン系睡眠薬・抗ヒスタミン薬が有効である．

メトクロプラミドやドンペリドンはCTZと末梢刺激をともに抑制するが，消化管閉塞のある場合はイレウスを誘発するため慎重に用いる．

薬剤による胃粘膜障害にはプロトンポンプ阻害薬，制酸薬，粘膜麻酔薬（オキセサゼイン）が有効である．

前庭神経刺激による嘔気にはジフェンヒドラミンが有効であるが，移動や頭位変換を避けて安静を保つことも重要である．

　広範な腹部放射線治療による嘔気・嘔吐にはビタミンB_6（ピリドキシン）が有用であるが，難治性の場合デキサメタゾン大量投与（4～20 mg，4～6時間ごと）を試みる．

　抗癌薬による嘔気・嘔吐にはオンダンセトロン・グラニセトロンなどの抗セロトニン薬（$5HT_3$受容体拮抗薬）が著効する．

　心因性の悪心・嘔吐にはバルビツール系鎮静薬とフェノチアジン系抗精神病薬を併用する．甘いものや油こい飲食物は胃内に停滞するため避ける．抗癌薬投与前の条件反射的な悪心に対しては，制吐薬の予防的投与や催眠療法で修正できることがある．

　CTZを介する代謝異常による悪心・嘔吐では，まず原疾患の治療・代謝異常の補正・原因薬物の投与を中止する．モルヒネ内服患者の約30％に投与初期に悪心・嘔吐がみられるため，投与開始後2週間までは治療が必要である．プロクロルペラジン・ハロペリドール・ドンペリドンなどの中枢性制吐薬を選択する．

　高Ca血症は癌患者の10～20％，特に乳癌や肺癌に多い．以前は強制利尿やステロイド投与が行われたが，最近は破骨細胞を抑制するビスホスホネート製剤（特にパミドロン酸-2 Na）が第1選択となり，時にカルシトニン製剤が用いられる．

B．食欲不振

　癌患者の食欲不振の原因には，癌自体，癌治療の副作用，癌の随伴症状（痛み・不快感・発熱・消化管閉塞・うつ状態・不眠）があるが，その他にTNFなどのサイトカインが関与する．

　単純な飢餓や侵襲と異なり，進行癌患者の代謝は低下する場合も亢進する場合もある．特に癌性悪液質では，投与した水・電解質・栄養素が正常に利用・処理されず，強制栄養自体が食欲不振・口渇・悪心・嘔吐・高血糖・電解質異常・感染・循環不全・体液貯留・浮腫を引き起こす．したがってこの場合は高栄養よりも低栄養で管理するのが適切である．進行癌患者のQOLを高めるために重要なのは自発的な食物摂取量を増やすことであり，治療のゴールは栄養状態を維持することよりも食事を楽しむことに設定すべきである．

☐ 食欲不振の原因

　食欲不振の原因として，癌自体・合併症・治療の副作用・摂食障害・心理的原因・環境の問題などがある．

　癌自体による食欲不振は癌性悪液質の中心的症状であり，進行癌（特に消化器癌と肺癌）患者の約30％にみられ，蛋白異化と糖新生の亢進および負の窒素出納を特徴とする．TNF・IL-1・IL-6などのサイトカイン，さらにセロトニンやアドレナリンなどの神経伝達物質が関与する．

　味覚や嗅覚の異常は癌患者の約半数にみられるが，味覚の低下や味が変わったという訴えが多く，一般に甘みを感じにくく，苦みを強く感じる．

　癌の随伴症状として，疼痛や不眠，腫瘍や腹水による消化管の圧迫・胃内容停滞・消化管閉塞，肝臓や膵臓の障害，電解質異常，尿毒症，発熱などは食欲を低下させる．

　薬剤では，抗癌薬やジギタリス製剤は中枢性に，また抗菌薬・鉄剤・消炎鎮痛薬は末梢性に食欲を低下させる．

　放射線治療による消化管障害，高カロリー輸液による代謝・電解質異常，術後の疼痛や消化管運動異常などでも食欲が低下する．

　口腔の異常では，口腔粘膜の炎症，カンジダ舌炎，口呼吸・脱水・抗コリン作用のある薬物による口内乾燥，抗癌薬による顆粒球減少に伴う口内炎や舌炎がある．この場合，霧吹きでカテキンの多い緑茶をスプレーすると有効な場合がある．

　嚥下困難や嚥下痛は，咽喉頭・食道・胃の腫瘍，食道神経叢への腫瘍浸潤，壁外性の圧迫，神経や筋の機能低下，精神的ストレスなどが原因となる．

　心因性としては，不眠・不安・うつ・絶望などが原因となる．

　環境によるものでは，慣れない病室・不自由な生活スケジュール・嗜好に合わない病院食などがある．

☐ 食欲不振の治療

1．癌および癌治療

　漢方薬の「補剤」である十全大補湯や補中益気湯は，癌や癌治療に伴う食欲や全身倦怠感を改善する．一般に前者が頻用されるが，不眠や不安などの精神症状のある患者では後者が有効な場合が多い．

　ステロイドは食物摂取量を増し，体蛋白の異化

を抑制し，時には患者の意欲も改善する．長時間作用性のベタメタゾンやデキサメタゾンを1日量1mg程度から徐々に増量して至適量を決定する．

フェノチアジン系向精神薬（プロクロルペラジンやペルフェナジン）は食欲を増加させる．三環系抗うつ薬（アミトリプチリン）やSSRIのフルボキサミンにも食欲増加作用がある．抗ヒスタミン薬のシクロヘプタジンも食欲を改善する．

食前酒としての良質のアルコールも食欲増進・リラックス・入眠促進効果があり，飲酒を好む患者には有用である．

2．消化器の問題

胃部不快にはメトクロプラミド，ドンペリドン，イトプリド，六君子湯，補中益気湯などが有用である．腹水・腫瘍・肝腫大などにより胃が十分拡張できず，食後の上腹部つかえ感・悪心・嘔吐・ゲップなどを呈する状態を「胃拡張不全症候群」と呼ぶ．少量頻回食とし，消化管運動促進薬や抗ヒスタミン薬（ホモクロミン®）を投与する．便秘は食欲不振の原因となるため，予防的に緩下薬を用いる．消化管閉塞症例では，消化液の産生抑制を目的に，抗コリン薬やオクトレオチド（サンドスタチン®）を投与することがある．

3．口腔の問題

口腔内の分泌物は綿棒やガーゼで拭き取り，舌苔は過酸化水素水を希釈し歯ブラシにつけて除去する．口腔内乾燥があれば，うがいを励行させ，口腔内加湿を行う．味覚異常があれば，苦いものや辛いものは減らし，梅干しやパイナップルなど甘味や酸味のある食物を摂取させる．口腔カンジダ症に対しては，ファンギゾンシロップ®やフロリードゲル®で4時間ごとにうがいさせた後内服させる．

4．環境の問題

精神的援助として，1人の食事ではなく，家族や親しい人と食事を摂ってもらう．また食べたい物が好きな時に食べられるように「ルームサービス型」で食事を供する．

5．治療としての強制栄養法

進行癌患者への強制栄養は得策ではなく，さまざまな工夫により患者の自発的な食物摂取量の増加を図るべきである．進行癌患者に強制栄養を行っても患者の元気回復は期待できないばかりか，合併症を頻発させて食事の楽しみを奪うため，犯罪的とさえいえる．

高カロリー輸液は，消化管閉塞，吸収不良症候群，意識・意欲の低下，術前の著明な低栄養状態，放射線治療や化学療法による腸炎など，特殊な状況においてのみ有用な場合がある．

経管・経腸栄養は，咽喉頭・食道の通過障害に対して狭窄治療（ステロイド，放射線・レーザー治療，食道拡張術，ステント挿入）が成功しない場合に，細径の経鼻胃管により行う．経管栄養が長期にわたる場合は内視鏡的に胃瘻を造設して行う．腸閉塞症例において，胃瘻は栄養補給目的ではなく，腸液排除による減圧目的に行われる．それにより，嘔気嘔吐が抑制できるばかりか，多少の経口摂取も可能となり患者のQOLが向上する場合がある．

文　献

1）緩和ケアマニュアル（淀川キリスト教病院ホスピス，編）．最新医学社，大阪，2001
2）Billings JA（星野恵津夫，訳）：進行癌患者のマネージメント．医学書院，東京，1991
3）星野恵津夫：食思不振・癌悪液質症候群．2．緩和医療における栄養管理（石谷邦彦，編）．緩和医療学．三輪書店，東京，p. 105-109, 1997
4）Twycross RG, Lack SA（武田文和，訳）：末期癌患者の診療マニュアル（第2版）．医学書院，東京，1991

■ 疼痛以外の症状の緩和ケアの実際—消化器症状の緩和

味覚異常/口腔ケア

長　美鈴

進行がん，末期がんの患者においては，さまざまな口腔トラブルが発症する．
- 特に末期がん患者では抵抗力の低下やセルフケア能力の低下，治療や薬剤の影響のため，口腔の問題は非常に出現しやすい．
- 口内炎には真菌感染症，ウイルス感染症などの口腔トラブルが関係し得るため，原因に応じた薬剤の使用が求められる．
- 口腔内疼痛は，局所麻酔薬，オピオイドなどの鎮痛薬の使用で軽減することがある．
- 緩和ケアにおいては口腔ケアが非常に大切な領域であり，定期的な観察と予防の継続が第一である．そのためには，教育的アプローチとチームでのかかわりが必要である．

Key Words　口腔ケア，口内炎，口腔トラブル，味覚異常，末期がん，緩和ケア

はじめに

進行がん，末期がん患者においては，さまざまな口腔トラブルが発症する．また進行がんで根治を目指す場合は，手術，化学療法，放射線療法などの集学的治療がなされることも多く，頭頸部がん以外の領域のがん患者でも口腔トラブルが出現する．末期がん患者の場合，全身状態の衰弱，悪化とともに易感染性となり，日和見感染として真菌感染症，ウイルス感染症などの口腔トラブルも発症する．本項では，がん患者における口腔トラブルの解説とその治療方針，口腔ケアについて紹介する．

□ 口腔トラブルの原因

口腔トラブルの原因を表1に示す．

□ 治療方針

口腔の問題に関して医療従事者は，まず関心をもって患者に尋ねたり観察したりすることが重要である．口腔の問題は，複数の原因が互いに重なりあって生じやすい．緩和ケアでは口腔ケアが非常に大切で，まず予防が第一となる．

しかし，末期がん患者ではがんの進行による抵抗力の低下やセルフケア能力の低下，治療や薬剤の影響のため口腔の問題は非常に出現しやすい．常に口腔を観察して定期的に口腔ケアを行い，問題が生じたら各病態に応じた対処を速やかに行う

表1　口腔トラブルの原因

1. 口腔の不衛生
   不十分な歯磨きや含嗽，乾燥，義歯，口腔内の腫瘍，口呼吸
2. 全身性
   貧血・低蛋白血症の低栄養状態，糖尿病，脱水，衰弱，ビタミン・微量元素の欠乏
3. 薬剤性
   抗コリン作動薬（抗精神病薬，抗うつ薬，抗ヒスタミン薬，鎮痙薬），モルヒネ，コルチコステロイド，抗菌薬
4. 治療
   化学療法，放射線療法
5. 感染
   カンジダ症，アフタ性潰瘍，単純性疱疹，帯状疱疹，口腔・咽頭・鼻腔・気道の化膿性病変

ことが重要である．

□ 病態に応じた治療と対処法

1．口内乾燥

唾液分泌が減少し粘稠な唾液がみられたり，口腔粘膜や舌が乾燥して話しにくくなったりする．薬剤が原因の場合は，変更（例：アミトリプチリン→ミアンセリン，プロクロルペラジン→ハロペリドール）または中止する．

可能であれば頻回に口から水分補給をしたり，氷片，かき氷，アイスクリーム，アイスキャン

デー，炭酸水の氷などをなめてもらう．人工唾液（サリベート®）は患者が好めば使用する．レモングリセリンは油っぽい味がしたり，粘膜に対して脱水作用がある．トローチ，チューイングガムや飴を試してみる．ごま油やオリーブ油が有効との報告がある．

2．舌苔

舌表面に白色，褐色または黒色の苔状物が出現する．味覚の低下や口臭がみられる場合がある．まず歯ブラシやガーゼを巻き付けた綿棒（最近では，スポンジブラシが市販されている）でやさしくこする．オキシドールの10倍希釈で含嗽してもらい，口内粘膜の消毒をはかる．また，2％炭酸水素ナトリウム（重曹）は粘膜溶解作用があり，これを含嗽してもらったり，綿棒に含ませこすることも有効である．

3．口腔カンジダ症

白斑の付着，発赤，痛み，舌苔，口角炎，潰瘍形成，乾燥などがみられる．ポビドンヨード液（イソジンガーグル®）による含嗽が第一である．また，ミコナゾール（フロリードゲル®）やアンフォテリシンB（ファギゾンシロップ®）の塗布が有効である．義歯をよく洗浄することも大切である．

非常に重症である場合には，フルコナゾール（ジフルカン®）を1回50〜100 mg，1日1回の経口や静注投与が有効である．ただし，ミコナゾール，フルコナゾールはトリアゾラム（ハルシオン®），シサプリド（アセナリン®）投与中の患者には併用禁忌であることに留意しなければならない．

4．口内炎

口腔粘膜のびまん性の炎症で，びらんや潰瘍を形成した病変をいう．痛みと周囲の炎症を伴う粘膜の白色陥凹がみられる．口内炎の原因としては，カンジダ症，アフタ性潰瘍，単純性疱疹（ヘルペス）などがあり，おのおの治療が異なるので注意する．

トリアムシノロンアセトニド（ケナログ®）軟膏やデキサメタゾン（デキサルチン®）軟膏をびらんや潰瘍に塗布すると早期に改善することがある．トリアムシノロンアセトニドには貼付錠（アフタッチ®）があり，この場合は患部に1回1個ずつ1日1〜2回使用する．ウイルス性や化膿性の口内炎に，これらの薬剤は禁忌である．また，長期にわたって使用し続けないようにする．

単純性疱疹の場合，アシクロビル（ゾビラックス®）の内服（1回200 mg，1日5回），またはアシクロビル（ゾビラックス®）の静注（1回5 mg/kg，1日1〜2回，1時間以上かけて7日間点滴静注）が有効である．ただし，腎障害，高齢者，末期がん患者では高い血中濃度が続くことがあるため慎重投与が必要である．肝障害のある患者では増悪に注意する．また末期がん患者では1回5 mg/kg，1日1回投与でも有効なことが多い．

口唇ヘルペスに対してはビタラビン軟膏（アラセナ-A®）の塗布が有効である．アズレン（アズノール®）は消炎作用があり，挿入用の徐放錠では1回1錠を1日4回歯肉口唇移行部に挿入して使用する．含嗽用では1回4〜6 mgを約100 mlの水または微温湯に溶解して1日数回含嗽する．

5．口腔内疼痛

話したり，食べたり，飲み込んだりした時に痛みがみられる．リドカイン（キシロカイン®）ビスカスを疼痛部に食前塗布すると，痛みに有効で食事摂取が可能になることがある．しかし，苦みやしびれ感が出現し，継続使用することが困難であることも多い．一定の鎮痛効果を期待する時は，オピオイドなどの鎮痛薬の定期投与を行い，内服・食事・口腔ケアの前などに追加投与することで疼痛軽減が可能である．感染があれば抗菌薬を投与する．

6．口臭

口腔内の膿，出血，食物残渣，膿性喀痰，嘔吐物，頭頸部腫瘍の壊死組織，口腔の衛生状態の悪化などによって出現する．ポビドンヨード液（イソジンガーグル®）で口腔内洗浄を行う．オキシドールの10倍希釈液や2％炭酸水素ナトリウム（重曹）液による含嗽なども行い，感染があれば抗菌薬を使用する．部屋の消臭や換気に配慮することも重要である．

7．味覚異常

味覚異常の原因としては，加齢や亜鉛欠乏による唾液減少，食事内容や薬剤による亜鉛欠乏症，および風味障害によるものが多い．

味覚鈍麻，味覚消失，異常味覚，味覚錯誤，味覚過敏などが大部分の末期がん患者にみられる．ポビドンヨード液（イソジンガーグル®）などで含嗽を頻回に行う．亜鉛欠乏で味覚異常をきたすことがある．亜鉛が欠乏すると，味細胞の交代時

間が延長し，ついには味細胞は変性，消失してしまうとされている．亜鉛欠乏が疑われる場合は微量元素である亜鉛を補給する．その他には，食事のなかの尿素含有量を減らすようにする．食事の味付けを濃くしたり，冷やしたり室温に冷ました食事を摂るようにしたりすることが有効な場合もある．

□ ケ ア

1．口腔内を清潔に保つ

ブラッシング，含嗽，ガーゼや綿棒による清拭などを起床時，毎食後，就寝時に施行する．患者の体力や状態，セルフケア能力に応じて考慮する．

2．口腔内の湿潤を保つ

飲水が可能な場合，水分摂取を促す．ネブライザーや加湿器を利用して，室内の湿度調節をはかる．口腔や全身状態に応じて氷片，かき氷，炭酸水の氷，人工唾液，レモングリセリン，リップクリームなどを試みる．

3．食事を工夫する

苦痛を感じずに摂取できるように，食事や食品を選択する．また，患者の好む味付けを尊重する．レモンや梅干しなどの食品を利用して，唾液の分泌を促進するのもよい．

おわりに

口腔トラブルとしてとりあげた口内炎，味覚異常などは予防的なケアが大切であり，継続することも重要である．患者自身が適切な口腔ケアを実践できるよう教育的なアプローチが求められる．一方で，末期がん患者の場合，嚥下障害，体動制限，疼痛などの全身的な問題がある場合があり，看護師，医師，歯科医師，歯科衛生士などがチームを組んでかかわることが重要である．

文 献

1) 淀川キリスト教病院ホスピス，編：緩和ケアマニュアル．最新医学社，大阪，2001
2) 恒藤 暁：最新緩和医療学．最新医学社，大阪，2000
3) 冨田 寛：味覚異常，ターミナルケア 11(Suppl.)：p 192-196，2001
4) 津崎晃一（監訳）：緩和ケアハンドブック．メディカル・サイエンス・インターナショナル，東京，1999

■ 疼痛以外の症状の緩和ケアの実際—消化器症状の緩和

下　痢

角嶋　直美　藤城　光弘　小俣　政男

- 下痢の原因を診断し，可能ならそれを除去する．
- 消化管狭窄を理学的所見や画像所見から除外する．
- 対症療法が基本である．
- 下痢を起こしやすい抗癌薬の使用下では，抗癌薬の減量〜中止の検討も必要である．

Key Words　難治性下痢，化学療法，薬物治療

□ 原　因

担癌患者における下痢の原因は，癌に由来するものから，薬剤，感染症，放射線治療によるものなど多岐にわたるため，原因を診断し，可能であればそれを除去することが望ましい．癌化学療法下の下痢は時に低栄養・電解質異常をきたし，重篤になる場合が多いので十分な対策が必要である．化学療法の目的が姑息的治療である場合は，早めに減量あるいは中止したほうがよい．抗癌薬の副作用としての下痢には，腸粘膜障害によるもの，コリン作動性によるものが考えられている．5-FUによる下痢は粘膜障害によるものであり，CPT-11の投与早期にみられる下痢はコリン作動性，3〜4回投与したあとの遅発性下痢は粘膜障害によるものである．また，担癌患者の場合，消化管狭窄が存在することも多いため，腹部レントゲンやCT所見などからまず消化管狭窄や閉塞の有無を除外することが重要である．消化管閉塞が起こると，腸内容が動かないのに腸蠕動は起こるので，腸内容が増大し，腸管が拡張する．その結果，腸管内圧が上昇し，paradoxicalな下痢が起こるが，さらに腸管内腔の表面積が増えるため，結果として水や電解質を多く分泌することになり，それがまた腸管の拡張を増大させるといういわゆる「悪性サイクル」を形成し，持続する下痢の原因となる．表1に下痢の原因として考えられるものを列挙する．

□ 治療方針

治療方針としては原因除去，対症療法が基本であり，それが効果不十分な場合，薬物を加える．

表1　下痢の原因

薬剤性：下剤，制酸薬，抗菌薬，NSAID，抗癌薬（5-FU, CPT-11, MTX, ADM, VP-16 etc.）
機械的障害：宿便，不完全な腸閉塞
機能障害：胃切除後症候群，短腸症候群，過敏性腸症候群
炎症：白血球減少時の腸管感染，放射線治療
吸収障害：癌性腹膜炎，膵性脂肪下痢，胆汁酸の吸収障害
内分泌性：カルチノイド腫瘍，絨毛腫瘍，Zollinger-Ellison症候群

表2　一般的処置

a．低残渣食にする
b．冷たいもの，刺激物を避ける
c．高脂肪のもの，生野菜，生の果物，炭酸飲料を減らす
d．K含量の多いもの（ポテト，アスパラガス，バナナなど）を摂る
e．牛乳・乳製品はさける
f．少量にわけて食べる
g．安静をとる
h．腹部を温める

一般的処置を表2，処方例を表3に示す．

軽い下痢には整腸薬やポリカルボフィルカルシウムなどの投与から開始し，ビスマス製剤，タンニン酸アルブミンなどの収斂薬を用いる．乳酸菌製剤などの整腸薬は糖分解による乳酸で腸内を酸性にし，蛋白質分解菌，病原性大腸菌を阻止し便通を整える．また，腸内細菌叢の乱れを防ぎ，菌

表3 薬物療法

ビオフェルミン®	: 1回1g, 1日3回
ビオフェルミンR®	: 1回1g, 1日3回
ポリカルボフィルカルシウム	: 1回0.5g, 1日3回
タンニン酸アルブミン	: 1回1.0g, 1日3回
次硝酸ビスマス末	: 1日2g, 分2～3
半夏瀉心湯	: 1回2.5g, 1日3回
塩酸ロペラミド	: 1回1～2mg, 1日1～2回
リン酸コデイン	: 1回20mg, 1日1～3回
アヘンチンキ	: 1回0.5ml, 1日1～3回
パンクレアチン	: 1回1g, 1日3回
オクトレオチド	: 150～500μg皮下注, 分2～3または1日300/μg, 24時間持続皮下注

交代現象および下痢・鼓腸などの胃腸障害を改善させる．抗菌薬投与中などの場合は，耐性菌製剤であるビオフェルミンR®，エントモール®などを使用する．強い下痢，長く続く下痢には腸管運動抑制作用も有するロペラミド，局所麻酔作用を有するオキセサゼインや抗コリン薬を併用する．脂肪性下痢であれば，消化酵素やH₂ブロッカーを投与する．アヘンアルカロイド，コデインは極力短期間にとどめる．直腸癌や瘻孔形成，放射性大腸炎により直腸からの分泌が増加している場合，コルチコステロイドの直腸内投与を試みてもよい．

またCPT-11による下痢では，漢方薬の半夏瀉心湯が下痢予防や症状改善に有用な場合がある．近年，進行末期癌患者の消化管狭窄における難治性下痢に対し，ソマトスタチンの合成類似物質であるオクトレオチド（サンドスタチン®）が有効であることがわかってきた．オクトレオチドは腸管壁からの電解質や水の分泌を抑制し，逆に吸収を促進する．また，腸管壁の神経細胞に働き，腸蠕動を抑制する．半減期が100分であり，2時間後に作用は最大となり，約12時間持続するため，投与方法は持続皮下注入か持続静注あるいは12時間おきの皮下注でもよい．

末期癌患者の症状は多くの場合，一つとは限らず，さまざまな症状を同時にもっていることが多い．下痢の場合も，原因検索は治療方針を決めるために大切ではあるが，もっとも大切なのは患者の苦痛をできるだけ早期に取り除くことであり，検査は必要最小限にとどめたい．

文 献

1) 前野 宏：がんの症状マネージメントの実際．ターミナルケア9(6)増刊号：63-71，1999
2) 淀川キリスト教病院 ホスピス，編：ターミナルケアマニュアル（第3版）．最新医学社，大阪，2000
3) 日本臨床腫瘍研究会，編：臨床腫瘍学（改訂第1版）．癌と化学療法社，東京，1999

■ 疼痛以外の症状の緩和ケアの実際―消化器症状の緩和

腹部膨満/便秘と宿便

瀬戸　泰之

- 腹部膨満は，まず腸閉塞によるものかどうか診断することが重要である．
- 胃部での通過障害も腹部膨満の原因となり，その対処には手術療法，ステント留置などの方法がある．
- 腸閉塞には機械的閉塞と機能的閉塞があり，対応が異なる．
- 機械的閉塞に対しては手術療法が中心となるが，余命期間を考慮しなければならない．
- 機能的閉塞に対してはサンドスタチンなどの保存的療法もある．
- 便秘に対しては，下剤使用を躊躇すべきではなく，塩類下剤と刺激性下剤を使い分ける必要がある．

Key Words　消化管通過障害，機械的腸閉塞，機能的腸閉塞，塩類下剤，刺激性下剤

□ 腹部膨満

　腹部膨満は緩和ケアにおいてはしばしば認められる症状であり，その原因を特定することが重要である．腸閉塞に伴う腹部膨満かどうかをまず見極めなければならないし，腸閉塞にも機械的腸閉塞と機能的腸閉塞があって，それぞれ対応が異なるので診断は適確に下される必要がある．

　腸閉塞を伴わない腹部膨満は，胃部での通過障害（狭窄）がその起因となっていることが多い．胃病変そのものを切除することがもっとも確実な治療法であるが，切除不能例ではステントを留置する方法もある（図1）．ただし，噴門狭窄に対するステントは逆流性食道炎が発生しやすいこと，幽門狭窄に対しても内腔は確保されても，それより口側の胃運動機能低下などにより期待されたほど食事が摂取できないことがあり，施行前にはそのようなことも含めた十分な Informed Consent が必要である．幽門狭窄例で，ある程度の予後が期待でき，かつ手術に耐え得る症例では，食事摂取にはバイパス術が有効である．その際，胃にくさびを入れる（partitioning）などした工夫もされている[1]（図2）．スキルス胃がんで切除不能例に対してもバイパス術が有効なことがあり（図3），緩和ケアにおいても多くの科が関わって総合的に対応を決める必要がある．また，これまではストレートタイプのステントのみであったが，屈曲している箇所でも留置可能なステントが開発され外国で

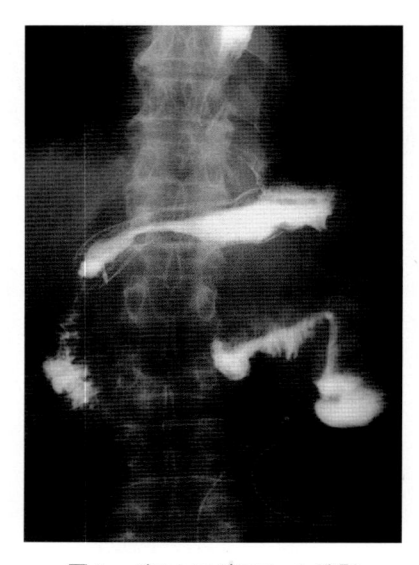

図1　ガストログラフィン造影
スキルス胃がんによる幽門狭窄に対してステントが留置されている．

は使用されている．日本ではまだ認可がおりていないため，保険診療内では使用できないが，近日中に使用可能になるものと考えられる．

　機械的閉塞で小腸における通過障害は小腸癌のほか，リンパ節転移などでも起こり得る．内視鏡の到達が困難であり，また部位の特定も難しいため，通過障害を解決するためには基本的には手術を要する．切除不能あるいは切除の意義が乏しい

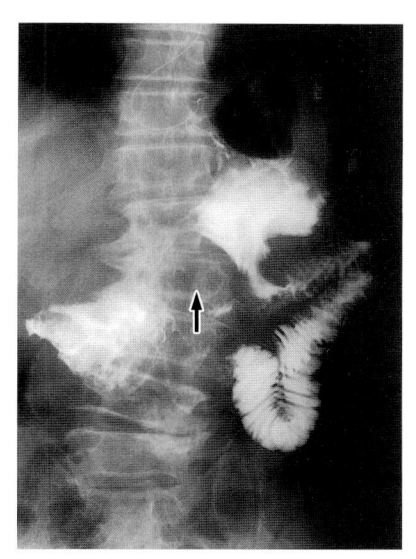

図2 ガストログラフィン造影
胃がんによる幽門狭窄に対して，くさび(⇨)を入れたバイパス術を施行．6ヵ月後も食事摂取可能である．

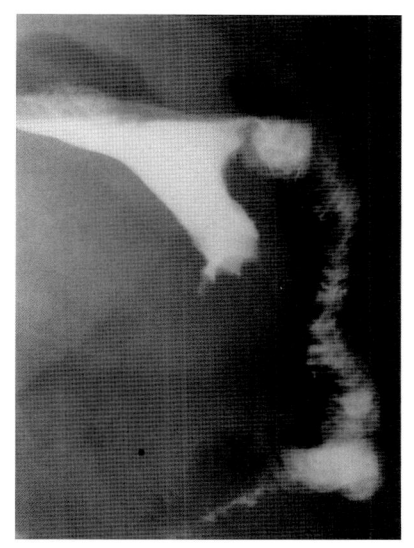

図3 ガストログラフィン造影
切除不能スキルス胃がんに対して，胃体上部と空腸を側々吻合．6ヵ月後も食事摂取可能である．

場合でも，状態が許せばバイパス術の適応と考えられる．筆者は，上部小腸癌で原発巣も切除不能であり，かつ広範囲な腹腔内転移を有する症例に対して，3箇所のバイパスと人工肛門造設術を行い，食事摂取が可能になった例を経験している．結腸癌による狭窄で切除不能例はバイパス術の適応である．その際，可及的に腫瘍近傍で吻合することがコツである．S状結腸癌や直腸癌による狭窄に対しては，人工肛門造設術が適応となるが，ステント留置も試みられている．ただし，穿孔や出血などの合併症も報告されているので，やはり施行前の丁寧な説明が大切である．以上のような消化管通過障害に対する外科治療の適応については，おおむね2ヵ月以上の余命が予想され，耐術できるだけ全身状態が保たれており，なおかつ閉塞部位が1箇所の場合に考慮することが勧められている．ただし，あくまでも姑息的な症状緩和のための処置であって，効果は一時的である可能性が高いことなどを術前に十分説明し，理解しておいてもらう必要がある．癌性腹膜炎による腸閉塞でも機械的閉塞をきたすことがあり，外科治療の対象となることがある．外科治療としては前述のような，バイパス，人工肛門造設あるいは腸切除などがあるが，術前にガストログラフィンによる追跡透視

や注腸造影などを行って，閉塞部位の確認をしっかり行っておくことが無駄な手術を回避することになる．

機能的閉塞としては，癌性腹膜炎のほか，オピオイドなどによる麻痺性イレウスも起こり得る．外科治療の対象にならない場合の治療としては減圧による内科的治療と緩和的治療がある．減圧にはイレウス管などを使用した経鼻胃管がもっとも簡便であるが，患者にとっては苦痛でありQOLの低下は著しい．そこで長期に及ぶことが予想される場合には経皮内視鏡的胃瘻造設術（PEG）が推奨される．ただし，胃切除されていたり，大量の腹水の存在などがある場合には適応にならない．最近，そのような症例に対して，経皮経食道胃管挿入術（PTEG）が行われており，有用と考えられる．緩和的治療としては，コルチコステロイド投与で腸管の浮腫が軽減し閉塞の改善をきたすことがある．また，抗コリン剤やオクレオチド（サンドスタチン®）投与で腸管分泌や運動を抑制し症状を軽減できる．輸液量も高カロリー輸液ではなく，かつ1日500〜1000 ml程度の少量のほうが，腸管分泌も減り，腹部症状の軽減も期待できる．

□ 便秘と宿便

便秘はターミナルにおいてはよくみられる症状

であり，除痛のためモルヒネが使用されている場合は，その頻度はさらに高い．排便の有無や回数，性状を把握して適切な下剤を用いるべきであるが，下剤の使用を躊躇すべきではない．硬便に対しては塩類下剤（酸化マグネシウムなど），便そのものが硬くない場合は刺激性下剤（センナ，ラキソベロン®など），あるいはそれらを併用している．宿便は腹部Ｘ線でも確認できるが，肛門指診でも簡単に把握できる．摘便，浣腸，あるいは坐薬で宿便を除去し，下剤を投与する．排便習慣は個人差が大きく，下剤の使用法も個人にあわせることが大切である．例えば毎日排便があった患者が2日排便がなければ下剤あるいは浣腸を考慮すべきであるが，もともと2ないし3日に1回の排便の患者であれば問題ないということである．塩類下剤は微妙な量の調整が必要であり，処方された量は決して厳密なものではなく，患者本人で調整してよいものだということを説明し理解してもらうことも重要である．

文　献

1) Kaminishi M, Yamaguchi H, Shimizu N, et al：Stomach-partitioning gastrojejunostomy for unresectable gastric carcinoma. Arch Surg 132：184-189, 1997

■ 疼痛以外の症状の緩和ケアの実際

泌尿器症状の緩和

黒子　幸一
くろこ　こういち

- 尿失禁に対しては残尿の有無を確認してから対処法を検討する．
- 薬剤由来の排尿障害に対しては薬剤中止を原則とし，中止できない時は拮抗薬の使用を考える．
- 前立腺肥大症を伴う排尿障害に対しては保存的治療を原則とするが，外科的処置も視野に入れ対処する．
- 血尿を伴う排尿障害に対しては出血点に対する処置も考慮する．
- 上部尿路閉塞に対しては尿管ステント，腎瘻造設を考慮する．

Key Words　尿失禁，排尿障害，上部尿路閉塞，腎瘻，尿管ステント

はじめに

泌尿器症状の緩和にあたっては症状の改善を考えるばかりでなく，まず排尿の自立を前提として，個人の尊厳を損ねることがないようQOLの向上をめざし対処すべきである．

□ 尿失禁

1．女性の尿失禁

尿失禁の程度・間隔をチェックし，持続的であれば残尿チェックを行い，高度の残尿があれば排尿障害として対処する（後述）．

残尿がない時は膀胱造影で膀胱腟瘻の確認を行う．膀胱腟瘻がないときは膀胱容量の検索を行う．付属器癌の浸潤や晩期放射線障害による膀胱容量の減少を認めれば薬物治療を試みるが，カテール管理やおむつ管理が必要になることが多い．

膀胱容量に問題がなければ神経因性膀胱に対する検索を行い，神経因性膀胱他に対し薬物治療を行う．

2．薬物治療

◆低容量膀胱の尿失禁に対して

　塩酸フラボキサート 3錠/日

◆神経因性膀胱，その他の尿失禁に対して

　塩酸フラボキサート 3錠/日＋塩酸オキシブチニン 6〜9 mg/日
　または
　塩酸プロピベリン 20 mg/日

膀胱腟瘻があれば根治術が原則だが，根治術ができない時はQOLの向上を目標とした腎瘻造設も考慮しなければならない．

尿失禁が間欠的，切迫的であれば尿路感染症の有無をチェックし，尿路感染があれば，まず尿路感染症の治療を行う．

◆尿路感染症に対して

　レボフロキサシン 300 mg/日
　または
　アモキシシリン 750 mg/日

長期臥床で膀胱結石ができると感染は遷延し，膀胱刺激症状による失禁や排尿困難を呈するのでレントゲン検査も考慮する．膀胱結石に対しては結石除去が必要であり，腰椎麻酔が可能であれば侵襲の少ない経尿道的結石破砕術を行う．

尿路感染がなければ骨盤臓器手術の既往や癌の転移を検索する．骨盤臓器手術による神経損傷，転移巣による神経因性膀胱に対しては薬物投与を行う（前述）．

骨盤臓器手術後の腹圧性尿失禁に対しては，吊り上げ手術など外科処置が必要な場合があるが，まず保存的治療を試みる．

◆腹圧性尿失禁に対して

　排尿習慣の改善（尿を貯め過ぎないよう指導）
　塩酸プロピベリン 20〜40 mg/日

3．男性の尿失禁

持続的であれば残尿をチェックし，溢流性尿失禁であれば器質的疾患，薬剤由来をチェックし治療する（後述）．尿閉を呈していても特に腹満，腹痛など症状を訴えず尿失禁のみを示すことがある

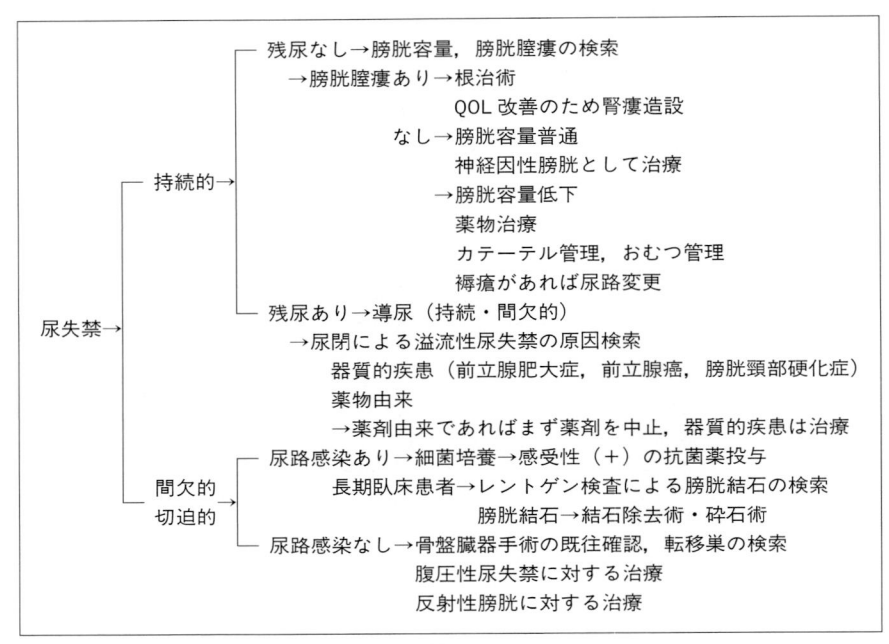

```
尿失禁 ─┬─ 持続的 ─┬─ 残尿なし → 膀胱容量, 膀胱膣瘻の検索
        │          │            → 膀胱膣瘻あり → 根治術
        │          │            QOL改善のため腎瘻造設
        │          │            なし → 膀胱容量普通
        │          │            神経因性膀胱として治療
        │          │            → 膀胱容量低下
        │          │            薬物治療
        │          │            カテーテル管理, おむつ管理
        │          │            褥瘡があれば尿路変更
        │          └─ 残尿あり → 導尿（持続・間欠的）
        │                     → 尿閉による溢流性尿失禁の原因検索
        │                     器質的疾患（前立腺肥大症, 前立腺癌, 膀胱頸部硬化症）
        │                     薬物由来
        │                     → 薬剤由来であればまず薬剤を中止, 器質的疾患は治療
        └─ 間欠的 ─┬─ 尿路感染あり → 細菌培養 → 感受性（＋）の抗菌薬投与
           切迫的  │   長期臥床患者 → レントゲン検査による膀胱結石の検索
                   │   膀胱結石 → 結石除去術・砕石術
                   └─ 尿路感染なし → 骨盤臓器手術の既往確認, 転移巣の検索
                      腹圧性尿失禁に対する治療
                      反射性膀胱に対する治療
```

図1

ので注意が必要である．

尿失禁が間欠的，切迫的であれば尿路感染症の有無をチェックするが，男性では膀胱結石による慢性尿路感染症・排尿異状による失禁の他は多く反射性膀胱であり，神経因性膀胱の治療を行う．膀胱結石に対しては結石除去が必要となる（図1）．

☐ 排尿障害

男性の排尿障害の訴えに対してはまず腹部超音波検査により残尿のチェックを行う．腹部超音波検査は前立腺疾患を同時に検索でき，ベッドサイドで簡便に行うことができるので必ず施行する．この他，前立腺癌や尿道狭窄の存在も忘れてはならず，排尿障害を呈する前の血尿の有無も確認する．

次いで使用薬剤をチェックする．排尿障害をきたす薬剤としては，癌性疼痛治療薬，消化器疾患治療薬，鎮痙薬，抗うつ薬，抗精神病薬など癌治療のなかで頻繁に使われるものが多い[1,2]．前立腺肥大症や弛緩性膀胱があると薬物により容易に尿閉を呈するので注意が必要である（表1）．薬剤由来の尿閉が考えられれば薬剤の中止が必要だが，癌治療のために中止できない時は拮抗薬の使用を考える．

表1

抗コリン作用が強く排尿障害を呈する薬剤	
消化器疾患治療薬	臭化ブチルスコポラミン
	臭化チキジウム
抗うつ薬	塩酸イミプラミン
	塩酸アミノトリプチリン
抗精神病薬	クロルプロマジン
	レボメプロマジン
	塩酸チオリダジン

排尿反射抑制作用により排尿障害を呈する薬剤	
鎮痛薬	塩酸モルヒネ
	硫酸モルヒネ
	リン酸コデイン
	塩酸ブプレノルフィン

次いで，他臓器に対する既往手術や転移巣についてもチェックし神経因性膀胱の存在を明らかにする．

1．器質的疾患の検索

腹部超音波による前立腺の形態検査，前立腺特異抗原測定による癌検査，軟性鏡による尿道狭窄の検索．

2．神経因性膀胱の検索

シストメトリー，尿道内圧測定（状態良好時）

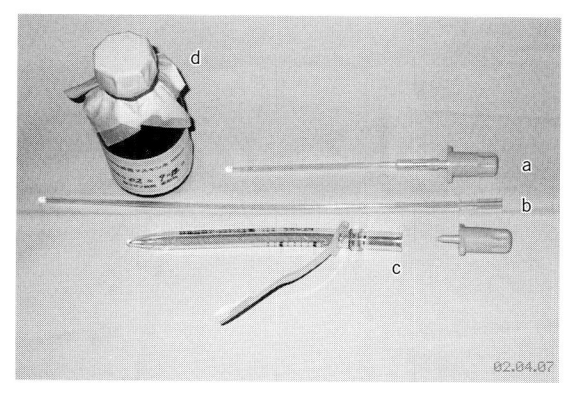

図2 自己導尿法

便器に座った状態で行うことができるのでベッドサイドでも可能である．手指は石鹸にて洗った後，カット綿を用い0.02%オスバン液にて消毒する．同様にして外尿道口を消毒する．

カテーテルは前もって0.02%ヒビテングリセリン液を満たした外筒内で消毒しておく．挿入時はグリセリンが潤滑油となり容易にカテーテル操作を行うことができるが，挿入時痛を訴える時はキシロカインゼリーを使用する．

自己導尿ができない時も間欠導尿用として用いることができる．

a：女性用セルフカテーテル
b：男性用セルフカテーテル（キャップを外した状態）
c：女性用セルフカテの外筒（ヒビテングルコネート・グリセリン液を満たしておく）
  ファイコンセルフカテ，間欠的自己導尿用カテーテル（富士システムズ株式会社製）
d：オスバン液 100 ml

3．排尿障害に対する治療法

◆薬剤由来の尿閉に対する拮抗薬

臭化ジスチグミン 15 mg/日

◆前立腺肥大症に対して

αブロッカー（塩酸タムロシン 0.2 mg または，ウラピジル 30～120 mg，またはナフトピジル 25～50 mg/日）＋エビプロスタット® 6錠

αブロッカー＋黄体ホルモン製剤（酢酸クロルマジノン 50 mg，またはアリルエストノール 50 mg/日）

αブロッカー＋黄体ホルモン製剤＋エビプロスタット®

◆前立腺癌に対して

黄体ホルモン製剤（酢酸クロルマジノン 100 mg/日）
合成エストロゲン（リン酸エストラムスチンナトリウム 2カプセル/日）

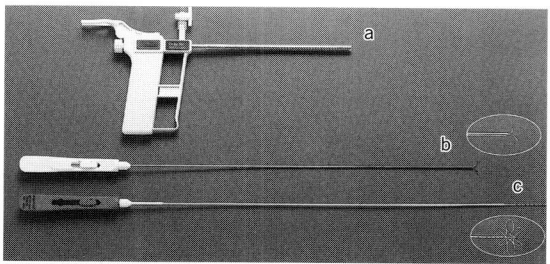

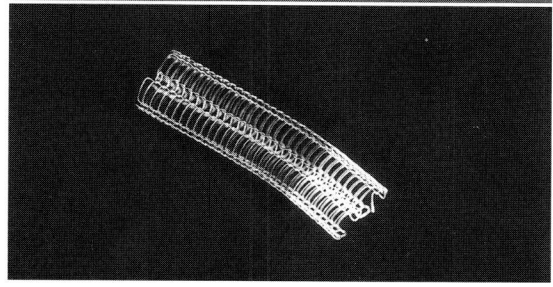

図3 尿道ステント

保存的治療が奏効せず，経尿道的手術などが行えない時適応となる．排尿の自立が保たれ，QOLが保たれる点で有用である．

A：アンジオメッドメモサーム（メディコン社製）
  a：デリバリーセット，b：リポジショニングセット，c：メジャーリングカテーテル
B：アンジオメッドメモサーム（尿道ステント）（メディコン社製）

【留置方法】

鎮痛薬，鎮静薬の使用下で尿道局所麻酔を行う．

メジャーリングカテーテルを用い前立腺部尿道の長さを測定する．デリバリーセットのハンドル操作によりステントを尿道に留置，X線検査により位置の確認をする．留置位置の微調整はリポジショニングセットを用いて行う．ステントは上皮化され長期留置が可能であるが，抜去が必要な時はリポジショニングセットを用いて引き出す．

尿道ステントは前立腺肥大症や前立腺癌による尿道閉塞に対して用いられるが，前立腺中葉の肥大による閉塞や尿道刺激症状の強い前立腺癌は適用外である．また尿道拡張が十分行えない時は上記操作は行えない．

黄体ホルモン製剤または合成エストロゲン＋酢酸リュープロレリン 3.75 mg/月

◆神経因性膀胱（弛緩性膀胱）に対して

ウラピジル 60 mg/日＋臭化ジスチグミン*15 mg/日

治療により尿閉が改善されない時は間欠導尿（自己導尿）（図2），や尿道ステントの使用も考慮する（図3）．

---

* 臭化ジスチグミンは癌治療中で脱水，低栄養状態の時，肝・腎機能が低下している時はコリン作動性クリーゼを起こす危険があるので，使用の際は注意が必要である[3]．

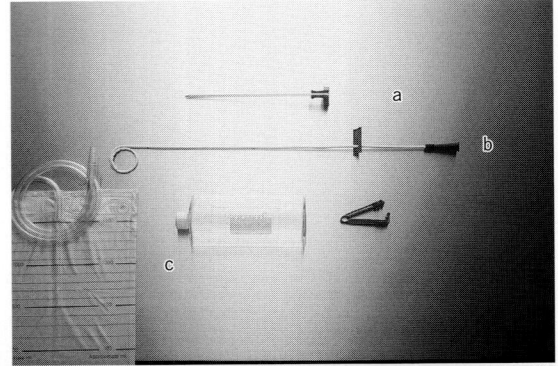

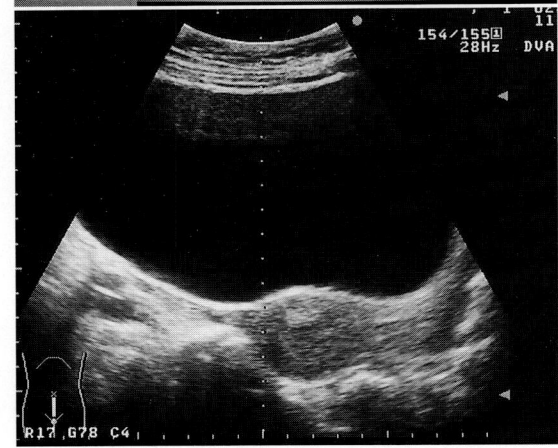

図4　膀胱瘻
前立腺肥大症が高度で長期の尿道カテーテルが必要な時，瘻孔防止目的で造設することがある．
前立腺癌で刺激症状が強く尿道カテーテル留置が困難な時も適応となる．
A：膀胱瘻セット（メディコン社製）
　a：パンクチャーニードル（18 cm），b：ピッグテイルカテーテル，c：採尿バックとボトル
B：超音波画像．超音波糸状断面，破線は穿刺方向を示す

【留置方法】
膀胱を充満させた状態で穿刺部位を局所麻酔し，最終留置カテーテルの径を満たす小切開を加える．筋膜までをモスキートペアンにて拡張（この操作は省いてもよい）し超音波監視下に穿刺する．
次いでパンクチャーニードルを取り外し，カテーテルをナイロン糸にて固定する．しっかり固定し消毒時に注意すれば1ヵ月は使用可．長期にわたる時はバルーンカテーテルに交換する．この時は2週間ごとにガイドワイヤーを使用しカテーテル径を太くしていく（16Fならカテつまりなく管理できる）．

間欠導尿や尿道ステントで管理できず，長期のカテーテル留置を要する時は，瘻孔形成の防止目的のために膀胱瘻造設を考慮する（図4）．この他，尿道浸潤を示す前立腺癌では，尿道刺激症状が強くカテーテル尿管理が困難で膀胱瘻造設を要することがある．

尿道狭窄に対しては外科的処置が必要だが，糸状ブジー操作で拡張が可能な場合は，泌尿器科医がベッドサイドの操作で簡便に行うことができる（図5）．

女性では器質的疾患による排尿障害は少ないが，骨盤腔手術による膀胱頸部の圧排や，膀胱脱による膀胱の変形により排尿障害を示すことがある．この場合，カテーテル尿管理を余儀なくされるが，体位・上肢の可動制限がなければ自己導尿による間欠導尿が望ましい．

男女とも骨盤腔手術による神経損傷や転移巣による神経因性膀胱に対しては薬物投与が必要になる（前述）．

また排尿障害に対しては，残尿の有無に関わらず尿路感染症のチェックを行う．女性の膀胱炎，男性の前立腺炎では排尿障害が著しいことがあり，抗菌薬の投与が必要となり，ペニシリン系，またはニューキノロン系の薬剤を使用する（前述）．残尿がある場合は残尿の治療を優先し，残尿が改善された後，尿路感染症に対する治療を行う．

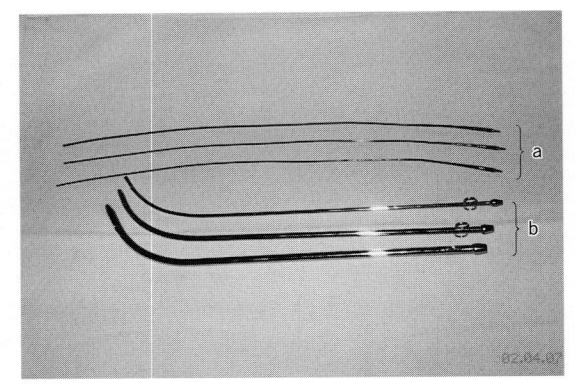

図5　糸状ブジーによる尿道拡張
男性の尿道狭窄に対して腰椎麻酔による手術ができない時，糸状ブジーが狭窄部を通過すれば，ベッドサイドで簡便に行える方法である．
　a：糸状ブジー，b：尿道カテーテル
糸状ブジーと尿道カテーテルは接続できるようになっており，尿道カテーテルは先端が接続部で両側孔より尿の排出が可能である．また糸状ブジーをガイドとして尿道カテーテルの径を上げていくことで最終的にはバルーンカテーテル留置が可能である．拡張操作は鎮痛薬を使用し，尿道局麻下に行う．

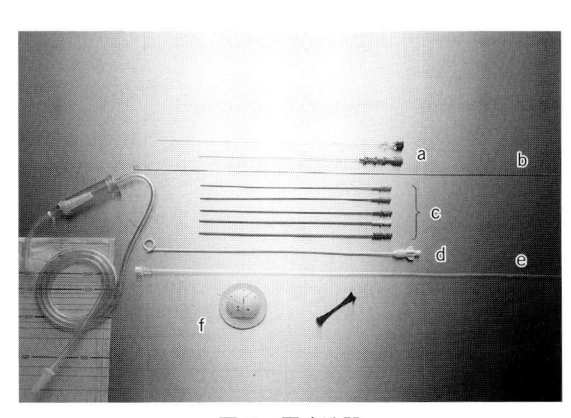

```
排尿障害→残尿測定 →尿閉→導尿（留置カテーテルを要することあり）
                  →内服薬の確認
                     抗コリン作用薬・抗ヒスタミン作用薬には注意
                     使用薬剤の中止
                  →器質的疾患の検索
                     前立腺肥大症・前立腺癌・尿道狭窄
                     疾患に対する治療
                  →他臓器癌に対する既往手術のチェック
                     神経因性膀胱に対する検索と治療
                →残尿がない時
                  →器質的疾患の検索

→尿検査   →尿路感染があれば抗菌薬投与
          残尿があれば，まず残尿に対する治療を行う
```

図 6

図 7 腎瘻造設
a：穿刺針（18.0 ゲージ，200 mm）
b：ガイドワイヤー（0.035 インチ）
c：ダイレーター（6.0 フレンチ〜10.0 フレンチ）
d：ピッグテイルカテーテル（6.0 フレンチ〜9.0 フレンチ）
e：延長管
f：皮膚固定用ディスク，採尿バック

【留置方法】
　腹臥位で穿刺側が15°上がるよう前胸部に枕を入れる．穿刺部に局所麻酔施行後，エコーガイド下に18G針で穿刺し，透視に切り替えガイドワイヤー操作にて穿刺路を拡張しピッグテイルカテーテルを留置する．カテーテルを通した皮膚固定用ディスクをナイロン糸にて固定する．
　穿刺路の拡張時，ダイレーター先が腎盂尿管移行部粘膜に強くあたると容易に出血するので拡張操作は慎重に行う．短期であればセットのカテーテルの交換を行えばよいが長期にわたる時は管理を考慮し穿刺路をさらに拡張し腎盂用バルーンカテーテルに置き換える．

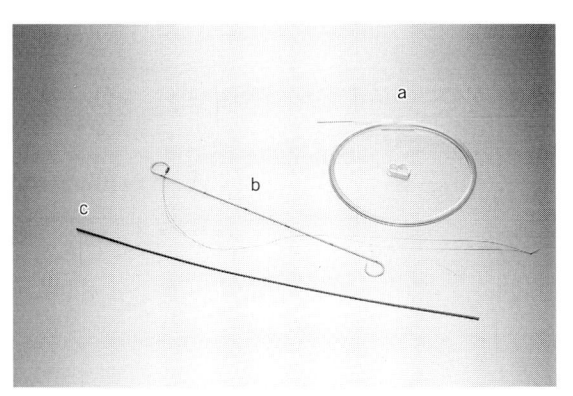

図 8 尿管ステント
a：ガイドワイヤー（0.38 インチ，150 cm）
b：DJ カテーテル（6.0〜8.0 フレンチ）
　　マルチレングスタイプ（22〜32 cm 対応）を多く使用
c：ダイレーター尿管カテーテル

【留置方法】
　鎮静，鎮痛下に内視鏡操作によりステント留置を行う．載石位が基本であるが，体位がとれない時は軟性膀胱鏡を用いて仰臥位で行う．尿管カテーテル先を壁内尿管に挿入し，まず尿管造影を行い尿管の走行を確認する．次いでJティップラジフォーカスガイドワイヤーを用い同軸性操作でダイレーターとなる尿管カテーテルを腎盂まで挿入し，セットのガイドワイヤーを用いて尿管ステントを留置する．
　この時ステント膀胱側が尿管内に入らないよう注意することが重要で，膀胱を充満させた状態で，常に膀胱側先端を確認するよう注意する．男女とも膀胱側先端が尿道内にあっても膀胱内に押し込むことは容易であり，尿管に押し込むことを避ける．
　癌の浸潤などにより尿管口が確認できない時は上記操作は行えないので，膀胱への浸潤の有無は操作前に確認する必要がある．

血尿による排尿障害に対しては出血点の検索と止血が必要だが，3WAYカテーテルを用いた生理食塩液による膀胱持続洗浄や，輸血で様子を見なければならないこともある（図6）．

■ 上部尿路閉塞

他臓器癌，または尿路悪性腫瘍の浸潤や後腹膜リンパ節転移により両側尿管が閉塞した時は，腎後性腎不全を呈し食欲不振，嘔気，嘔吐などの症状が発現する．腎後性腎不全は尿路変更により改善され，症状も緩和される．尿路変更としては，侵襲の少ない経皮的腎瘻造設（図7）や尿管ステント留置（図8）が行われているが，尿管ステントは癌の浸潤による閉塞時に用いると早期にカテーテルがつまるので注意が必要である．

腎瘻造設は片側でよく，腎機能が保たれている側を穿刺する．腎機能良好側については左右の水腎症の経過で判断するが，経過がはっきりしない時は超音波で実質が保たれている側に腎瘻を造設する．腎後性腎不全を呈していなくとも，片側で急激に閉塞が起こった時は仙痛発作が発現し，この症状緩和に対して腎瘻造設が必要なことがある．この場合は尿管ステント留置でもよい．

尿管ステントは両側尿管閉塞（単腎の尿管閉塞）により腎後性腎不全を呈しており，明らかな癌による浸潤が認められず，圧排のみによる閉塞や急激な尿管閉塞による仙痛の緩和目的で留置される．

状態が悪く腹臥位・側臥位がとれず腎瘻造設ができない時も適応となる．

文　献

1) 福井準之助：医原性排尿障害．臨床と薬物治療 14(4)：343-347，1995

2) 城山隆他：尿閉・排尿困難を起こしうる向精神薬．臨床と薬物治療 21(3)：224-227，2002

3) 山中滋木，他：臭化ジスチグミン（ウブレチド）によるコリン作動性クリーゼを呈した1例．泌尿紀要 48：21-23，2002

■ 疼痛以外の症状の緩和ケアの実際―皮膚症状の緩和

臭い/乾燥肌/かゆみ

藤原恵美子　田村　恵子

- 終末期患者における臭いは自尊心の低下や人間関係にも影響を及ぼすため，対策が必要である．
- 終末期の臭いの問題はがんの皮膚転移が原因であることが多く，メトロニダゾールやカデキソマーヨウ素などが有効である．
- かゆみはイライラや不眠を引き起こすため，終末期においても重要な問題である．
- 乾燥肌はかゆみの原因になるため，保湿薬の外用や環境調整などが必要である．

Key Words　臭い，乾燥肌，かゆみ，皮膚転移

はじめに

皮膚乾燥に伴うかゆみは日常的に起こりやすい皮膚症状であるが，患者にとっては強いストレスとなり得る．しかも，多くの苦痛を抱える終末期の患者にとってはなおさらである．また，臭いに関しては，自己イメージの低下など人間の尊厳に関わるだけでなく，患者－家族関係や同室者との関係など周囲との人間関係においても問題になることがある．緩和ケアにおいてはこれらの問題に早期に対応し，患者のストレスや苦痛を緩和することにより，患者がより快適に過ごすことができるように援助していかなければならない．これらの症状の原因やその対策について述べる．

臭　い

がん終末期の臭いに関する問題の多くは，がんの皮膚転移や二次性局所浸潤が原因である．がんの皮膚転移の発生頻度は内臓悪性腫瘍の3～4%程度であり，原発巣としてもっとも多いのは乳がんで次いで，肺がん，胃がんが続き，以下直腸がん，膀胱がんなどがあげられる[1]（図1）．皮膚にがんが転移，浸潤した腫瘍創は潰瘍化やカリフラワー状を呈し，壊死組織で覆われ，浸出液を伴い悪臭を放つ．この悪臭は嫌気性菌感染が合併していることが多く，細菌叢を除去するためには，洗浄が必要である．洗浄には正常組織への害が少ない生理食塩水が使用され，痛みを訴えない程度の洗浄圧で洗浄することが望ましいが，シャワー浴が可能ならば，爽快感を考慮してシャワーを勧めるべきである[2]．局所療法としては，多くの文献でメトロニダゾールの局所塗布の有効性が報告されている．吉澤は0.8%メトロニダゾール軟膏の院内処方例を示している．処方は100g中メトロニダゾール0.8g，マクロゴール#400 20.0g，マクロゴール軟膏69.2g，リドカインゼリー10.0gであり，この混合軟膏を創洗浄後にガーゼに塗布して1日1～2回創部に貼付する方法[3]を報告している．筆者は浸出液の多い乳がんの皮膚転移創に対して，カデキソマーヨウ素を使用して，悪臭の緩和，浸出液のコントロールに良好な結果を得ている．カデキソマーヨウ素は高分子ビーズが浸出液を吸収するとともに，壊死組織を除去する効果があり，徐放性に低濃度のヨウ素を放出することによって創深部への殺菌効果が期待できるものである．これらの強い殺菌力や壊死組織除去の効果により悪臭の緩和に効果があると考える．しかし，浸出液の少ない創や高分子ビーズを洗浄で除去できない創に対する使用は不適であると思われる．そのほかの臭いの対策としては，活性炭シートをガーゼなどのドレッシング材で被覆した上にかぶせる方法や液体消臭剤をガーゼの四隅に滴下する方法などがある．また，がんの皮膚浸潤による瘻孔に対しては，ストーマ装具などを活用したパウチング法が有効である．悪臭のある浸出液をストーマ袋内に回収でき，悪臭の問題を解決できるだけでなく，頻回なガーゼ交換による苦痛も緩和することができる．（図2，図3）．臭気管理においては，十分な換気や活性炭

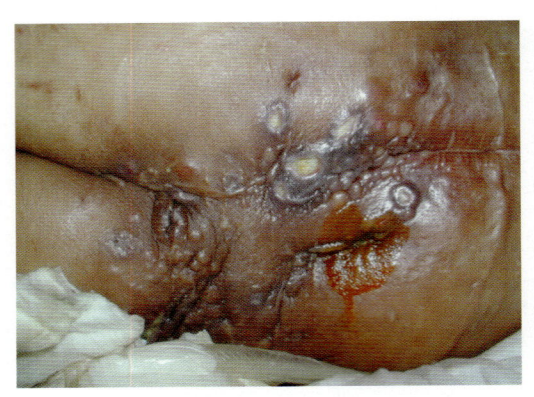

図1　直腸がんの臀部皮膚への転移

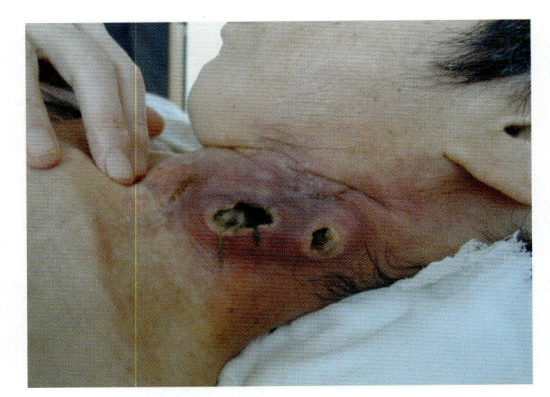

図2　頸部に発生した瘻孔

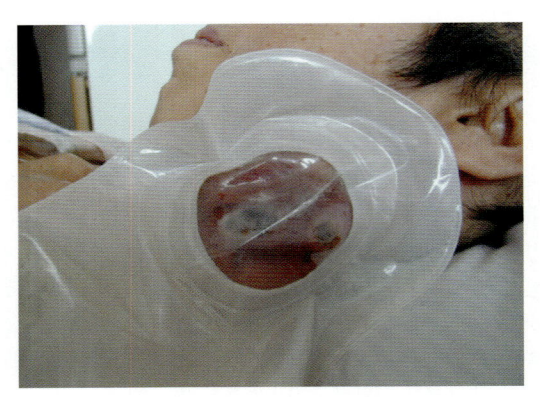

図3　パウチングの実際

や備長炭などの置物，空気清浄機の設置などの環境への配慮も重要である．

□ 乾燥肌

　乾燥肌は表皮の角質水分量が低下した状態であり，外的刺激やアレルゲンの侵入を保護するバリア機能が破綻し，かゆみや湿疹などの皮膚トラブルを引き起こしやすい．乾燥肌を防止するためには，皮脂の喪失と掻痒の誘発を避けるケアが必要である．入浴時には熱い湯や長湯を避けること，過度の洗浄剤の使用や皮膚のこすりすぎなどには注意を要する．また，保湿成分が含まれた入浴剤の使用は効果的である．さらに，入浴後の保湿薬の外用は有効であり，ワセリンなどの油脂性基剤は皮脂の代用として使用でき，スキンケアクリームや乳液などは人工の被膜を形成し，水分の蒸散を防ぐ作用がある．また，尿素製剤やムコ多糖製剤などは積極的な吸湿作用により皮膚保湿作用を発揮する[4]といわれている．部屋の湿度を整えることや，過剰な冷暖房を避けるなど，皮膚の乾燥予防には環境の調整も重要である．

□ かゆみ

　かゆみは掻破欲（掻破反射）を催させる一種の不快な感覚・刺激であり，物理的刺激，化学的刺激，心理的刺激により引き起こされる．掻破により末梢神経を損傷し，掻破欲を高める悪循環になること，掻破により皮膚の損傷・二次感染を招く可能性がある[5]．かゆみは皮膚症状だけではなく，不眠やイライラ感，食欲低下などにも影響を及ぼす．具体的な対策としては，乾燥によりかゆみを誘発するため，前述した乾燥肌を防止するケアを行う．かゆみを抑制する工夫としては，ヨモギローションやメントールを含むローションの塗布が有効である．また，局所の冷却，室温を低めに設定することや物理刺激を予防するために肌着は綿のものを着用する，電気毛布や電気コタツの使用を避けるなどの工夫によりかゆみを防ぐことができる．さらに，鎮静効果を期待して，患者の好みの香りを配慮してアロマセラピーを考慮することもあるが，使用方法を誤ると逆効果になることもあるため，注意を要する．不眠に対しては入眠前の外用薬やローションの塗布，内服などが効果的である．

文　献

　1）田沢賢次：皮膚障害別スキンケア．スキンケアガイダンス．日本看護協会出版会．東京，279-282，2002

　2）宮崎啓子：癌患者における悪性肉芽腫創の管理．日本創傷・オストミー・失禁ケア研究会誌．

8(2)：51-58，2004

3）吉澤明孝，他：痛み以外の症状の理解とマネジメント　皮膚症状のマネジメント　臭いの管理．ターミナルケア増刊号　わかるできるがん症状のマネジメントⅡ．三輪書店，東京，239-241，2001

4）宮地良樹：高齢者のスキンケア　ドライスキン対策：薬剤使用の観点から．臨床看護30(8)：1196-1201，2004

5）真田弘美，他：症候別スキンケア　瘙痒．スキンケアガイダンス．日本看護協会出版会．東京，113-117，2002

■ 疼痛以外の症状の緩和ケアの実際―皮膚症状の緩和

褥瘡/ストーマ

進藤　勝久
しんどう　かつひさ

- 褥瘡の原因では低栄養や活性酸素状態などの内的病因も重要である.
- ストーマ合併症の原因では装具や装着方法が不完全であることが多い.
- 褥瘡局所ケアでは被覆材や治療薬を適切に選択していきたい.
- ストーマケアでは皮膚保護材を重視した装具の選択でありたい.
- 介護・医療保険診療上の予防と対策についても熟知したケアが望まれる.

Key Words　褥瘡，ストーマ，閉塞療法，皮膚保護材，介護・医療保険

はじめに

癌患者における皮膚症状では，前項で述べられた全身的総論的なものと，本項で述べる局所的各論的なものとに分かれる．後者でもっともよく遭遇するものは褥瘡とストーマである．

褥瘡は寝たきりになったり，ターミナルステージになったときに発生する．その治療もさることながら，原因を除去して快適な皮膚環境を作り出すことが先決である．

ストーマでは，癌の外科治療の一環として人工肛門や尿路変更などのストーマ造設術を行う場合と，癌の自然史のなかで腸瘻や膀胱瘻が発生してくる場合とがある．そのケアでは排泄物や臭気の管理，ストーマ周囲皮膚障害の管理，異常ストーマの管理などが重要である．ここでは中者を扱うことにする．

褥瘡とストーマとは無関係のように見えるが，そこに使われる皮膚保護材料やケア技術には関連したものがあり，WOC看護学（Wound/Ostomy/Continence Nursing）やストーマリハビリテーション学が脚光を浴びている由縁でもある．なお，本書では栄養や全身管理，心理や支援体制などは省略して，局所管理に重点をおく．

□ 褥瘡の原因

まずは褥瘡が，外からの物理的化学的な刺激によって創り出される創woundではなくて，生体や皮膚自体の変化によって起こる瘡soreであること，つまり，骨と寝床に挟まれた皮膚や皮下組織が血行障害となり壊死に陥る過程をいうのであることを認識しなければならない．また，この病態は単なる圧迫という外力によって創られたのではなくて，デルマドロームのような内的病因が強く関与している．あるいは，悪液質や低栄養状態，麻痺・筋肉萎縮による局所の低血圧や低酸素状態などが関与している．この病的過程が体位変換をさせなかったことだけで起こるとは考えられない．むしろ，これらの内的病因を分析することが重要で，外的原因はそれに付随するものであることが多い．

□ ストーマ合併症の原因

ストーマ自体の問題というよりは，その周辺に起こる合併症がケアの対象になることが多い．合併症の大部分は周囲皮膚障害であり，その原因の多くは排泄物が漏れて皮膚に付着することにある．漏れの原因は装具自体や装着方法が不完全であることなのだが，ケアする者はストーマ自体の陥凹や造設位置や異常な排泄状態の所為にしようとする．他者に転嫁するのではなくて，介護者の責任という観点から原因を分析することが重要である．ちなみに，ストーマ自体の合併症もケアの対象になる．

早期には，壊死，浮腫，出血，粘膜潰瘍，粘膜皮膚縫合離開，膿瘍，瘻孔，蜂窩織炎などが起こりやすいのに対して，後期には，狭窄，萎縮，脱出，陥没，ヘルニアなどが起こり得る．これらの原因は血行障害であったり，感染であったり，変

表1 褥瘡診断に用いる判定基準

深達度	程度（中心3 cm²）	随伴症状	神経障害
Ⅰ：表 皮	a．発 赤	O なし	Ns（知覚神経）
Ⅱ：真 皮	b．水 泡	P 疼 痛	Nv（運動神経）
Ⅲ：皮下組織	c．びらん	Q 滲出液	Nx（活 動 性）
Ⅳ：筋 膜	d．壊 死	R 化 膿	3 重 度
Ⅴ：筋 肉	e．潰瘍・洞	S 出 血	2 中等度
Ⅵ：骨 膜	f．骨膜炎	T 全身性	1 軽 度
			0 障害なし

【判定例】：Ⅲ：d．R 1，P 3，Ns 0，Nv 2，Nx 3

性や経時的変化であったりする．

□ 褥瘡ケア

1．診療基本

褥瘡はいったん起こると非可逆的に進行して治り難いものである．火傷や凍傷は最初から深達度が決まっているのに対して，褥瘡は進行していくので従来の固定的な分類は好ましくない．褥瘡は表1のように細かく観察して，程度の進行具合を診断しなければならない．

ケア方針としては，創傷環境を改善させること，創傷治癒を促進させることである．前者では創面の保護，壊死組織の除去，感染の制御，栄養や血行の改善が重要である．後者では肉芽形成と上皮再生が重要である．体液中のホルモン様物質や創傷細胞内のサイトカインなどによる根本療法も研究最盛期の感がある．

従来，創面保護にはガーゼを使ってきたが，固着や乾燥のために創傷治癒を阻害している場合もある．創傷においては，湿潤環境が上皮再生を促すことが証明された1970年以来，alginate材，hydrocolloid材やhydrogelなどが製品化されて被覆材として市販されるようになった．

被覆材が創傷治癒の環境つくりに使用されるのに対して，治療薬は創傷治癒の弊害物を除去し，治癒促進を能動的に行うために使用される．治療薬は特有の薬理作用によってその目的を達成する．被覆材と局所外用剤を主たる機能によって表2のように分類した．

なお，感染巣でない限り，消毒薬を使わずに，流水で洗い，食用品ラップで被覆するだけの治療法で好成績をあげている人もいる．

2．治療薬と被覆材の使い分け

感染創には適切な抗菌薬や抗真菌薬による治療を優先させる．健全な肉芽には化膿がないが，皮膚常在菌や日和見感染から予防するためにも消毒薬の正しい使用が望まれる．そのうえで，被覆材による閉塞療法が行われるべきである．分泌物が多すぎる褥瘡では滅菌ガーゼなどを重層して頻回に取り替えるか，ソフレット®ゲルのような治療薬を使ったうえで被覆材に切替えていく．

被覆材の選択にあたっては，表1の褥瘡状態と被覆材側の条件を勘案する必要がある．後者の特性を表3に示して，選択の指針に供したい．

□ ストーマケア

1．診療の基本

ストーマ処置の自己管理が基本であり，術前生活への社会復帰が目標である．そのための手術手技や周術期指導や退院時指導，ストーマ外来での相談などが行われている．つまり，皮膚障害が起きてからケアするのでは治癒が困難であることがわかっている．

術直後用装具 袋部は防臭透明フィルムで，開放型袋ないしは窓付き浮動型袋．袋表面張りは肌触り良く，感染源にならないこと，皮膚粘着部は密着して，体動・発汗・発熱で剥がれないこと，柔軟で（異物感なく）痛みなく剥離できること，物理的・化学的・生物学的に刺激がなく安定していること，袋接合部は嵌合が簡単で，腹部を押さえることなく着脱できることなどの条件を満たす装具を選ぶ．

排便管理 自然排便法を日常茶飯事の基本とし，長時間会議出席や運動競技や海外旅行の搭乗時などには灌注排便法を行い，便秘傾向の時には薬剤排便法など，各種トイレットトレーニングに慣れておく．

社会復帰 便臭や放屁音が洩れないこと，発汗時や体動時の肌触りなど社会生活をしていくうえでの配慮を指導する．また，身体障害者手帳の交

表2　褥瘡治療用材

A．被覆材
　a．医療用具：皮膚欠損用創傷被覆材
　　　ハイドロコロイド：コムフィール・アルカスドレッシング/ペースト，デュオアクティブ/CGF/ET/ET スポット，アブソキュアーウンド/サジカル，テガソーブ/ライト，ビューゲル
　　　ハイドロファイバー：アクアセル
　　　ハイドロゲル：クリアサイト，ジェリパーム/粒子ゲル，ニュージェル，グラニュゲル，イントラサイトジェルシステム
　　　ポリウレタン：ハイドロサイト/AD/キャビティ，ティエール MTL/ハイドロポリマードレッシング/プラス/ライト
　　　かに甲羅：ベスキチン W-A/W/W サポートプラス/F
　　　アルギン酸塩：ソーブサン，カルトスタット/CD，アルゴダーム，クラビオ AG
　　　複合材料：バイオブレン，ゼメックスエピキュール
　　　真皮欠損用グラフト（コラーゲン使用人工皮膚）：ペルナック，テルダーミス
　　　非固着性シリコンガーゼ：アダプティック，キュティセリン，トレックス/C
　　　注）保険適用外　ガーゼ・テープ：KP，トラクロス，トッパー，ウレザック C，デルマエイド，シルキーポア，ハンザポア
　　　　　　　　　　　ポリウレタン膜：テガダーム，バイオクルーシブ，オプサイドウンド，パーミエイド S，キュティフィルム，ノベクタン
　　　　　　　　　　　皮膚被膜材：キャビロン，スキンプレップ，ユニダーム，ユニサルブ，ウロプレップ，コンバケアバリア，スキンティシュ，ビジダーム，カラヤヘッシブ
　b．医薬品：生体材料：滅菌凍結乾燥豚真皮（アロアスク D，メタスキン，ライオデルム），メイパック，フィブリン膜，ゼラチン（スポンゼル，ゼルフィルム，ゼルフォーム），コラーゲンスポンジ

B．外用剤
　a．壊死組織除去薬：デブリサン，トリプシン末，ブロメライン，バリダーゼ，亜鉛華軟膏
　b．肉芽形成促進薬：ソルコセリル，リフラップ，ピスタロン，オルセノン，アクトシン，プロスタンディン，ACA（アルキサ，アラントロックス，イサロパン，ソフレットゲル），ペリドール，ペルガレン，フィブラストスプレー
　c．表皮形成促進薬：アズノール，ジルダザック，マルザルベ V，インターチュール
　d．抗菌薬
　　　軟膏類：ゲーベン，マフェテート，ドミアン，グラマイシン，テラマイシン，クロマイ，バラマイシン，ゲンタシン，アイロタイシン，アクアチム，テラジアパスタ
　　　散末類：フランセチン T，フラジオマイシン末，（ソフラチュール）
　　　洗浄用：カナマイシン，硫酸ポリミキシン B，コリスチン，コリマイシン，メタコリマイシン，バシトラシン，ファンギゾン，（バンコマイシン）
　e．消毒薬
　　　軟膏類：ソアナース，ユーパスタ
　　　散末類：カデックス，デクラート
　　　洗浄用：イソジン，ヒビテン，ハイアミン，オスバン，オキシフル，レゾルシン

C．体圧分散用具
```
┌ 体圧分散クッション              ┌ ウォーターマットレス
│       ＜自力可動性＞      ┌ 特殊ベッド ┤ エアロマットレス
│                           │            └ ビーズマットレス
├ 体圧分散マットレス       ┤            ┌ ゲルマットレス
│       ＜ギャッジアップ性＞ ┤ 交換マットレス ┤ ウレタンフォームマットレス
│                           │            └ エアマットレス
│                           └ 上敷マットレス：同上の亜分類
└ 体位補助枕：ビーズパッド，ビーズクッション，ビーズマット
```

付や利用法，各種補助金受給法なども教える．装具選択にあたっては TPO に合わせたトータルシステムに慣れてもらう．

2．治療薬と被覆材の使い分け

ストーマ周囲皮膚炎に用いられる外用薬は一般の皮膚病と同じであるので，ここでは省略する．被覆材については，ストーマ用皮膚保護材をとり

表3 創傷被覆材の選択条件

特性＼材料	乾ガーゼ	ワセリンガーゼ	ポリウレタン膜	ハイドロコロイド	アルギネート	ハイドロゲル
湿潤保持	—	—	○	○	○	○
吸水性	○	—	—	○	○	○
デブリドマン	—	—	—	○	○	○
非固着性	—	○	○	○	○	○
皮膚粘着	—	—	○	○	—	—
薬剤塗布	○	○	—	—	—	—
疼痛軽減	—	○	○	○	○	○
感染防御	—	—	○	○	○	○
補強不要	—	—	○	○	—	—
低廉単価	○	○	—	—	—	—
経済効率	—	—	○	○	○	○

表4 皮膚保護材の分類

粘着力 kgf ＼ pH	≤ 5	5.1〜5.9	6 ≤
強過 1.5 ≤		ウロプレフランス (close), ソフガード	
強 1.5〜1.2	ポスパック B, GX トラシール, サージドレーンオープントップ B, プロケア 2	ドレーナ S, フレックステンド, ニュースイスロール EX, バリケア, バイオユーリン, アクティブライフ DX, スキンシールド, セラケア F 3, F 4, ウルトラマックス	スイスロール 4550
中 1.2〜0.8	トレビアン茶, ニュースイスロール K, ケーフレックス, アクティブライフ CD, ホリガード, カラヤプラスト, バイオユーリンスーパー, ユーケア D, ポスパックライト, ユーケア C	トレビアン白, プレフィール, コロプレフランス (close), ソワール, イレオ S, ポストオペ, ニュースイスロール 2892, k キュラガード, コロベース, オラヘーシブ, バリケアソフト, ベストフィット, アクティブライフ ST, ダンサックライト/ソロ, ガーデアン, スキンバリア, プレミアム, アブソキュア, セラケア S 3, S 2, SH 1, SH 4, シールアピール, クロスリンク	デュオソフト (S)
弱 0.8〜0.5	テガソーブ, キュティノバハイドロ, コリシールディスク	テガソーブライト, アルマリス, アクティブライフ S, アクティブライフ DX-P	ソフトフレックス
弱過 ≤ 0.5	カラヤ 5 ドレイン	プレミアムドレイン, ニュージェル	クリアサイト

あげる．

　排泄物の付着が原因である場合には，清拭して皮膚保護材を隙間なく貼付することで治るが，慢性長期化して皮膚びらんや潰瘍を呈している場合には，刺激の強い皮膚保護材は避けて，外用薬が優先されなければならないこともある．しかし，多くの軟膏クリーム類塗布症例ではそのうえに皮膚保護材は貼付できず，無意味なので，単なる面板にベルトをつけてストーマ周囲に固定することになる．

　皮膚保護材が皮膚よりも酸性であることから酸好性細菌真菌感染や細菌アレルギーの可能性もあるので，抗菌薬や抗アレルギー薬などの全身的投与も配慮しなければならない．単に皮膚保護材アレルギーである場合には種類の異なる皮膚保護材に変更すればよい．皮膚保護材は構造や成分や用

表5 褥瘡対策に関する診療計画書

氏　名				殿　男　女	病　棟		計画作成日
明・大・昭・平　　年　月　日 生（　歳）					記入担当者名		
褥瘡の有無	1. 現在	なし	あり	（仙骨部，坐骨部，尾骨部，腸骨部，大転子部，踵部）			褥瘡発生日
	2. 過去	なし	あり	（仙骨部，坐骨部，尾骨部，腸骨部，大転子部，踵部）			

	日常生活自立度* J（1，2）A（1，2）B（1，2）C（1，2）		*老健第102-2号（H3.11.18）を参照のことJ1～A2の患者については評価票作成を要しない				対処
危険因子の評価	・基本的動作能力（ベッド上　自力体位変換） 　　　　　　　（イス上　坐位姿勢の保持，除圧）	できる できる			できない できない		「あり」もしくは「できない」が1つ以上の場合，看護計画を立案し実施する
	・病的骨突出	なし			あり		
	・関節拘縮	なし			あり		
	・栄養状態低下	なし			あり		
	・皮膚湿潤（多汗，尿失禁，便失禁）	なし			あり		
	・浮腫（局所以外の部位）	なし			あり		

褥瘡の状態の評価	深さ	(0) なし	(1) 持続する発赤	(2) 真皮までの損傷	(3) 皮下組織までの損傷	(4) 皮下組織をこえる損傷	(5) 関節腔，体腔に至る損傷または，深さ判定不能の場合	
	滲出液	(0) なし	(1) 少量：毎日の交換を要しない		(2) 中等量：1日1回の交換	(3) 多量：1日2回以上の交換		
	大きさ (cm²) 長径×長径に直行する最大径	(0) 皮膚損傷なし	(1) 4未満	(2) 4以上16未満	(3) 16以上36未満	(4) 36以上64未満	(5) 64以上100未満	(6) 100以上
	炎症・感染	(0) 局所の炎症徴候なし	(1) 局所の炎症徴候あり（創周辺の発赤，腫脹，熱感，疼痛）		(2) 局所の明らかな感染徴候あり（炎症徴候，膿，悪臭）	(3) 全身的影響あり（発熱など）		
	肉芽形成 良性肉芽が占める割合	(0) 創閉鎖または創が浅いため評価不可能	(1) 創面の90％以上を占める	(2) 創面の50％以上90％未満を占める	(3) 創面の10％以上50％未満を占める	(4) 創面の10％未満を占める	(5) まったく形成されていない	
	壊死組織	(0) なし	(1) 柔らかい壊死粗織あり		(2) 硬く厚い密着した壊死組織あり			
	ポケット (cm²) （ポケットの長径×長径に直行する最大径）ー潰瘍面積	(0) なし	(1) 4未満	(2) 4以上16未満	(3) 16以上36未満	(4) 36以上		

	留意する項目		計画の内容
看護計画	圧迫，ズレ力の排除 （体位変換，体圧分散寝具，頭部拳上方法，車椅子姿勢保持など）	ベッド上	
		イス上	
	スキンケア		
	栄養状態改善		
	リハビリテーション		

途などによって分類が異なるが，表4には粘着力とpHによる分類を掲示しておく．前述の診療基本に則ってケアする場合の装具処方例をあげるとすれば下記のいずれかを選択するがよいであろう．

術直後　ポスパックK，ポストオペW，術直後ファーストチョイス，術後用パウチ，ソロマキシドレーナブルなど．

抜糸後　ユーケアD，PC 3000，カラヤ5ドレイン，アクティブライフ，ソワール，ウルトラマックスなど．

退院時　プロケアII，イージフレックスアシュラII，ベストフィット＋，ぴたりん，トレビアン2など．

表6 褥瘡ハイリスク（予防・管理が難しく重点的な褥瘡ケアが必要）

ベッド上安静であって，次に掲げるものをいう．
　ア．ショック状態のもの
　イ．重度の末梢循環不全のもの
　ウ．麻薬などの鎮痛・鎮静剤の持続的な使用が必要であるもの
　エ．6時間以上の全身麻酔下による手術を受けたもの
　オ．特殊体位による手術を受けたもの
　カ．強度の下痢が続く状態であるもの
　キ．極度の皮膚の脆弱（低出生体重時，GVHD，黄疸など）であるもの
　ク．褥瘡に関する危険因子があってすでに褥瘡を有するもの

保険診療上の予防と対策

　最近では国の医療経済上の理由もあって，発病を予防し，早期発見早期治療の対策に重点が置かれるようになった．まず，入院基本料などの施設基準の1項目に，褥瘡対策実施，専任構成チーム設置，危険因子評価（表5の上1/3）実施の3条件を課している．さらに，褥瘡患者管理加算（20点）を取るためには，褥瘡対策の診療計画書（表5）に基づいた褥瘡対策実施と評価が行われていなければならない．また，表6に掲げる褥瘡ハイリスクの患者ケア加算（500点）も設定されている．

　入院中以外の患者，特に特定施設入居者への在宅医療や訪問看護については，制約があったが，平成18年7月からは褥瘡処置やケアについても在宅時医学総合管理料，訪問看護管理療養費などが請求できるようになった．

　ストーマに関しては，外来診療でストーマ処置料が請求できるが，在宅寝たきり患者処置指導管理料とは背反関係になっている．入院中もストーマに関連して各種指導料が請求できるが，独立したものはまだ存在しない．現在，ストーマサイトマーキングや術直後ケアなどの材料・技術料が請求できるように交渉中である．

おわりに

　褥瘡にしてもストーマにしても，問題点と原因を十分に把握したうえで，理論的で実用効果的なケアが望まれる．さらに，個々人の希望や家族/社会的環境を考慮したものでありたい．

文　献

1）日本ストーマリハビリテーション学会，編：ストーマリハビリテーション学用語集．金原出版，東京，1997
2）進藤勝久：抗菌剤・消毒剤．褥瘡ケアハンドブック．先端医学社，東京，60-68，1995
3）進藤勝久：褥瘡における創傷治療剤と被覆剤．STOMA 7(3)：101-104，1996
4）進藤勝久：皮膚保護剤に関するJIS(T 9233)の問題点（上，中，下）STOMA 8(2)：60-64，1997，STOMA 8(3)：115-118，119-123，1998
5）進藤勝久，他編：創傷アセスメントとドレッシング．へるす出版，東京，1999
6）進藤勝久：ストーマ造設とストーマケア1，2．外科治療 84(1)：100-106，2001，84(2)：208-214，2001
7）水原章治：傷の正しい治し方—創傷から褥瘡のラップ療法．金原出版，東京，2005

■ 疼痛以外の症状の緩和ケアの実際

全身倦怠感

川辺 圭一

- 全身倦怠感とは，疲労感と脱力感を伴う全身衰弱のことをいう．
- 末期がんの状態ではほとんどすべての患者にみられている．
- ターミナルの前期の後半から中期においては，コルチコステロイドの投与と日常生活動作の援助が重要である．
- スタッフは真剣に訴えをきき，対応する姿勢をみせることが大切であるし，原因をしっかりとアセスメントすることも重要である．

Key Words 倦怠感，無力症，全身衰弱，コルチコステロイド，緩和医療

はじめに

全身倦怠感とは，疲労感と脱力感を伴う全身衰弱のことをいう．末期がんの状態ではほとんどすべての患者にみられている．淀川キリスト教病院ホスピスの調査によると，生命予後が3ヵ月の患者には30％，2ヵ月の患者には50％，1ヵ月の患者には75％に出現している．倦怠感は，無力症，衰弱，疲労感なども同じ意味で使用されるが，倦怠感はさまざまな原因により出現し，その多くはがん悪液質が関連していると考えられている．ただし，全身倦怠感という言葉は，患者によってさまざまな意味で使用されているということを知っておかなければならない．

発生のメカニズムと原因のアセスメント

倦怠感は複数の原因が関係しており，腫瘍自体が原因となっている身体的要因と抑うつや不安が関連した精神的要因に分類される．がん患者では，蛋白質，脂質の異化亢進状態となっており，腫瘍壊死因子やサイトカインも関連しているといわれている．以下にそれぞれについて述べる．

身体的要因

1. がん悪液質

がんの増殖による栄養摂取不良，ホルモン代謝異常（甲状腺機能低下症，副腎不全，糖代謝異常），がんの進行による組織の破壊などによる．

2. 薬　物

オピオイド，抗うつ薬などの使用によるが，特に使用開始時に起こりやすい．

3. 放射線療法や化学療法などによる体力の低下

4. さまざまな臓器不全

腎不全，尿毒症，肝不全，呼吸不全，心不全などがある．

5. 免疫力の低下による感染

肺炎，尿路感染症，膿瘍，結核症などがある．

6. 水・電解質異常

脱水症，高Na血症，低K血症，低Na血症，嘔吐や下痢による体液バランスの乱れや脱水による．

7. がんの浸潤による神経の圧迫と麻痺

多発性末梢神経障害，脳転移，がん性髄膜炎，筋無力症，廃用性萎縮症による．

8. 食欲の低下による栄養障害とビタミンの不足

9. 貧　血

10. 心拍出量の減少

11. 慢性の低酸素血症

12. 浮　腫

精神的要因

身体的原因がはっきりしない場合は疑ってみることが必要である．ただし，身体的要因を見落とさないように注意することが必要である．

1．不安状態
2．抑うつ状態
3．いらいら感
4．不眠，睡眠不足

□ 治 療 法

　ターミナルの前期の後半から中期（生命予後が1～2ヵ月の時期）おいては，コルチコステロイドの投与と日常生活動作の援助が重要である．ターミナル後期（生命予後が2週間未満）になるとコルチコステロイドも効果が十分でなく，セデーション以外に苦痛を緩和することが困難となることがある．

　そもそも，全身倦怠感は，主観的な症状であり，痛み以上に評価は難しく，過小評価されやすい傾向がみられる．さまざまな評価尺度が開発されているが，「患者自身にきくこと」がもっとも良い評価方法といわれている．したがって，スタッフは真剣に訴えをきき，対応する姿勢をみせることが大切であり，原因をしっかりとアセスメントすることも重要である．また，患者の全身状態の把握も必要である．

1．貧　血

　慢性貧血は無症状のことが多いが，ヘモグロビンが8 g/dl以下であり，貧血が原因と考えられるめまい，失神，動悸，呼吸苦，全身倦怠感の症状がみられる場合，一時的な出血で輸血によって症状の改善がみられると考えられる場合は輸血を考慮する．

2．脱　水

　輸液をすることによって改善することがあるが，ターミナル中期以降の輸液や高カロリー輸液は患者にとって苦痛が大きく，症状緩和においては無効のことが多い．

3．高Ca血症

　急速に出現する眠気，嘔気，口渇，多飲，多尿，全身倦怠感，便秘などを生じたら疑ってみる．全がん患者の10%に出現するといわれ，乳がん，肺がん，頭頸部腫瘍，血液系の腫瘍に多い．輸液とビスフォスフォネート製剤の点滴，コルチコステロイドの投与を行う．

処方例
パミドロン酸二ナトリウム（アレディア®）
[注射剤] 1回30～45 mgを生理食塩水500 mlに溶解し4時間以上かけて点滴静注
インカドロン酸二ナトリウム（ビスフォナール®）
[注射剤] 1回10 mgを生理食塩水500 mlに溶解し2～4時間以上かけて点滴静注

5．低K血症

　利尿薬やステロイドが原因のことが多いため中止や減量を考慮する．

6．低Na血症

　しばしばみられるが無症状のことも多い．無理に補正せず様子をみることの方が多い．

7．血糖値異常

　末期がん患者ではインシュリンの使用は最小限にとどめることが多く，血糖値は空腹時に100～200 mg/dl，非絶食時には150～350 mg/dlを目安とする．コルチコステロイドが原因の場合には減量を考える．高カロリー輸液を行っている場合は中止する．

8．感染症

　肺炎や尿路感染が原因となることが多い．抗菌薬を使用するが，全身状態や予後，経過をみながら判断していく．

9．臓器不全

　治療可能な場合は行うが，予後によってはセデーションを考慮した方が良い場合もある．

10．抑うつ・不安

　抗うつ薬や抗不安薬の投与を行う．

処方例
クロキサゾラム（セパゾン®）
　　　　錠剤　1回1～2 mg, 1日3回
ジアゼパム（セルシン®）
　　　　錠剤　1回2～5 mg, 1日3回
フルボキサン（デプロメール®）
　　　　錠剤　1回25～75 mg, 1日2回

11．不　眠

　夜間の十分な睡眠の確保を行う．起床時に眠気が残らないような眠剤を使用する．

12．薬　物

　原因と思われる薬剤を減量や中止して他の薬剤に変更する．

13. 末期がん特有の全身倦怠感（がん悪液質）

(1) コルチコステロイドの使用

少量より開始し，効果をみながら徐々に増量していく．不眠を避けるために午後6時を目安として，それ以降には投与しないことが重要である．また，長期投与になる場合には予後と副作用を考慮しながら，慎重に投与する．

処方例
ベタメタゾン（リンデロン®）

| 錠　剤 | 1回1〜2 mg，1日1回朝または1日2回朝・昼 |
| 注射剤 | 1回2〜4 mg，1日1回静注または点滴静注 |

---

(2) メチルフェニデートの使用

もともとはうつ病やナルコレプシーに用いられ，覚醒作用がある．眠気を伴う全身倦怠感に対して有効な場合がある．夕方以降の投与は不眠を誘発するため避けた方がよい．

処方例
メチルフェニデート（リタリン®）

| 錠　剤 | 1回10〜20 mg，1日1回朝または1日2回朝・昼 |

内服が難しい場合は経直腸的に投与する．

文　献

1) 恒藤　暁：がん悪液質症候群．最新緩和医療学．最新医学社，大阪，74-82，1999
2) 奥山徹他，著：終末期の倦怠感．ターミナルケア 11(10)増刊号・わかるできるがんの症状マネジメント：268-267，2001
3) A. Waller（津崎晃一，訳）：脱力．緩和ケアハンドブック．メディカル・サイエンス・インターナショナル，東京，47-51，1999
4) 阿部　薫，監訳：フローチャートで学ぶ緩和ケアの実際．南江堂，東京，75-79，1999
5) 池永昌之，著：全身倦怠感．だれでもできる緩和医療．医学書院，東京，88-93，1999

■ 疼痛以外の症状の緩和ケアの実際―精神的ケア

不安/不眠/抑うつ

森田　幸代　下田　和孝

- がん患者に抗不安薬をはじめとする向精神薬による薬物療法を行う際には，身体機能の低下に伴う薬物代謝能・排泄能低下により副作用が出現しやすい．
- がん患者に長時間作用型のベンゾジアゼピン系薬物（抗不安薬・睡眠薬）を投与した場合，翌日への持ち越し効果や筋弛緩作用が出現することが多い．
- がん患者に抗うつ薬を投与する際には，少量から開始し，副作用をみながら数日から週単位で漸増していくことが推奨される．
- がん患者に向精神薬を投与する際には，他剤との薬物相互作用の出現に注意することが必要である．

Key Words　ベンゾジアゼピン系抗不安薬，ベンゾジアゼピン系睡眠薬，抗うつ薬，副作用，薬物相互作用

　がん患者の精神症状の治療は，大きく非薬物療法と薬物療法の二つに分けられる．非薬物療法としては，支持的精神療法が一般的である．支持的精神療法とは，患者の無意識な葛藤や人格の問題には入り込まず，その人なりの方法で困難を乗り越えていけるように現実的に患者の心理を支えていく治療技法[3]であり，具体的には，患者の話を批判・解釈することなく肯定的に受け止めることによって，感情の表出を促し，現実的な範囲内で保障を与える．その他，不安を持つ患者に対しては心身のリラクセーションをはかるなどの行動療法的アプローチや，不安・抑うつを持つ患者に対しては，患者の否定的・悲観的考えを自己修正できるように援助する認知療法[10]があるが，いずれも症状が重症化すれば，単独では無効な場合が多い．そこで，本稿では不安・不眠・抑うつに対する薬物療法を中心に，実際の注意点について述べる．

□ 不　安

　がん患者においては，がんに関連した正常で当然の心配から病的な不安を明確に区別することは困難な場合が多いが，明智らは不安のため患者自らが苦痛を訴えたり，不眠などが出現している場合は治療を考慮すべきとしている[2]．
　不安の薬物療法としては，ベンゾジアゼピン系抗不安薬の使用が一般的である[10]．ベンゾジアゼピン系薬物は，主に肝臓で代謝されるため，肝機能低下により代謝が遅延することが考えられ，投与にあたっては患者の全身状態（特に肝機能）に留意すべきである．長時間作用型の薬物では，翌日への持ち越し効果により日中の眠気，ふらつき，倦怠感，脱力感，構音障害などといった副作用が出現しやすく，特に高齢者への投与においては薬物の代謝・排泄が遅延することから，過鎮静・傾眠あるいは筋弛緩作用などによる転倒などの危険もあり，漫然とした投与は避けることが望ましい．他方で，短時間作用型の薬物では，健忘や投与中止時の離脱症状が出現しやすいので注意が必要である．このような特性から，中時間作用型であり，活性代謝物がなく，抱合経路が主たる排泄経路であるロラゼパム（ワイパックス®）などが，がん患者には推奨される[22]．

□ 不　眠

　がん患者においては，臥床時間の増加や行動量の減少などから睡眠サイクルに異常をきたすことが多い．また，痛みや呼吸困難など身体症状に伴って不眠が生じることも考えられる．これらの状況においては，日中の過ごし方を考慮したり，症状コントロールを検討するなどの取り組みをまず行うことが必要である．さらに，不眠がうつ病やパニック障害などの不安障害などの精神疾患の一症状としてみられることもあり，このような場合は精神疾患の適切な診断・治療を行うことが重要で

ある．

不眠の治療は，まず，患者の「眠れない」という訴えをより具体的に把握することから始まる．例えば，「寝つきが悪い」という訴えは入眠障害，「夜中に何度も目が覚めて眠れない」というのは中途覚醒，「朝方目が覚めて眠れない」というのは早朝覚醒にあたる．これらの不眠のタイプに対して薬物の作用時間・消失半減期を考慮して薬物を選択することとなる．がん患者における不眠の診断基準を以下に参考にあげる[19]．

① 睡眠開始の困難さ（入眠に30分以上かかる）あるいは睡眠持続困難（夜間に30分以上覚醒している）
② 週に3日以上の睡眠困難
③ 日中の機能に有意な障害を引き起こす睡眠困難

不眠の薬物療法は今日では，経口投与の場合には中枢性呼吸抑制などの危険な副作用が少ないベンゾジアゼピン系睡眠薬の使用が一般的であるが，近年，ベンゾジアゼピン系睡眠薬とは化学構造が異なる新しい非ベンゾジアゼピン系睡眠薬（ゾピクロン（アモバン®），ゾルピデム（マイスリー®）が開発された．これらの新しい睡眠薬は，催眠作用は有するが脱力や転倒などの副作用は少ないとされている．

睡眠薬は消失半減期により，超短時間作用型，短時間作用型，中間時間作用型，長時間作用型の四つに分類される．超短時間作用型の睡眠薬は，消失半減期が2〜4時間であり，トリアゾラム（ハルシオン®）がこれにあたる．短時間作用型の睡眠薬は，消失半減期が6〜10時間と比較的短く，ブロチゾラム（レンドルミン®），ロルメタゼパム（ロラメット®）などがこれにあたる．これらの，超短時間あるいは短時間作用型の睡眠薬は，翌朝の眠気やふらつきなどの持ち越し効果は一般的に少ない．中間時間作用型睡眠薬は消失半減期が20〜30時間，長時間作用型睡眠薬は消失半減期がそれ以上であり，翌日への持ち越し効果が現れることが多い（表1）．入眠障害がめだつタイプには超短時間あるいは短時間作用型睡眠薬，中途覚醒・早朝覚醒を示すタイプには中時間あるいは長時間作用型睡眠薬，両者の混合型には中時間作用型睡眠薬を用いることが多い[16]．またKvaleらは早朝覚醒を伴ううつ病患者や日中の不安が高い患者には中時間作用型睡眠薬を用いることが望ましいとしている[15]．前項でも述べたように，がん患者では薬物代謝能が低下している可能性があり，薬物の蓄積による副作用出現のおそれが高く，実際には投与数日後から徐々に日中の眠気が増し，薬物連用により過鎮静状態となることも少なくない．また，ベンゾジアゼピン系薬物とオピオイドとの併用では中枢神経抑制作用が増強されるので，過鎮静・呼吸抑制などの副作用の増悪に注意すべきである．

したがって，実際に睡眠薬をがん患者に投与する際にはより短い作用時間のものでかつ少量から投与を開始し，注意深く内服量を調整することが望ましい．また，超短時間あるいは短時間作用型睡眠導入薬により，前向性健忘やせん妄が生じることがあるので，特に高齢者では注意が必要である．また，作用時間が短い睡眠薬では突然の投与中止により強い不眠（反跳性不眠）や不安・焦燥などの退薬症状が生じることがあるため，睡眠薬は漸減し中止していくことが原則である．

臨床的に，よく認められる睡眠薬の副作用を表2に示した．また，実際には，高齢者などで睡眠薬による副作用出現のおそれが高い場合は，抗不安薬の就寝前投与から開始する場合もある．

なお，不眠の治療に関する注意点として，不眠がせん妄の初発あるいは一症状である場合がある．このような場合は，ベンゾジアゼピン系睡眠薬などの投与によりせん妄が悪化することがあるため，適切なせん妄の診断と治療が必要であるが，詳細は本書の別の項を参照されたい．

■ 抑うつ

がん患者の抑うつについて内富らは[25]，大うつ病の有病率は全病期を通じて10〜20％前後とする報告が多く，軽い抑うつである適応障害を含めると抑うつ全体では30〜40％前後になるとしている．また，身体状態が重篤となるほどがん患者の抑うつの有病率は高くなることも見出されているとしている．

大うつ病の診断には，① 抑うつ気分（憂うつ感・気分がしずむ），② 興味・喜びの低下（趣味など今まで楽しかったことが楽しくない），③ 食欲低下・体重減少，④ 不眠，⑤ 精神運動性焦燥または制止（いらいら・反応が遅い），⑥ 易疲労性または気力減退（疲れやすい・倦怠感・やる気が出ない），⑦ 無価値感・罪責感（自分はつまらない人間だ・

表1 抗不安薬と睡眠薬の分類

抗不安薬

薬剤名	商品名	半減期（時間）
●短時間作用型		
エチゾラム	デパス	6
●中時間作用型		
ロラゼパム	ワイパックス	12
アルプラゾラム	コンスタン，ソラナックス	14
ブロマゼパム	セニラン，レキソタン	8〜19
●長時間作用型		
ジアゼパム	セルシン，ホリゾン，ダイアップ	27

催眠薬

薬剤名	商品名	半減期（時間）
●超短時間作用型		
トリアゾラム	ハルシオン	2〜3
ゾルピデム	マイスリー	1.8〜2.3
ゾピクロン	アモバン	4
●短時間作用型		
ブロチゾラム	レンドルミン	3〜6
ロルメタゼパム	エバミール，ロラメット	9〜15
リルマザホン	リスミー	1〜10
●中時間型		
フルニトラゼパム	サイレース，ロヒプノール	9〜25
ニトラゼパム	ネルボン，ベンザリン	18〜30
●長時間作用型		
クアゼパム	ドラール	36〜106
フルラゼパム	インスミン，ダルメート，ベノジール	47〜108

（活性代謝物を含む）

（田中輝明，小山　司：日常よく使われる薬の安全な使い方　常用薬の副作用と注意するポイント．睡眠薬・抗不安薬．臨床と研究 83(8)：1139-1144, 2006 より抜粋）

表2　睡眠薬のよくみられる副作用

①持ち越し効果
　睡眠薬の効果が翌日も持続して出現するために起こる．
　日中の眠気・ふらつき・脱力・頭痛・倦怠感など．
　原則として作用時間の長いもの，高齢者ほど出現しやすい．
②健忘作用
　前向性健忘（服薬後や夜間，翌朝の出来事に対する健忘）を認める．
　作用時間の短い薬物で報告が多い．
③反跳性不眠・退薬症状
　睡眠薬の服薬を突然中断すると，強い不眠が生じることがある．
　作用時間の短い睡眠薬ほど起こりやすい．
　重篤な場合は，不安・焦燥，振戦，発汗，稀にせん妄・けいれんなどが生じることもある．
④筋弛緩作用
　特に高齢者では生じやすく，ふらつきにより転倒・骨折の原因となる．
　作用時間の長い睡眠薬で出現しやすい．

（大川匡子，監修：睡眠・覚醒障害ハンドブック．メディカルレビュー社，大阪，2002 より引用）

表3 がん患者に用いられる代表的な抗うつ薬

薬物一般名（商品名）	投与経路	初期投与量 (mg/日)	維持量 (mg/日)
●三環系抗うつ薬			
アミトリプチリン（トリプタノール®）	経口・筋注・静注	10〜25	30〜150
イミプラミン（トフラニール®）	経口	10〜25	30〜150
クロミプラミン（アナフラニール®）	経口・筋注	10〜25	30〜150
ノルトリプチリン（ノリトレン®）	経口	10〜25	30〜150
●第二世代抗うつ薬			
○選択的セロトニン再取り込み阻害剤（SSRI）			
フルボキサミン（ルボックス®・デプロメール®）	経口	25	50-150
パロキセチン（パキシル®）	経口	10	10〜40
○セロトニン・ノルアドレナリン再取り込み阻害剤（SNRI）			
ミルナシプラン（トレドミン®）	経口	30〜50	30〜100
○その他			
アモキサピン（アモキサン®）	経口	10〜25	30〜150
マプロチリン（ルジオミール®）	経口	10〜25	30〜150
ミアンセリン（テトラミド®）	経口	10	10〜60
○精神刺激薬			
メチルフェニデート（リタリン®）	経口	5〜10	5〜30
○ベンゾジアゼピン系薬物			
アルプラゾラム（コンスタン®・ソラナックス®）	経口	0.2〜0.8	0.4〜2.4

（内富庸介：癌治療における有害反応対策．がん患者の精神症状対策．癌と化学療法 29：1306-1310, 2002 より引用）

人に迷惑をかけている），⑧思考力・集中力減退，⑨希死念慮（死んでしまいたい）のうち，五つ以上が2週間以上存在することが必要である[4]．最近の報告によると[12]，"大うつ病を伴うがん患者"では，"大うつ病を伴わないがん患者"と比較して，早朝覚醒や焦燥，精神的不安，気分の日内変動（一般的にうつ病は午前中に症状が強く，夕方によくなることが多い）の項目でうつ病評価尺度の点数が有意に高く，抑うつ気分などは"大うつ病でないがん患者"にもみられたとされており，診断の参考になるであろう．

がん患者の抑うつの治療には一般的なうつ病治療と同様に，抗うつ薬が主として用いられる．選択的セロトニン再取り込み阻害薬（SSRI）であるフルボキサミン（ルボックス®，デプロメール®）やパロキセチン（パキシル®），セルトラリン（ジェイゾロフト®）あるいは，セロトニン・ノルアドレナリン再取り込み阻害薬（SNRI）であるミルナシプラン（トレドミン®）などは三環系抗うつ薬より副作用が少ないため，一般的なうつ病の治療においては第1選択薬となりつつあるといえるが，がん患者の治療については，十分な研究がなされていないのが現状である．三環系抗うつ薬（アミトリプチリン（トリプタノール®），イミプラミン（トフラニール®）など）は10〜25 mg程度の少量から投与を開始し，副作用をみながら数日から週単位で漸増していくことが推奨されており，また，がん患者では50〜75 mgの比較的少量で有効であることが多いとされている[3]．抗うつ薬では効果発現までに2〜4週間かかることが多く，副作用が効果に先行して生じることが多いため，いたずらに不安を抱かせないためにその旨を患者に十分説明することが必要である[3]．また内富らは事態が切迫している場合には軽症であれば，精神刺激薬のメチルフェニデート，ベンゾジアゼピン系抗不安薬のアルプラゾラムを用いる[24]としている（表3）．これらの薬剤は抗うつ薬と比較して効果が数日のうちに現れるため，がん患者の治療には望ましい面があると考えられるが，Buclinらは精神刺激薬は容易に耐性と精神依存を生じるため，ほんの数日の使用のあとであっても内服を中断すると強い反跳症状が出現することがあることに注意するべきであるとしている[8]．Kvaleらによると早朝覚醒や日中の高度の不安を伴ううつ病患者には中時間作

表4 向精神薬を代謝する主な cytochrome P 450 (CYP)

	CYP 1A2	CYP 2C19	CYP 2D6	CYP 3A4
基質	アミトリプチリン[a] フルボキサミン イミプラミン[a] クロザピン	アミトリプチリン[a] シタロプラム クロミプラミン[a] イミプラミン[a] モクロベマイド ジアゼパム 脱メチルジアゼパム カリソプロドール	抗うつ薬 　アミトリプチリン[b] 　クロミプラミン[b] 　脱メチルシタロプラム 　デシプラミン 　フルボキサミン 　イミプラミン[b] 　マプロチリン 　ミアンセリン 　ノルトリプチリン 　パロキセチン 抗精神病薬 　ハロペリドール 　パーフェナジン 　レモキシピリド 　リスペリドン 　チオリダジン 　ズクロペンチキソール	アミトリプチリン[a] クロミプラミン[a] イミプラミン[a] ジアゼパム ミダゾラム トリアゾラム アルプラゾラム
選択的阻害薬 誘導薬	フルボキサミン 喫煙		キニジン	ケトコナゾール カルバマゼピン フェニトイン

[a]：脱メチル化　　[b]：水酸化

(Bertilsson L, Dahl ML：Polymorphic drug oxidation. Relevance to the treatment of psychiatric disorders. CNS drugs 5：200-223, 1996 を改変)

用型睡眠薬を用いることが望ましいともされている[15]．

先にも述べたように，一般にがん患者は比較的高齢で身体機能の低下から薬物代謝能が低下していることが多いため，薬物投与にあたっては効果遷延や副作用出現によりいっそうの注意をはらうべきである．三環系抗うつ薬の副作用としては，抗コリン作用による便秘・口渇・排尿困難・眼圧亢進，キニジン様作用による不整脈，抗ヒスタミン作用による鎮静（めまい，ふらつき）や，時にはけいれん誘発，認知障害，急性の困惑状態による不穏やせん妄などが生じることがある．SSRIではセロトニン刺激により，悪心・嘔吐・下痢などの消化器症状が出現しやすい．このような副作用は，高齢者や進行がんの患者や，麻薬性鎮痛薬を併用している際に出現しやすいとされている[5]．

□ 薬物相互作用について

がん患者において精神疾患の治療を行う際には，種々の薬物が投与されている状況で，上記に述べた薬剤（向精神薬）を追加投与する場合が多いと考えられる．たとえば，向精神薬と麻薬性鎮痛薬との併用では過鎮静・傾眠などの副作用が増強することは多く経験するところである．このように類似の副作用をもつ薬物を併用した際には，よりいっそうの注意が必要である．また最近の研究により向精神薬においても，薬物の代謝に関与する肝臓の Cytochrome P 450（CYP）が個々の薬物で同定されつつあり（表4），抗がん薬をはじめとする身体疾患治療薬との併用でCYPに関連した薬物相互作用が出現する可能性がある．

そこで，ここでは，上記に述べた薬物と身体疾患治療薬との間で報告されているCYPの関与が考えられる薬物相互作用について述べる．

1. ベンゾジアゼピン系薬物（抗不安薬・睡眠薬）

アルプラゾラム（コンスタン®，ソラナックス®）・トリアゾラム（ハルシオン®）などは Cytochrome P 450（CYP）3A4の基質であり，ジアゼパム（セルシン®）はCYP 2C19の基質であることが知られている．CYP 3A4の強力な阻害薬であるエリスロマイシン（エリスロシン®）との併用でアルプラゾラム[28]，トリアゾラム[17]の排泄半減

期の延長が，またCYP3A4の強力な阻害作用を持つケトコナゾール（ニゾラール®）あるいはイトラコナゾール（イトリゾール®）の併用によるトリアゾラムの排泄半減期の延長が報告されている[26]。H2-受容体拮抗薬であるシメチジン（タガメット®）はCYP2D6やCYP3A4，CYP1A2などに対する非特異的なCYP阻害作用を持ち，ジアゼパム[14]やアルプラゾラム[1]，トリアゾラム[1]の代謝抑制が報告されている．また，プロトンポンプ阻害薬であるオメプラゾール（オメプラール®）はCYP2C19阻害作用を有しジアゼパムの代謝を抑制する[11]．

2．三環系抗うつ薬

三環系抗うつ薬の脱メチル化には主にCYP1A2・CYP2C19・CYP3A4が，水酸化には主にCYP2D6が関与するとされる．H2-受容体拮抗薬であるシメチジンは非特異的なCYP阻害作用を持つが，CYP3A4に対してもっとも強く阻害作用を発揮し，イミプラミン[27]やアミトリプチリン[9]の血中濃度や排泄半減期を上昇させる．Ca拮抗薬であるベラパミル（ワソラン®）とジルチアゼム（ヘルベッサー®）もCYP3A4の阻害作用を持ち，併用によるイミプラミンの血中濃度上昇を示し[13]，ベラパミルとイミプラミンの併用によるII度の房室ブロックの出現が報告されている．また，α,β-遮断薬であるラベタロール（トランデート®）との併用によるイミプラミンの血中濃度上昇[13]も報告されている．また抗不整脈薬であるキニジン（キニジン®）には強力なCYP2D6阻害作用があり，キニジン併用によるイミプラミンの代謝抑制が報告されている[7]．抗真菌薬であるケトコナゾールの併用でイミプラミン血中濃度上昇が報告されている[21]．

3．選択的セロトニン再取り込み阻害薬（SSRI）

フルボキサミンの代謝にはCYP1A2，CYP2D6が関与し，またフルボキサミンは強力なCYP1A2阻害作用を有し，CYP2C9，CYP2C19，CYP3A4の阻害作用も持つとされている．このため，これらの酵素の基質や阻害薬との併用により，互いの薬物代謝が影響を受ける可能性がある．CYP1A2の基質であるテオフィリン（テオドール®）とフルボキサミンの併用でテオフィリンの血中濃度が約2倍に上昇したという報告がある[20]．パロキセチンは主にCYP2D6により代謝されると同時に強力なCYP2D6阻害作用を持つため，CYP2D6によって代謝される薬物とパロキセチンを併用する際には，相互作用が出現する可能性がある．CYP2D6により代謝される薬物には前述のβ-遮断薬の他，Ic群抗不整脈薬，コデインなどがある．

4．セロトニン・ノルアドレナリン再取り込み阻害薬（SNRI）

ミルナシプランはCYPで代謝される薬物との相互作用を認めないと報告されており[18]，CYPに関連した相互作用出現の可能性は低いと考えられる．

5．まとめ

近年，薬物動態学の進歩に伴い薬物の代謝酵素あるいは薬物相互作用に関する研究が盛んになり，添付文書にも代謝酵素に関連した相互作用の注意が掲載されることが多くなっている．しかし，代謝酵素に関連する可能なすべての薬剤の組み合わせについて薬物相互作用が検討・報告されているわけではなく，代謝酵素がいまだ明らかにされていない薬剤も多くある．また，薬物の代謝能にはかなりの個体差があり，理論的に相互作用が予測できる場合でも，臨床的に有害な反応をきたさない場合もある．したがって，他剤との併用による影響は，薬物代謝についての知識に加えて，個々の症例における症状観察から慎重に検討されることが必要であろう．

おわりに

以上，不安・不眠・抑うつに対する薬物療法について述べた．これらの精神症状の治療を行う際には，対処可能である原因があればまずそちらへの対応が優先されるべきである．たとえば，実際に遭遇した症例で，低Na血症が食欲低下・活動性低下をきたしたことからうつ状態と疑われた例もあった．ステロイドによる精神症状も多く経験するところである．また，不安や焦燥と判断されやすい例として，メトクロプラミド（プリンペラン®）やプロクロルペラジン（ノバミン®），スルピリド（ドグマチール®）などのドーパミン遮断作用を有する薬剤を投与した際に生じるアカシジア（静座不能症；じっとしていられず，歩き回ることが多い）がある．このような場合はまず可能な限り原因の治療あるいは原因薬剤の中止あるいは減量を行うことが重要である．

さらに，がん患者に対していずれの向精神薬を

使用する際にも，加齢やがん自体からくる身体機能の低下に伴う薬物代謝・排泄能の低下や併用薬剤との相互作用出現に留意し，重篤な副作用の出現を防ぐためにも向精神薬の投与は少量からとし，注意深い観察が必須であると考える．

文 献

1) Abernethy D, Grennblatt DJ, Divoll M, et al：Interaction of cimetidine with the triazolobenzodiazepines alprazolam and triazolam. Psychopharmacol 80：275-278, 1983

2) 明智龍男，鈴木志麻子，谷口幸司，他：進行肺癌患者の精神的ケア．日本胸部臨床 61：955-968, 2002

3) 明智龍男，中野智仁，内富庸介：緩和医療の実際―精神的ケア がん患者の精神症状―その診断と治療．臨床外科 55：1101-1105, 2000

4) American Psychiatric Association：DSM-IV-TR 精神疾患の分類と診断の手引．医学書院，東京，2002

5) Berney A, Stiefel F, Mazzocato C, et al：Psychipharmacology in supportive care of cancer；a review for the clinician. III. Antidepressants. Support Care Cancer 8：278-286, 2000

6) Bertilsson L, Dahl ML：Polymorphic drug oxidation. Relevance to the treatment of psychiatric disorders. CNS drugs 5：200-223, 1996

7) Brosen K, Gram LF：Quinidine inhibits the 2-hydroxylation of imipramine and desipramine but not the demethylation of imipramine. Eur J Clin Pharmacol 37(2)：155-160, 1989

8) Buclin T, Mazzocato C, Berney A et al：Psychopharmacology in supportive care of cancer：a review for the clinician. IV. Other psychotropic agents. Support Care Cancer 9(4)：213-222, 2001

9) Curry SH, DeVane CL, Wolfe MM：Cimetidine interaction with amitriptyline. Eur J Cin Pharmacol 29：429-433, 1985

10) 恒藤 暁：講座 緩和医療入門III 精神的苦痛の緩和 2. 不安．最新医学 53：1901-1910, 1998

11) Gugler R, Jensen JC：Omeprazole inhibits oxidative drug metabolism. Studies with diazepam and phenytoin in vivo and 7-ethoxycoumarin in vitro. Gastroenterology 89：1235-1241, 1985

12) Guo Y, Musselman DL, Manatunga AK, et al：The diagnosis of major depression in patients with cancer：a comparative approach. Psychosomatics 47(5)：376-384, 2006

13) Hermann DJ, Krol TF, Dukes GE, et al：Comparison of verapamil, diltiazem, and labetalol on the bioavailability and metabolism of imipramine. J Clin Pharmacol 32(2)：176-183, 1992

14) Klots U, Reimann I：Delayed clearance of diazepam due to cimetidine. New Eng J Med 302：1012-1014, 1980

15) Kvale EA, Shuster JL：Sleep disturbance in supportive care of cancer：a review. J Palliat Med 9(2)：437-450, 2006

16) 大川匡子，監修：睡眠・覚醒障害ハンドブック．メディカルレビュー社，大阪，2002

17) Phillips JP, Antal EJ, Smith RB：A pharmacokinetic drug interaction between erythromycin and triazolam. J Clin Psychopharmacol 6：297-299, 1986

18) Puozzo C, Lens S, Reh C et al：Lack of interaction of milnacipran with the cytochrome p450 isoenzymes frequently involved in the metabolism of antidepressants. Clin Pharmacokinet 44(9)：977-988, 2005

19) Savard J, Morin CM：Insomnia in the context of cancer：a review of a neglected problem. J Clin Oncol 19(3)：895-908, 2001

20) Sperber AD：Toxic interaction between fluvoxamine and sustained release theophylline in an 11-year-old boy. Drug Saf 6(6)：460-462, 1991

21) Spina E, Avenso A, Campo GM, et al：Effect of ketoconazole on the pharmacokinetics of imipramine and desipramine in healthy subjects. Br J Clin Pharmacol 43：315-318, 1997

22) Stiefel F, Berney A, Marzzocato C：Psychopharmacology in supportive care in cancer：a review for the clinician. I. Benzodiazepines. Supprt Care Cancer 7：379-385, 1999

23) 田中輝明，小山 司：日常よく使われる薬の安全な使い方．常用薬の副作用と注意するポイント．睡眠薬・抗不安薬．臨床と研究 83(8)：1139-1144,

24) 内富庸介：癌治療における有害反応対策 がん患者の精神症状対策．癌と化学療法 29：1306-1310, 2002

25) 内富庸介, 皆川英明, 岡村 仁, 他：終末期がん患者のコンサルテーションリエゾン精神医学—うつと器質性精神症候群の精神科コンサルテーション—．臨床精神医学 24：149-159, 1995

26) Varhe A, Olkkola KT, Neuvonen PJ：Oral triazolam is potentially hazardou to patients receiving systemic antimycotics ketoconazole or itraconazole. Clin Pharmacol Ther 56：601-607, 1994

27) Wells BG, Pieper TH, Stewart CF, et al：The effect of ranitidine and cimetidine on imipramine disposition. Eur J Cin Pharmacol 31：285-290, 1986

28) Yasui N, Otani K, Kaneko S, et al：A kinetics and dynamic study of oral alprazolam with and without erythromycin in humans：In vivo evidence for the involvement of CYP 3 A 4 in alprazolam metabolism. Clin Pharmacol Ther 59：514-519, 1996

■ 疼痛以外の症状の緩和ケアの実際—精神的ケア

せん妄

田巻 知宏　前野 宏
たまき ともひろ　まえの ひろし

- せん妄は終末期に高頻度に認められる．
- せん妄は意識障害と見当識障害が短時間に出現・変動する脳の全般的機能障害である．
- 終末期のせん妄には原因治療により回復可能なものも存在する．
  せん妄に対する適切なケアは緩和ケアにおいて重要である．

Key Words　終末期，せん妄，オピオイドローテーション，ハロペリドール

緩和ケアの対象患者に，せん妄が見られることはしばしば経験する．なかでも終末期においては高頻度にみられる[1]．身体的には高齢の患者が多いこと，腎不全や肝不全，呼吸不全などの状態にあることが多く，一方，症状緩和を目的にオピオイドをはじめとする多種の薬剤が使用されていることなどが，さらにせん妄の発生の誘因となる可能性がある．進行末期癌の患者の診療にあたる医師はせん妄を正しく評価し，適切な対処を行う必要があり，そのことは患者・家族の苦痛軽減，Quality of life（QOL）の改善には必要不可欠である．

□ せん妄とは

せん妄は全般的な脳の機能障害であり，認知障害，意識障害，睡眠覚醒リズムの障害などが生じる状態である．その障害は急性に発症し，短時間で症状の増悪・軽減を認めることも特徴的である．

□ せん妄の診断

DSM-IVによる診断基準を表1に示す．表2にはせん妄の発症を考慮すべき症状を記す．このような症状が短期間の変化で出現した場合，早急にせん妄の鑑別が必要である．医療者のみならず家族の気づきが診断のきっかけになることも少なくないので，家族から様子を聞くことも大切である．また低活動型のせん妄にみられる傾眠をオピオイドなどによる眠気と誤って評価しないように注意する必要がある．

□ せん妄の評価

せん妄の精神医学的評価を行う際に使用される尺度は多種存在する．

表1　せん妄の診断（DSM-IV）

1. 注意を集中，維持，転導する能力の低下を伴う意識障害（環境認識における清明度の低下）
2. 認知における変化（記憶の欠損，失見当識，言語障害）または，先行して存在，確定されたり，進行中である痴呆ではうまく説明できない知覚障害の出現
3. その障害は短時間に進行し（通常時間単位または日単位），1日のうちで変動する傾向にある
4. その障害が身体診察や臨床検査結果から，一般的身体的状態における生理的結果によって生じたという証拠が存在する

表2　せん妄の症状

- 睡眠障害（昼夜の逆転）
- 一過性の錯覚，幻覚，妄想
- 落ち着きのなさ，そわそわ感
- 興奮性，不安定性
- 刺激に対する過敏性
- 集中力・注意力の低下
- 記憶障害

Mini-Mental Status Examination（MMSE）[2]は認知機能低下を測定するテストであり，簡便でスクリーニングとしては有用である一方，重症度評価には適さない．Delirium Rating Scale（DRS）[3]やMemorial Delirium Assessment Scale（MDAS）[4]はせん妄の診断や重症度を評価し得る尺度として開発されている．これらの評価尺度はそれぞれ長所と短所をもっているが，いずれ

表3　せん妄の原因

中枢神経系に異常がある場合
・脳腫瘍（原発・転移性），髄膜炎（癌性・非癌性）
全身的な異常が原因の場合
・臓器機能障害による代謝性脳性（肝性，腎性，低酸素）
・電解質異常（Ca, Na など）
・血液異常（貧血，DIC など）
　　栄養学的異常（ビタミン B_1 など）
　　感染症
・薬剤性（オピオイド，ステロイド，抗コリン性薬剤，H_2ブロッカー，制吐薬，抗けいれん薬，抗不整脈薬など）

も5～10分でできる方法であるので，簡便に行うことができる．

□ せん妄の原因

もっとも基本的な点はまず痴呆とせん妄の鑑別診断である．両者とも認知機能障害を基本としているため，意識の清明度や睡眠覚醒周期の障害の有無，症状の推移や変動などから鑑別を行う．せん妄の可能性が高いと判断された場合は原因の鑑別を行う（表3）．高齢者は血清クレアチニン値が正常でも，腎機能は低下しており，薬物の排泄が低下している可能性を常に考慮する必要がある．そしてその疑われる原因について回復の可能性を検討する．

□ せん妄の治療

1．原因の除去

薬剤が原因として疑われる場合は，代替薬があれば変更を検討する．代替薬がない場合は中止による症状出現のデメリットとせん妄のデメリットを検討しつつ対応を考える．モルヒネによるせん妄が出現した場合，オキシコドンやフェンタニルを視野に入れて，有用性が報告されているオピオイドローテーション[5]を積極的に試みるとよい．電解質異常が原因の場合も，治療によりせん妄の改善が期待できる．

2．薬剤による治療

軽症の場合はチアプリドが血中半減期も短く，25～100 mg を夕食後や就寝前に使用する．中等度以上の場合はハロペリドールの有効性が多くの報告で支持されており，0.5～5 mg をその状態に応じて経口，皮下，筋肉，静脈内投与する．錐体外路症状の副作用が少ないリスペリドンが使用しやすく，有効性も高く1～3 mg より夕食後や就寝前に使用する．他にはクロルプロマジン，チオリダジンフマル酸クエチアピンなども用いられる．ロラゼパムとハロペリドールの併用の有効性が報告されているが，ベンゾジアゼピン使用は意識低下をきたし，逆にせん妄を悪化させることがあるため，使用には注意が必要である．

3．鎮静についての検討

残念ながら原因が回復不可能な臓器機能不全による場合や残された時間が著しく短い場合は，スタッフおよび家族を交えて鎮静の適応について検討を行う．

おわりに

他の疾患や症状と同様にせん妄は早期診断，早期治療がきわめて有効である．せん妄に対し適切な診断を行い，家族に誠意をもって病状を正しく説明することは，家族の悲嘆のケアにとって大変に重要なことである．残された時間が短い患者と家族であるがゆえに，積極的にせん妄に対応していく必要がある．

文献

1) Bruera E, Miller J, McCallion J, et al : Cognitive failure in patients with terminal cancer : A prospective study. Journal of Pain and Symptom Management 7 : 192-195, 1992

2) Folstein MF, Folstein SE, McHugh PR. "Minimal mental state" : A practical method of grading the cognitive state of patients for the clinician. Journal of Psychiatric Research 12 : 189-198, 1975

3) Trzepacz PT, Baker RW, Greenhouse J : A symptom rating scale for delirium. Psychiatry Research 23 : 89-97, 1988

4) Breitbart W, Rosenfeld B, Roth A, Smith M, Cohen K, Passik S. The Memorial Delirium Assessment Scale. Journal of Pain and Symptom Management 13 : 128-137, 1997

5) de Stoutz ND, Bruera E, Suarez-Almazor M. Opioid rotation for toxicity reduction in terminal cancer patients. Journal of Pain and Symptom Management 10 : 378-384, 1995

■ 疼痛以外の症状の緩和ケアの実際

苦痛緩和のための鎮静（sedation）

小野　充一
おの　みちかず

- 鎮静は，症状緩和のための努力が尽くされた後の最後の手段である．
- 鎮静の目的は，苦痛の緩和にあり，生命の短縮を許容している訳ではない．
- 鎮静の実施については，患者の主体的意思や家族の十分な了解を基盤にすることが必要である．
- conscious sedation によって，コミュニケーションを保ちながら，つらさを取ることも可能な場合がある．
- 鎮静の判断の過程や実施の状況について，チームの合意を得たうえで，記録に残すことが求められている．

Key Words　癌性疼痛，せん妄，conscious sedation，説明責任，コミュニケーション

はじめに

現段階の緩和医療の技術レベルでは，終末期に体験するつらさを完全に消失させることはかなり困難であることから，苦痛緩和のために行う鎮静も重要な医療技術の一つとされている．しかしながら，その実施については，患者や家族との調整や，倫理的・法的問題など，医療技術以外の多くの複雑な問題が絡むことから，患者の便益に基づいて慎重に行うだけでなく，複数の視点から多角的に検討することが求められるようになっている．以下，緩和ケア病棟などの緩和医療の臨床現場で行われている鎮静の実状とその方法について述べ，一般のがん臨床現場における苦痛緩和のための鎮静を行うにあたって，浅めで意識低下の少ない方法（conscious sedation）の内容と効用を中心に，実施の要点について解説する．

□ 緩和医療における鎮静（sedation）の実状と方法

緩和医療の臨床現場において，積極的な苦痛緩和を十分行っても緩和されない苦痛に対処するための最後の手段（last resort）として，一定の条件を満たしている場合に，総合的なケアの一部として，鎮静のために薬剤を使用することがある．しかしながら，その判断の時期，方法などの多くの要因について議論が重ねられている状況であり，施行のための標準的基準は確立していないことを知っておかなければならない．

がん終末期患者に対して鎮静が行われる頻度は，16〜53％と報告者によってばらつきがあるが，わが国のホスピスや緩和ケア病棟を対象としたアンケート調査では，20〜29％に持続的鎮静を必要としたと報告されている[1]．また，鎮静を要する緩和困難な症状については，呼吸困難や喘鳴といった呼吸器症状，がんによる疼痛，全身倦怠感や身の置き所のない感じ，不穏状態やせん妄などの精神症状，などが多く報告されているが，終末期の激しい心理的苦悩についても鎮静の適応に含めることが検討される場合もある．

鎮静の期間について，近藤らは，戸田中央総合病院緩和治療科における23症例の解析で，平均11.4日（中央値5日）とし，選択的文献的検討では74％が10日未満であったと報告している[2]．また，池永らは2.0±1.1日，Morita らは平均3.9日間としており[1]，以上を総合すると，おおむね死亡前数日から10日前後の範囲で行われていると考えられる．

使用薬剤としてよく用いられるのは，フェノバルビタール，ハロペリドール，ミタゾラムなどであるが，他にオピオイド鎮痛剤やジアゼパムなどのバルビツール系薬剤も使用される．一般的には，これらを持続的に皮下注ないし点滴内投与するが，坐薬などによる経直腸投与も行われることがある．原則的には，患者の負担が軽くなる投与法で，つらさの程度に応じて鎮静の程度や時間などを調節することが多いが，最近は conscious sedation と呼ばれる，患者とのコミュニケーションをとるこ

とが可能な状態を維持する方法も行われる[3]（後述）．

　以上が，緩和医療の臨床現場において行われている鎮静の概要であるが，その前提として，緩和医療を選択した患者と家族の意思，緩和ケアを行う生活環境での配慮，症状緩和に関する経験と，チーム的アプローチが存在することを忘れてはならない．

　特に，近年では，こうした医療処置と安楽死との関係についても社会的な視点を取り入れるのが通常であり，以下の条件を満たしていることが最低限度のレベルとして求められている．すなわち，①症状緩和について努力が尽くされているが効果に乏しい，②患者が我慢のできないつらさを訴えている，③鎮静の効用だけでなく副作用についても患者と家族が十分知ったうえで，実施を希望している，④患者の死期が迫っている，⑤医学的に妥当性のある方法が選択される，⑥鎮静の実施について医療チームで多角的な検討を行い了解されている，⑦了解の経過と施行の詳細について診療録に検証可能な形で記録されていることなどである．

□ 適応となる病態と鎮静の判断のプロセス

　緩和困難な症状についての判断については，一般病院と緩和医療の臨床現場との間に多少の違いが存在する可能性がある．一例をあげると，癌性疼痛に関する治療経験の差は，難治性疼痛に遭遇した際に治療手段の選択肢の差として表れる可能性があるので，一般病院においては癌性疼痛治療の限界を低めに設定することもあると考えられる．さらに神経因性疼痛などの難治性疼痛については，多様な鎮痛補助薬の使用や，疼痛に対する精神面での対応が必要とされるが，これを一般のがん臨床現場に対して一律に求めることは難しいと考えられる．

　ここで求められるのは，非常に高度な疼痛治療レベルではなく，各臨床現場の特性に応じた普通の疼痛治療が行われることである．すなわち，難治性の疼痛に遭遇した場合に医師個人で判断するのでなく，疼痛治療の専門家や緩和医療経験の豊富な医療現場にコンサルトを求めるなど，標準的な疼痛治療を行った結果として，治療の限界と認めていると明示することが求められていると，解釈するべきである．

　また，これと同様に，せん妄や不穏などの，一般病棟では管理が困難な症状や，急速な呼吸困難の進行を伴う苦悶などに対する対応に苦慮することが多い．こうした場合に，一時しのぎ的な対応策として，抑制や拘束といった物理的な抑制策や酸素療法などと一緒に，強力な鎮静薬を投与されることがあるが，このような鎮静は適切で検討された医療的処置とは言い難く，早い時期に多角的な検討を行って修正するべきである．すなわち，このような難しい問題については，前述した他へのコンサルトだけでなく，ケアの視点から看護師と一緒に解決策を検討することも必要な手順の一つであり，こうした努力が尽くされていない状況で治療の限界を設定することは極力避けなければならない．

　これを言い換えれば，症状緩和のための努力がどこまで尽くされているかという点を最終的に突き詰めると，問題について患者や家族と十分な話し合いがもたれていること，医療チーム内での合意を得るプロセスが踏まれていることになる．十分な話し合いを持ったことが，鎮静を行う際の免罪符になると誤解されてはならないが，必要な条件を構成する一部であることは議論の余地がない．すなわち，鎮静を行う判断のプロセスとして，患者を含めた家族や医療チームの合意と了解が得られていることが重要であり，ぎりぎりまで症状緩和に努力したことが根拠として明示されなければ，鎮静を行うことはできないと考えるべきである．

□ 具体的な鎮静の方法

　以上述べてきた鎮静は，終末期に，深いレベルを持続させることを意味していた．しかしながら，実際には，間歇的に行う方法や，浅いレベルを維持する方法，終末期以外に行う方法などもあり，患者の希望や症状によって使い分けられているのが実状である．表1は，戸田中央総合病院緩和治療科で行われている鎮静の具体的方法について，簡略にまとめたものであり，一般病院においても活用することができると思われる．すなわち，まず，オピオイド鎮痛薬を使用している最中に，夜間の混乱や不穏を認める場合に軽度の鎮静を得る方法がある．この場合は，まだ体動が可能で，必ずしも余命が数日とは限らないと考えられることから，一般的には薬剤使用をためらわれること

表1　鎮静の具体的方法1

1. Cyclic sedation（夜間のみ）
   ・夜間の混乱や不穏を認めるが強い苦痛を訴えない状況にある
   ・余命が週～月程度と予測される
   　使用薬剤　・ハロペリドール　2.5～10 mg　iv or div or cis
   　　　　　　・ミタゾラム　10～20 mg/生食 100 ml　div or cis（4～6 hr）
   　　　　　　・オピオイド鎮痛薬　適宜

2. Conscious sedation
   ・昼間に応答可能な鎮静レベルと十分な鎮痛を維持したい希望がある
   ・余命が日～週単位と予測される
   　使用薬剤　・ケタミン　100～200 mg～　div（24 hr）
   　　　　　　・ハロペリドール　5～20 mg　iv or div or cis
   　　　　　　・ミタゾラム　20～40 mg/生食 200 ml　div or cis（6～10 hr）
   　　　　　　・フェノバルビタール　5～15 mg/hr cis
   　　　　　　・オピオイド鎮痛薬　適宜

3. Deep sedation
   ・激しい苦痛がコントロール困難な状況にある
   ・余命が時間～日単位程度と予測される
   　使用薬剤　上記薬剤を病状と鎮静の程度によって調整する

が多く，逆に強いせん妄症状に発展してしまう場合がある．がんで死亡する直前の1ヵ月以内でせん妄を発症する確率は50～90％とも報告されているが，森田はそれらのうちで20～49％は治療によって回復し，ハロペリドールによる標準的治療を行うことが必要であるとしている[4]．

筆者の経験でも，夜間の混乱や不眠といった症状の段階で，ハロペリドールやミタゾラムの投与を行って，睡眠時間の確保を行うことで重度のせん妄症状に発展しないで済むケースが多いという印象を持つ．この時に一般的に頻用される超短時間作用型の睡眠導入薬は，逆にせん妄症状を悪化させる可能性もあり，鎮静を考慮する初期段階では，薬剤によるコントロールを恐れずに開始するべきである．また，このレベルでの鎮静的な薬剤使用について，鎮静と呼ぶべきでないという考え方もあるが，一般病院での臨床においては，早期に患者のつらさに適切に対応することができれば，睡眠コントロールなのか軽度鎮静なのかといった議論は問題にならないと考える．

次に，Conscious sedationと呼ばれる中間的な方法がある．夜間のみの睡眠薬や鎮静薬の投与でコントロールできないつらさが出現した場合に行われるが，完全な意識低下をきたさないので，患者との意思疎通が可能であるという利点を有している．従来の完全な意識低下をきたす鎮静に比べて，医療を行う側や家族にとって心理的な抵抗感が少ない点や急激な症状変化をきたしにくいという点が特徴的であるが，意識が保たれることが精神的ケアの面で有用に作用するのかどうか，といった点などについて今後の検討が必要と考えられている．筆者の経験では，通常レベルの緩和医療においては，この二つの方法で対応が可能な患者がほとんどで，意識低下をきたすような深い鎮静を必要としなくなってきているとの印象を持っている．しかしながら，当然のことながら，患者の病状によって意図せざる深い鎮静を招来する危険が存在し，死亡数日前の医療行為の危険性について検証することなく安易に施行することは避けなければいけない．すなわち，Conscious sedationは深い鎮静と同様に，十分な協議と準備を行ってはじめて許容されると認識すべきである．

□ Conscious sedationの意義と危険性

さらに，その段階を超えて苦痛が強くなってきた場合には，従来通りの意味で意識レベルを落として，鎮静を得る必要が生ずるが，生命予後に影響を及ぼさない範囲で，苦痛を感じないで済む適切な意識レベルを調整することは，大変難しい．また，最後まで患者とのコミュニケーションをとり続けることは，医療行為の妥当性を維持するために重要な意義を持つが，同時に患者の負担が増加するという危険をもつことも忘れてはならない．

これらの要因について便益と危険とのバランスを，患者および家族，医療チームの3者の視点で，図式化したものを示したが（図1），生命短縮の危険については3者共通のものとして便益を対比させることが難しく図中に表していない．

まず，患者にとっては，つらさの減少と自分の意見が通らなくなる危険の増大とのバランスがとれているという便益が考えられるが，家族にとっての危険は，罪責感や家族間の混乱が増大するなどで，安心感の獲得という便益を上回ることが考えられる．さらに，医療者にとっては一時的な安定感という便益よりも，医療行為の妥当性についての不安定感の増大や，患者中心性の医療からの逸脱の危険，さらに医療チームにおける価値観の相違の拡大といった危険が存在しているので，バランスのとれていない医療行為として認識しておく必要がある．

このため，十分なコミュニケーションがこれらのバランスをとるうえで大変重要な働きをすることが理解できるが，治療期間が長期化するとこのようなバランスが崩れてしまう可能性が高いことも予測できる．一般病院の鎮静治療を行う際には，こうした概念の整理を行ったうえで慎重に取り組むことと，説明責任を果たすためにもプロセスと結果に関する記載をおろそかにしないことが求められている．

まとめ

医療上の問題に関しての社会的許容性が減少し

つらさ↓	Pt	意思伝達力↓
安心感↑	Fa	罪責感↑
		家族間の混乱↑
安心感↑	Team	医学的妥当性↓
		患者中心性↓
		方向性↓
便益（Benefit）	△	危険（Risk）

図1 "鎮静"のもつ便益と危険のバランス

ている現状で，今後も医療チームの1人ずつが十分な問題意識と高い医療技術レベルを維持することが求められている．鎮静という非常に微妙な医療技術の施行に伴う危険を熟知して，患者の意思を中心とした十分な協議の体制を準備することが一番重要なことと認識するべきである．

文 献

1）恒藤 暁：最新緩和医療学．最新医学社，大阪，1999
2）近藤ゆかり，中神百合子：終末期セデーションの現状と薬剤投与法について．緩和医療学 4(4)：p62-68，2002
3）池永昌之：苦痛緩和のための conscious sedation における問題点；フェノバルビタールの位置付け．緩和医療学 4(4)：p44-49，2002
4）森田達也：鎮静を考慮する前に行うべき治療—せん妄．緩和医療学 4(4)：p25-32，2002

■ 合併症のケア

Paraneoplastic syndrome

大石　実
おおいし　みのる

- paraneoplastic syndrome は傍腫瘍性症候群ともいい，腫瘍が浸潤，転移，圧迫して起こす症候ではなく，腫瘍により遠隔部位の症候が出現したものをいう．
- 傍腫瘍性症候群の発症機序としては，抗体，ホルモン，酵素，サイトカイン，代謝などの関与が考えられている．
- paraneoplastic neurological syndrome では，腫瘍が発見される前に神経症候が現れることが多い．
- 悪性腫瘍に対する適切な治療を行うと，約30％の症例で paraneoplastic neurological syndrome は改善する．
- paraneoplastic neurological syndrome に対しては，副腎皮質ステロイド，血漿交換，免疫グロブリン大量療法などの免疫抑制療法がしばしば有効である．

Key Words　傍腫瘍性症候群，亜急性小脳変性症，stiff-person 症候群，opsoclonus-myoclonus 症候群，Crow-Fukase 症候群

□ paraneoplastic syndrome の発症機序

　paraneoplastic syndrome は傍腫瘍性症候群ともいい，腫瘍が浸潤，転移，圧迫して起こす症候ではなく，腫瘍により遠隔部位の症候が出現したものをいう．癌に合併する感染症，栄養障害，血栓症，播種性血管内凝固，薬剤の副作用は，傍腫瘍性症候群に含めないことが多い．傍腫瘍性症候群の発症機序としては，抗体，ホルモン，酵素，サイトカイン，代謝などの関与が考えられている．

　傍腫瘍性症候群が原因となり得る疾患の主なものは，神経疾患，内分泌疾患，血液疾患，皮膚疾患である[1]．傍腫瘍性症候群を起こす頻度が高い腫瘍は肺小細胞癌，卵巣癌，乳癌，神経芽細胞腫，胸腺腫，リンパ腫で，肺小細胞癌の約3％に傍腫瘍性症候群がみられる．傍腫瘍性症候群は，亜急性の経過をとることが多い．

□ paraneoplastic neurological syndrome の診断

　傍腫瘍性症候群のなかの神経疾患を paraneoplastic neurological syndrome といい，腫瘍が発見される前に神経症候が現れることが多いので，paraneoplastic neurological syndrome を知っていると腫瘍を早期に発見できることがある．

　主なものを表1に示す．抗 Yo 抗体，抗 Hu 抗体，抗 Ri 抗体などの名称は，その抗体が最初に発見された患者の姓の最初の2文字からとっている．腫瘍が神経系のみにある抗原を産生するために自己抗体ができ，自己抗体またはT細胞が発症に関与すると考えられている．

□ paraneoplastic neurological syndrome の治療

　悪性腫瘍が見つかっている場合は，その悪性腫瘍に対する適切な治療（手術，化学療法，放射線療法）を行う．paraneoplastic neurological syndrome に対しては副腎皮質ステロイド，血漿交換，免疫グロブリン大量療法などの免疫抑制療法を考慮する[2]．

　opsoclonus-myoclonus 症候群は，眼球や体幹の不随意運動を呈し，運動失調を伴うことも伴わないこともある．抗 Ri 抗体陰性の場合は，成人では肺小細胞癌，小児では神経芽細胞腫が原因のことが多い．小児の神経芽細胞腫に伴う opsoclonus-myoclonus 症候群には，ACTH，副腎皮質ステロイドが有効である．

　stiff-person 症候群は，stiff-man 症候群ともいい，骨格筋の硬直と有痛性スパズムを呈する．治療には，ジアゼパムの静注（10 mg）または経口投与（10〜20 mg/日）が有効である．バクロフェ

表1 神経疾患に関連する抗体と腫瘍

神経疾患	抗体	腫瘍
亜急性小脳変性症	抗Yo抗体（APCA-1） 抗Hu抗体（ANNA-1） 抗VGCC抗体 抗Tr抗体（APCA-2）	乳癌，卵巣癌，子宮癌 肺小細胞癌 肺小細胞癌 Hodgkinリンパ腫
opsoclonus-myoclonus症候群	抗Ri抗体（ANNA-2） 抗Hu抗体（ANNA-1） 抗体不明	乳癌，肺小細胞癌，卵巣癌 神経芽細胞腫 肺小細胞癌
sensory neuronopathy	抗Hu抗体（ANNA-1）	肺小細胞癌
脳脊髄炎	抗Hu抗体（ANNA-1） 抗CV2抗体	肺小細胞癌 胸腺腫
辺縁系脳炎	抗Ta抗体 抗Hu抗体（ANNA-1）	精巣癌 肺小細胞癌
脳幹脳炎	抗Ma抗体	大腸癌，乳癌，肺癌
Crow-Fukase症候群	抗VEGF抗体	骨髄腫，Castlemanリンパ腫
網膜変性症	抗recoverin抗体（CAR抗体）	肺小細胞癌
stiff-person症候群	抗amphiphysin抗体（抗128 kDa抗体）	乳癌
neuromyotonia	抗VGKC抗体	胸腺腫，肺小細胞癌
Lambert-Eaton症候群	抗VGCC抗体	肺小細胞癌
重症筋無力症	抗AChR抗体	胸腺腫

APCA：anti-Purkinje cell antibody, ANNA：anti-neuronal nuclear antibody, VEGF：vascular endothelial growth factor, CAR：carcinoma-associated retinopathy, VGKC：voltage-gated potassium channel, VGCC：voltage-gated calcium channel, AChR：acetylcholine receptor

（文献[3〜5]より）

ン，抗てんかん薬，血漿交換，副腎皮質ステロイド，γグロブリン大量療法も有効なことがある．

Crow-Fukase症候群は，polyneuropathy, organomegaly, endocrinopathy, M-protein, skin changesを呈する症候群で，頭文字をとってPOEMS症候群ともいう．骨髄腫などがvascular endothelial growth factor（VEGF）を産生すると，その血管透過性亢進作用などにより傍腫瘍性Crow-Fukase症候群が起こる．腫瘍に対する治療に加えて，VEGFを除去するために血漿交換も行われることがある．腫瘍に対する治療には，摘出術，放射線照射，副腎皮質ステロイド，免疫抑制薬などがある．

皮膚筋炎・多発筋炎は，近位筋の筋力低下，筋肉の自発痛または把握痛，血清クレアチンキナーゼ（CK）の上昇，全身性炎症所見（発熱，CRP上昇，血沈亢進），抗Jo-1抗体陽性，筋生検で筋炎の病理所見（筋線維の変性および細胞浸潤）などを特徴とする．治療は臨床症候や血清CK値により多少異なるが，プレドニゾロン1.0〜1.5 mg/kg/日の経口投与を1〜3ヵ月継続し，その後10 mg/月位のスピードで減量することが多い．

文献

1）大石 実：paraneoplastic syndromeの診断．medicina 38：1462-1463, 2001

2）Das A, Hochberg FH, McNelis S：A review of the therapy of paraneoplastic neurologic syndromes. J Neuro-Oncology 41：181-194, 1999

3）大石 実（訳）：カラー図解 臨床でつかえる神経学．MEDSi，東京，2006

4）Mergenthaler H-G, et al：Paraneoplastische Syndrome. Internist 39：67-81, 1998

5）Honnorat J, et al：Mécanismes des syndromes neurologiques paranéoplasiques. Rev Méd Interne 20：670-680, 1999

■ 合併症のケア

糖代謝・電解質異常

守屋 利佳　守屋 達美　東原 正明

- 癌患者における糖代謝異常には，低血糖症および高血糖症がある．いずれもその存在を念頭に置くことが重要である．
- 癌患者の電解質異常で多く見られるのは，低Na血症，高Ca血症である．
- 低Na血症の原因として多いのはSIADHであり，原疾患の治療と，水制限が有効である．
- Na異常の補正は，急激に行うと脳浮腫を起こす恐れがあるので注意を要する．
- Na，Caの異常の他，K，Pなどの電解質異常にも注意し，モニタリングをすることが大切である．

Key Words　癌患者，糖代謝異常，電解質異常

はじめに

癌の治療中に，糖代謝あるいは電解質異常を呈する症例を見かけることは少なくない．そのなかには，原疾患により生じるもの（多発性骨髄腫に発症する高Ca血症など），治療の副作用として生じるもの（ステロイド誘発性糖尿病など）の大きく二つに分類される．どちらも，重篤な症状を呈するものが多く，対処を間違えると致死的な状態に陥ることもあり，注意が必要である．本項では，癌の治療中によく見る糖代謝・電解質異常をとりあげ，発症機序，症状，およびその治療法について概説する．

A．糖代謝

□ 悪性腫瘍と糖代謝

癌患者には，高血糖あるいは低血糖を認めることがある．高血糖には，もともと糖尿病が存在する患者に癌が発生した場合と，本来糖尿病が存在しない患者に癌が発生した際に糖代謝異常が顕性化した場合との2種類がある．後者はさらに悪性腫瘍そのものの影響と化学療法をはじめとする薬物療法による影響とを考えねばならない．

□ 低血糖症

臨床的に経験する低血糖症は，癌患者であるかないかにかかわらず，インスリンをはじめとする糖尿病治療薬によるものが多い．すなわち，薬物療法中の糖尿病患者における事象である．癌患者における低血糖として糖尿病患者以外の原因としては，インスリノーマあるいは膵外腫瘍などが知られている．インスリノーマは膵ランゲルハンス氏島（ラ氏島）β細胞腫瘍で，インスリンの過剰産生による低血糖症を特徴とする．一方，膵外腫瘍による低血糖症の機序は十分に解明されてはいない．腫瘍からのインスリン様物質の産生が想定されていたり，あるいは肝細胞癌や広範な転移性肝癌などは，肝臓のグリコーゲン貯蔵を減少させ，低血糖になると考えられている．後腹膜肉腫，肝細胞癌などによる低血糖症が報告されている．近年，卵巣のneuroendocrine tumorがインスリン分泌を刺激するglucagon-like peptide 1（GLP-1）を産生し，反応性の低血糖症をきたした例が報告されている[1]．この卵巣腫瘍は径15 cmと報告されており，これら膵外腫瘍の特徴は巨大であるのが特徴である．

低血糖症の診断は，① 低血糖による交感神経刺激症状（発汗，動悸など）あるいは中枢神経症状（傾眠など），② 実際の血糖値が低い，③ 糖質の補給による症状の消失により，容易になされる．ただし，長期にわたり薬物療法中の糖尿病患者の場合は，特異的な交感神経刺激症状が出現しない場合もあり，注意を要する．治療は，意識があり経口摂取が可能な場合は，グルコースの経口投与（20 gの糖質）である．意識障害があり，経口摂取不能の場合には，経静脈的なグルコース投与（50％グルコース20 ml静注），さらにはグルカゴン1 mg

の筋肉注射である．癌患者においても低血糖症は珍しいことではなく，その存在を念頭に置くことが重要である．

□ 高血糖症

糖尿病患者には悪性腫瘍の合併が多く，糖尿病患者のコントロール悪化の原因として悪性腫瘍の存在は重要である．急にコントロールが不良となった糖尿病者をみた場合には悪性腫瘍の存在も考えねばならない．

糖尿病の有無にかかわらず，癌患者において高血糖をきたす原因としては，インスリン分泌の低下，あるいはインスリン抵抗性である．インスリン分泌の低下をきたすものとしては，膵癌の進展によるラ氏島の直接障害が知られている．しかし，この場合は同時にグルカゴンの分泌低下を伴うので，いわゆる1次性糖尿病に比し，その病態は複雑となることが多い．

インスリン抵抗性をきたす因子として，近年 Tumor necrosis factor (TNF)-α の存在が注目されている．主に，単球，マクロファージより分泌され，悪性腫瘍による宿主組織の壊死をきたすといわれているが，生体への TNF-α 投与により，インスリン抵抗性が増大することが知られている．

一方，糖質ステロイドを癌の治療に使用することがあるが，その際にも高血糖をきたす場合がある．糖質ステロイドによる高血糖の機序は，インスリンによる肝糖産生抑制効果と末梢糖利用促進の両者の障害が知られており，肝臓，末梢組織両者のインスリン抵抗性の増大と考えられる．ステロイド投与時耐糖能障害は軽度のものから重篤のもの（高浸透圧性昏睡を生じることもある）までさまざまであり，注意を要する．

耐糖能異常の診断は，血糖測定を行えば容易である．しかし，以下にも述べるように頻回の血糖採血は時には患者の負担を増すばかりである．患者の生活の質（QOL）にもよるが，スクリーニングとしては頻回の尿糖測定がよいと考える．癌患者の場合には目標血糖値は厳格に設定する必要はなく，やや高値に設定する場合が多いので，尿糖（3+）以上あるいは尿ケトン体陽性が，急を要するかどうかの境界である．治療は，基本的にはインスリン投与である．

□ 癌患者の糖代謝異常に際して

高血糖症にしても，低血糖症にしてもその程度が高度であればあるほど，癌患者のQOLを損なうことはいうまでもない．しかし，それらの異常を是正するために頻回の血糖採血を行うことは，それ自体が患者の苦痛を増加させることにもなる．癌患者においての血糖コントロールの目標をどこにおくべきか，そのための血糖採血の頻度は，どのくらいが適切かなどに関しては，癌患者のQOLや予後（数日か，数ヵ月か）により左右され，個々の対応が必要であることはいうまでもない．

B．電解質異常

癌患者に生じる電解質異常で，頻度の高いものはNa異常，Ca異常であり，その他，P，Mgなどの異常も認められる．ここでは主に，NaとCaの異常について述べる．

□ 癌患者に見られるNa異常

1．癌患者に見られる低Na血症

低Na血症発症のメカニズム　何らかの理由で，水分が過剰になっても，十分量の水分を排出できない（糸球体濾過値の低下，または，腎での再吸収の亢進）場合や，ADHの異常分泌が起こり，腎集合管での再吸収が亢進している場合には，実際の体内のNaの総量は多いにもかかわらず，低Na血症が出現する．

もちろん，絶対的なNaの不足（下痢などによる喪失など）も低Na血症の原因となるが，日常で臨床的に遭遇するNaの異常は，相対的な水の過剰または，不足であることが多い．

(1) SIADH (Syndrome of inappropriate secretion of antidiuretic hormone)

癌患者に発症する低Na血症でしばしば遭遇するものにSIADHがある．通常，血漿浸透圧の上昇や血漿容量の減少でADHは分泌が促進され，抗利尿ホルモンとして働く．SIADHでは，腫瘍により，ADHが過剰に産生され，水の再吸収が増加し，希釈性の低Na血症をきたす．臨床的には，euvolemicで，浮腫や，脱水をきたさないのが特徴的である．血漿浸透圧は低下し，低Na血症があるにもかかわらず，尿中のNa排泄量はNa摂取量と等しい．SIADHの診断のためには，ADH分泌を刺激するような状態，すなわち，腎不全，副腎機能不全，甲状腺機能異常および利尿薬の使用がないことが大前提となる．診断基準を以下に示す．

> ① 低 Na 血症が存在する
> ② 血管内容量の減少がない
> ③ 異常な水分貯留がない
> ④ 腎機能が正常である
> ⑤ 尿が最大希釈でないのにもかかわらず，血漿浸透圧が低張である（血漿浸透圧が 260 mOsm/kg 以下で尿浸透圧が 75〜260 mOsm/kg 以上）

　SIADH は，肺癌（特に，小細胞癌，中皮腫）に合併するものが多く[3]，他に種々の悪性腫瘍（胸腺種，大腸癌，膵癌，腎癌，前立腺癌，骨肉腫，ホジキンリンパ腫）や，vincristine, vinblastine, cyclophosphamide, chlorpropamide, carbamazepine などの薬剤でも起こり得ることが報告されている[2,3]．

　(2) その他の低 Na 血症

　癌患者に伴う SIADH 以外の低 Na 血症の原因として，経口摂取不足，嘔吐，下痢による Na 喪失や，腫瘍細胞の崩壊による浸透圧利尿，があげられる．特殊な例として，偽性低 Na 血症も忘れてはならない．高蛋白血症や高脂血症の時には，血漿中の水分の比率が低下し，血漿水のなかの Na 濃度は不変でも，血漿中の Na 濃度が低値を示す場合や，高血糖やマニトールの点滴静注により，Na 以外の溶質で細胞外液の浸透圧が上昇したため，水が細胞内から細胞外に移動し，低 Na 血症となる．この場合，低 Na 血症でも血漿浸透圧は高値である．

　(3) 低 Na 血症の診断と治療

　血清 Na 濃度が 135 mEq/l 以下の時を低 Na 血症と診断する．低 Na 血症による水の細胞内への移動のため，脳細胞腫脹とそれに伴う脳圧亢進症状が症状発現の主な機序である．

　疲労，全身倦怠感などの非特異的症状より始まり，120 mEq/l 以下では，食欲不振，頭痛，嘔吐を生じ，さらに進行すると，意識レベルの低下を認める．

　血清 Na 濃度が 110 mEq/l 以下で，けいれん，昏睡などの重篤な場合には，3％食塩水の点滴静注とフロセミドを併用（浮腫や心不全の存在する時は，フロセミドを静注してから，1〜3％の食塩水で補正を行う）し，1〜2 mEq/l/hr の補正速度で 120 mEq/l を目標に治療する．120 mEq/l を超えたら，以降はゆっくりと補正していく．急速な補正は，central pontine myelinolysis を起こすので注意を要する．

　SIADH による低 Na 血症の場合には，原疾患の治療とともに，水制限を行う．Demeclocycline の投与も有用である．ADH 受容体拮抗薬（塩酸モザバプタン）の適応症が平成 18 年 6 月，薬事・食品衛生審議会薬事分科会を通過した．適応は"異所性 ADH 産生腫瘍による低 Na 血症の改善"に限られており，適用には慎重を期す必要があるが，従前の治療で奏効しなかったものに効果が期待できるであろう．

2. 癌患者に見られる高 Na 血症

　血清 Na 濃度が 150 mEq/l 以上の時を高 Na 血症という．ほとんどが，体液中の水分の喪失が原因で，癌患者によくみられるものとしては，① 水分の摂取不足，② 中枢性尿崩症，③ 浸透圧利尿や下痢がある．中枢性尿崩症は，脳下垂体や視床下部の腫瘍，（原発または転移：特に乳癌と肺癌は視床下部に転移しやすい）に起因するものがあることに注意する．高 Na 血症の症状は，不穏，嗜眠，けいれん，昏睡などで，時には死に至ることもある．

　治療の基本は，脱水の改善であるが，低 Na 血症と同様に，急激な補正は，致命的な脳浮腫を助長する．血清 Na 濃度を 2〜4 mEq/l/hr 以上低下させないように，5％ glucose 液を投与する．脱水が著明な場合には，むしろ生理食塩水を投与し，血漿量を増加させることが大切である．それにより，部分利尿も促進され，ひいては Na 濃度の低下を目指すことができる．中枢性尿崩症の場合には，desmopressin を投与する．

□ 癌患者に見られる Ca 異常

1. 癌患者に見られる高 Ca 血症

　血清 Ca 値が 10.5 mg/dl 以上のとき，高 Ca 血症という．癌患者では高 Ca 血症にしばしば遭遇する（10〜20％）[2]．その発症機序として主なものは以下の 2 通りで，① 骨転移例で，腫瘍細胞が産生する局所的なサイトカインなどの物質が，骨破壊による骨再吸収を刺激することによるもの，② 腫瘍が分泌する副甲状腺ホルモン関連ペプチド（PTH related peptide：PTHrP）によるものがあげられる．多くは ② のタイプで[2]，PTHrP は骨の再吸収を促進すると同時に，腎臓の PTH レセプターに作用して尿中 Ca 再吸収を促進するために高 Ca 血症を引き起こす．主に，扁平上皮癌，副腎腫

表1

電解質異常	病態	好発する腫瘍	症状	治療
高K血症	Kの摂取過剰 腎不全による排泄の低下 Tumor lysus syndrome 偽性高K血症（血小板増多症）	Burkittリンパ腫	脱力 心電図異常	Ca静注 Glucose-Insulin療法 イオン交換樹脂
低K血症	異所性ACTH分泌 Kの摂取不足	小細胞肺癌悪性胸線腫	脱力	原疾患の治療/Kの補充
高P血症	Tumor lysus syndrome	白血病/リンパ腫	無症状 低Ca血症あればテタニー	Glucose-Insulin療法 リン吸着剤の投与
低P血症	腫瘍細胞による消費 Pの摂取不足 （高カロリー輸液時など） 腫瘍原性骨軟化症[6]	急性白血病 間葉系腫瘍	無症状 高度であれば横紋筋融解 溶血 リン酸尿	リン酸Na/Kの投与 腫瘍切除

瘍，唾液腺腫瘍によくみられる[3]．①のタイプに多いものとして，乳癌，多発性骨髄腫があげられる．多発性骨髄腫の場合には，形質細胞で産生されるinterleukin-6やTNF-βが，骨破壊をもたらすとされている[2]．

高Ca血症の症状は多尿，夜尿症，食欲不振，多飲に始まり，症状が進行すると，筋力低下や意識障害を呈する．さらに，腎機能障害，ひいては，腎不全を引き起こすこともある．治療の基本は脱水の改善と尿中Ca排泄促進で，心不全や腎不全がない時には，生理食塩水の点滴静注と，必要に応じて，フロセミドの投与を行う．この時，Kの補給に留意する．また，bisphosphonates（etidronateやpamidronate）などは，破骨細胞の働きを抑制する．心不全や腎不全を伴い，大量の補液が不可能であったり，利尿薬の効果が期待できない時には，calcitoninの投与が有効である．効果は一過性であるが，急速に血清Ca値を低下させることが可能である．連用することにより，効果は減弱する[5]．

2．癌患者に見られる低Ca血症

癌患者に低Ca血症を認めることは稀であるが，骨転移をきたしている前立腺癌や乳癌の患者にホルモン治療が行われ，急速に骨治癒が起きた時，前述の高Ca血症の治療経過中，低Mg血症のときなどに見られる．テタニーや知覚異常が主な症状である．低Ca血症において注意しなければいけないことは，血清Caは約半分がイオン化Caで，40%がアルブミンと結合していることである．したがって，低アルブミン血症のある場合，みかけのCa濃度は低値を示すが，真の低Ca血症ではない．以下のPayne式を用いて，補正Ca濃度を求める．

補正Ca濃度（mg/dl）＝実測Ca濃度（mg/dl）＋4－血清アルブミン濃度（g/dl）

血清補正Ca濃度が6 mg/dl以下の場合は，Ca-gluconateを静注する．血清Ca濃度が7 mg/dlを超えるまで，Ca濃度を測定しながら，静注を繰り返す．7 mg/dlを超えたのちはCa-gluconateを点滴静注する．

3．その他の電解質異常

以上に述べたものが，癌患者に伴う主な電解質異常であるが，他の電解質異常を表1にまとめた．

おわりに

癌患者には，本項にあげたような糖代謝あるいはさまざまな電解質代謝の異常が起こり得る．まず，その存在を念頭に置くことが重要である．これらの異常は，原疾患によるもの，治療により起こるものが主な原因であるが，輸液や栄養管理の問題から発症するものも少なくない．また，その重症度は多岐にわたるが，個々の患者のQOLや予後を考慮して治療にあたることが必要である．

文献

1) Todd JF, et al：A tumour that secretes glucagon-like peptide-1 and somatostatin in a patient with reactive hypoglycemia and diabetes. Lancet 361：228-230, 2003

2) Mohit Kapoor, et al : Fluid and electrolyte abnormalities : Oncology and critical care 17 : 503-529, 2001

3) Cascito D, et al : Manual of clinical oncology, third edition. Lippincott-Raven, Philadelphia, 1995

4) 池田恭治：悪性腫瘍に伴う高カルシウム血症，日内会誌 88：1212-1217，1999

5) 古江　尚：癌に併発する緊急病態と対策．癌と化学療法 24：266-271，1997

6) 木村健次郎，監訳：WM 腎臓内科コンサルタント．MEDSi．東京，p 250，2006

■ 合併症のケア

DIC と血栓症

毛利　博
もうり　ひろし

- 癌では血液は過凝固状態となる．
- 合併する血栓症としては，播種性血管内凝固症候群（DIC）と深部静脈血栓症（DVT）がある．
- いずれも致命的になることがあり，抗凝固療法を中心に適切に治療する必要がある．
- DVT では長期臥床がその発症に大きく関与している．
- DVT では，肺血栓塞栓症を認めたら，速やかに高次医療センターや ICU に搬送し，集学的治療を行う．

Key Words　癌患者，過凝固状態，DIC，深部静脈血栓症，肺血栓塞栓症，抗凝固療法

　癌の経過中に出血傾向を認めたり，血栓症を引き起こすことがある．その原因はさまざまであるが，適切に診断し治療を行わなければ，致命的な合併症となることがある．

　出血傾向は，癌細胞の骨髄への浸潤により正常な造血細胞の増殖が抑制，あるいは抗癌薬の治療中に骨髄抑制をきたし血小板減少が生じてみられることがある．また，経過中に抗菌薬の投与により正常な腸内細菌が死滅し，腸内細菌からのみ供給されるビタミン K が体内で欠乏し，その依存凝固因子である第 II，VII，IX および X 因子が欠乏することによって出血傾向がみられることがある．一方，癌が存在することにより過凝固状態になることが多く，血栓傾向となり何らかの誘引で血栓症を引き起こす危険性も増大してくる．

　本項では，癌患者の経過中に合併すること多い播種性血管内凝固症候群（disseminated intravascular coagulation；DIC）と長期臥床に伴ってみられることがある深部静脈血栓症を中心にその病態と治療に関して概説する．

□ 播種性血管内凝固症候群（disseminated intravascular coagulation；DIC）

　癌患者の経過中に出血症状あるいは血栓症状をきたす合併症のなかで，DIC はもっとも重症で頻度が高いものである（図1）．広範な転移を伴った悪性腫瘍（癌や急性白血病）あるいは敗血症などで発症する頻度が高く，DIC を起こしやすい基礎疾患を十分に認識しておくことがきわめて大切で

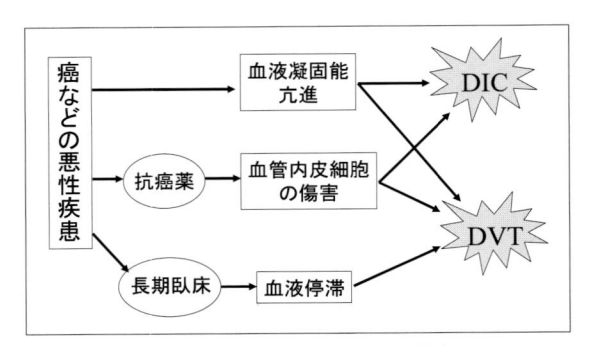

図1　癌に伴う血栓症の発症機序

ある．固形腫瘍では，その約10％で DIC を発症し，組織分類では膵，肺，あるいは消化管のムチン産生腫瘍においてしばしばみられる．

　DIC には，凝固優位型と線溶優位型があるが，前者は敗血症などに伴った DIC でみられ，後者は急性前骨髄性白血病など白血病や固形腫瘍の一部で認められる．凝固優位型では，血栓症に伴う臓器障害が臨床症状の主体となる．臓器障害の出現頻度としては，呼吸困難，黄疸，意識障害，ショック，乏尿であり，その本態は微小血管内皮細胞の障害により起こるものである．一方，線溶系が亢進している DIC では，出血症状が顕著であるのに対し，臓器症状はほとんどみられない．急性前骨髄性白血病の DIC がこのタイプになる．出血症状としては，紫斑など表在性出血も比較的広範囲にみられることが多く，時に筋肉内出血，血尿，脳出血など深在性出血が出現することがあり，

表1　DICの治療

●低分子ヘパリン 　（フラグミン®）	75単位/kg/日	持続点滴静注
●ダナパロイドナトリウム 　（オルガラン®）	1250単位/body	12時間ごとに静注
●プロテアーゼインヒビター 　・メシル酸ガベキサート 　　（FOY®）	20〜30 mg/kg/日	持続点滴静注
・メシル酸ナファモスタット 　　（フサン®）	0.06〜0.2 mg/kg/時	持続点滴静注

致命的になることもあり注意が必要である．

その診断は，わが国では厚生省研究班が纏めたDIC診断基準[1]により行われている．特に血小板数，フィブリノゲン値，FDPがもっとも診断に有用である検査項目と考えられている．近年，フリーのPAI-1（plasminogen activator inhibitor 1）とtPA/PAI-1複合体が測定できるようになり，DICのなかでも特に凝固優位型ではその診断的有用性が報告されている[2]．

DICの治療は，基礎疾患の治療がもっとも大切であり，基礎疾患がコントロールされるようになるとDICの治療は必要がなくなる．しかし，DICの治療時期を逸しないように治療を開始すべきであることはいうまでもないことである．一般的にDICの背景には凝固亢進状態が存在することから，経静脈的に抗凝固剤が投与される（表1）．

未分画ヘパリンは5〜10単位/kg/時で投与されるが，現在はあまり汎用されていない．低分子ヘパリン（フラグミン®）は，活性型第X因子を選択的に阻害し出血の副作用が少なく，75単位/kg/日で持続点滴静注を行っている．また，抗第X因子製剤であるダナパロイドナトリウム（オルガラン®）も用いられることがあり，1250単位を12時間ごとに静脈内投与を行う．

わが国では，DICの治療に出血などの副作用が少ないことからプロテアーゼ阻害剤がよく用いられている．この薬は，活性第II因子，活性第X因子，プレカリクレイン，プラスミンなど広領域にプロテアーゼを阻害する．具体的には，メシル酸ガベキサート（FOY®）とメシル酸ナファモスタット（フサン®）があり，前者は20〜36 mg/kg/日で持続点滴投与を行うが，他の薬剤と混合すると白濁することが多く，単剤にて投与となる．また，フサン®は0.06〜0.2 mg/kg/時で24時間持続点滴投与を行うが，時に高K血症がみられるので注意する必要がある．

アンチトロンビンIII製剤は，臓器障害などによりその濃度が70％以下の症例で投与されており，40〜60単位/kgを静脈内投与する．アンチトロンビンIIIの抗トロンビン作用はヘパリンの存在下で数千倍に増強され，DICの治療にもその有用性が検討されている．また，活性型プロテインC，トロンボモデュリンなども検討され臨床試験ではその有効性が確認されたが[3]，DICの治療薬として承認されていないのが現状である．

線溶優位型では，抗凝固薬に加えて抗線溶薬であるトランサミン®を500〜1000 mg/回で1日に1〜2回点滴静脈内投与を行う．また，消費性凝固障害が顕著な時には，凝固療法に加えて補充療法として多血小板血漿や新鮮凍結血漿を併用する．

□ 深部静脈血栓症
（deep vein thrombosis；DVT）

生活習慣の欧米化などに伴い，肥満・糖尿病・高脂血症などが増えてきており，本邦においても脳梗塞や心筋梗塞など動脈系の血栓症が臨床上注目をあびている．一方，静脈血栓に関しては今までは注目度が低かったが，エコノミークラス症候群での突然死の報告や2004年に発生した新潟中越地震で，車中生活避難者にDVTが多発し，その合併症であるエコノミークラス症候群での死亡例があり，注目されてきている．

静脈血栓塞栓症は，入院患者において発症率が非常に高く，臨床症状に乏しく早期診断が困難であり，発症したときの死亡率が高いため，今後より注意していく必要のある疾患と考えられる．その付加的な危険因子としても，高齢，長期臥床，悪性疾患，癌化学療法などがあげられており[4]，十分な運動ができず長期間臥床することが多い癌患

者では，DVTを起こす可能性はきわめて高いと考えられる（図1）．

病態については，組織から心臓に血液が還流するには，静脈弁も大切な働きをするが，ひらめ筋など下肢骨格筋の収縮による筋肉ポンプが中心的な役割をはたしていることが知られている．長期臥床状態になると，これらの作用は減少し血液が停滞しやすくなってくる．その結果，血液の凝固亢進が起こり，腸骨静脈，大腿静脈，下肢静脈などの深部静脈に血栓が形成されやすくなる．

DVTは，閉塞部位，閉塞の状況あるいは側副路の存在の有無により無症候性のものが多くみられる．症状としては，下肢の浮腫，腫脹，発赤，疼痛，圧痛などがある．膝関節伸展位で足関節を背屈させると腓腹筋に疼痛を感じたり（Homan's sign），腓腹筋をつまむことにより疼痛が増強する（Pratt's sign）という所見を約40％の症例で認める．発症部位は左下肢に多い特徴がある．

診断は，臨床症状から疑いをもつことが大切である．検査所見としては，炎症を伴う場合にはCRPの上昇と，血栓形成に伴いFDPおよびTAT（thrombin antithrombin complex）の増加を認める．確定診断には，カラードプラ法による超音波画像診断，静脈造影などで行う．DVTと診断がついた場合には，肺血栓塞栓症の検索することが重要である．

予防的処置としては，長期臥床などでDVTを起こす可能性が考えられる場合には，足関節の背屈・底屈をベッド上で行い，静脈の血流増加をはかることが大切である．また，下肢の自動他動運動やマッサージを行ったり，間歇的空気圧迫法も試みるべきであろう．

治療としては，DVTに肺血栓塞栓症を合併していない時には，保存療法と抗凝固療法を行う．保存療法は，長時間の立位，坐位を避けるようにし，弾性ストッキングの着用をする．抗凝固療法としては，ヘパリンあるいはワーファリンを用いる（表2）．具体的には，未分画ヘパリンを5000単位静脈内投与した後，未分画ヘパリン15000〜20000単位

表2 深部静脈血栓症の治療

未分画ヘパリン	5000単位　静注 その後，15000〜20000単位/100 ml生食を5 ml/時で投与開始し，APTTを正常の1.5〜2.0倍に調整する
ワーファリン	維持量は2〜5 mg/日とし，PT（INR）を1.5〜2.0に調整する
ウロキナーゼ	48〜96万単位/日を点滴静注

を生食100 mlに溶解し，毎時5 mlより開始し，活性化部分トロンボプラスチン時間を正常の1.5〜2倍に保つように投与する．また，ワーファリンの投与は，維持量としては2〜5 mg/日であるが，プロトロンビン時間（INR）で1.5〜2.0になるように調整する．ただし，ワーファリンは催奇形性などがあるため，妊婦への投与は避ける必要がある．さらに，新しい血栓の場合には，ウロキナーゼによる血栓溶解療法も有効なことがある．投与量に関しては，48〜96万IU/日程度とされている．一方，肺血栓塞栓症を合併している時には，死亡率が高くなるので，高次医療センターやICUに搬送し，集学的治療を行うことを考慮すべきである．

文　献

1）青木延雄，長谷川淳：DIC診断基準の「診断のための補助的検査成績，所見」の項の改訂について．厚生省特定疾患血液凝固異常症調査研究班，昭和62年度研究報告書．p 37-41, 1988

2）Sakata Y, Murakami T, Noro A, et al: The specific sctivity of plasminogen activator inhibitor-1 in disseminated intravascular coagulation with acute promyelocytic leukemia. Blood 77：1949-1957, 1991

3）Maruyama I：Recombinant thrombomodulin and activated protein C in the treatment of disseminated intravascular coagulation. Thromb Haemost 82：8-721, 1999

4）中村真潮：本邦ならびに欧米の肺血栓塞栓症予防ガイドライン．日本臨床 61：1811-1817, 2003

■ 合併症のケア

脊髄圧迫症候群

大坂　学

- 全悪性腫瘍患者の5〜8%に生じる．
- 原発となる悪性腫瘍は肺癌，乳癌，悪性リンパ腫がもっとも多い．
- 疼痛・運動麻痺・知覚低下・膀胱直腸障害などが生じる．
- 脊椎単純撮影とMRIが有用．
- ステロイド投与のほか椎弓切除・腫瘍摘出・椎体固定手術などが行われる．

Key Words　脊髄圧迫，転移性腫瘍，運動麻痺，知覚障害，膀胱直腸障害

□ 疾患の概念

脊髄圧迫症状とは脊髄が外部から圧迫されることで生じる種々の症状をいう．硬膜外への腫瘍転移によって生じることが多い．

□ 原因疾患・病態

全悪性腫瘍患者の5〜8%に生じるとされ，癌や肉腫などの転移性疾患が多い．しかし脊椎骨から発生した良性の骨腫瘍や血管性腫瘍も存在し鑑別を要する場合もある．原発となる悪性腫瘍は肺癌，乳癌，悪性リンパ腫などがもっとも多い（表1）．

脊髄の圧迫部位としては，胸椎が60〜80%，胸腰椎境界部16〜17%，腰仙椎2〜13%，頸椎2〜9%で硬膜囊の前面を圧迫することが多い．椎体・椎弓・椎弓根への直接浸潤による椎体破壊や椎間腔内・椎間孔への腫瘍伸展により症状を引き起こす．悪性リンパ腫のように傍脊椎腫瘍では椎間孔から浸潤し，椎体骨に関係せず直接脊髄を圧迫することがある[1]．

□ 臨床症状・所見

神経根症状，髄節症状，索路症状による症状に分けられる．神経根症状や髄節症状は，該当する神経根や髄節の支配領域に広がるしびれ，疼痛，筋力低下として現れる．索路症状は，両下肢の突っ張り感，深部腱反射の亢進，病的反射などの錐体路症状が下肢より始まり上行する．また障害髄節高位より尾側の感覚障害が現れるが，偏在した腫瘍では障害と同側の深部感覚障害，対側の温痛覚障害（Brown-Sequard syndrome）を呈する

表1　原因となる悪性腫瘍

原発腫瘍	頻度（%）
肺癌	16
乳癌	12
悪性リンパ腫	11
原発巣不明	11
骨髄腫	9
肉腫	8
前立腺癌	7
腎細胞癌	6

表2　臨床症状

症状	頻度（%）
疼痛	95
下肢脱力	76
自律神経障害	57
知覚障害	51
知覚脱失	3

こともある．

疼痛がもっとも多い自覚症状で胸椎転移より頸椎や腰仙椎転移に多い．時には肋間神経痛を初発とすることもある．知覚障害はつま先に始まるしびれ感が多く，知覚の脱失は3%程度である．自律神経機能異常としては尿意切迫，尿閉，失禁，便秘などの膀胱直腸障害と病変レベル以下の発汗喪失を認める．また脊髄圧迫症状が唯一の悪性腫瘍の症状であることが約10%程度存在する（表2）．これらの症状は坐位や立位など体位によって一時

症状が軽快する場合もあるが，病態が進行すると非可逆性の脱力，痙性麻痺，病変脊髄レベル以下の知覚脱失などが生じる．脊髄圧迫症状は徐々に発症することが多いが，血行障害などで虚血が生じると急激に発症することがあり注意が必要である[2,3]．

□ **診断と検査**

悪性腫瘍患者に椎体の叩打痛や両下肢麻痺，膀胱直腸障害などがあれば本病態を疑う．脊椎単純撮影では椎体と椎弓の破壊像，脊椎茎のびらんや喪失，椎体の虚脱を認める．MRIは病巣の確認・程度を把握するのに特に有用で，硬膜外の血腫や膿瘍，変形性脊椎症，椎間板疾患との鑑別にも有用である．脳脊髄液所見や骨シンチグラフィーは非特異的なことが多い．

□ **治　療**

完全麻痺後24時間経過した場合や膀胱直腸障害を起こしたものは予後不良である．そのため圧迫の伸展，減圧を目的とする緊急性がある場合コルチコステロイドを直ちに開始するべきである．デキサメタゾン初回10 mg投与．その後4〜8 mg/日を継続し，症状が軽快・固定したら10〜14日後漸減させる．

疼痛除去，不全麻痺の改善を期待し放射線照射が行われており，再発防止のため上下2椎体を含んだ照射野を設定する．特に放射線に感受性のある腫瘍（精上皮腫，悪性リンパ腫，多発性骨髄腫，Ewing肉腫など）には適応となる．同様な理由で化学療法に感受性のある腫瘍（悪性リンパ腫，神経芽細胞腫瘍など）には化学療法，前立腺癌などにはホルモン療法なども選択されている．

放射線照射部位の再発，放射線抵抗性の腫瘍，椎体不安定を伴う病的骨折の場合，最近では減圧と固定を目的とした外科的治療（椎弓切除，腫瘍摘出，椎体固定術，椎体全摘出術）も選択されている[4,5]．

文　献

1) Ingham J, Beveridge A, Cooney NJ：The management of spine cord compression in patients with advanced malignancy. J Pain Symptom Manage 8：1, 1993

2) Byrne TN：Spinal cord compression from epidural metastases. New Engl J Med 327(9)：614-619, 1992

3) Kramer JA：Spinal cord compression in malignancy. Palliative Med 6：202, 1992

4) Klimo P Jr, et al：A meta-analysis of surgery versus conventional radiotherapy for the treatment of metastatic spinal epidural disease. Neuro-oncol 7(1)：p 64-76, 2005

5) Tomita K, Kawahara N, Kobayashi T, et al：Sugical strategy for spinal metastases. Spine 26(3)：p 298-306, 2001

■ 合併症のケア

上大静脈症候群

大坂　学
おおさか　まなぶ

- 原因の約80％は悪性疾患で，肺癌がその80％を占める．
- 呼吸困難，顔面・頸部・上肢の腫脹，咳，胸痛，嚥下障害などが頻度の高い症状である．
- 胸部レントゲン写真で縦隔陰影の増大を認める．
- 原因となる悪性腫瘍に対して化学療法・放射線治療・外科的手術が選択される．
- 上大静脈にステントを留置して疎通性を維持する治療が行われている．

Key Words　上大静脈閉塞，縦隔腫瘤陰影，縦隔陰影増大，上半身の腫脹，ステント留置

□ 疾患の概念

上大静脈（SVC）の閉塞に由来する臨床症候群である．

上大静脈は頭部・頸部・上胸部・上肢からの静脈を受ける主要血管であるが血管壁が薄く容易に圧迫される．また近傍には気管や右主気管支，多数のリンパ節（肺門リンパ節，傍気管リンパ節）が存在しているため，これら隣接した臓器からの圧迫や浸潤を受けやすい．

□ 原因疾患

悪性疾患が80〜90％を占め，肺癌がその80％ともっとも頻度が高く肺癌症例の2.4〜4.2％に上大静脈症候群が見られる．その他悪性リンパ腫（非ホジキンリンパ腫）が15％．転移性疾患（乳癌や精巣腫瘍）が5％を占める[1]．しかし腫瘍による静脈の直接浸潤や腫瘍以外の疾患が原因となることもあり原因疾患には注意を要する（表1）．また血流低下により二次的な壁在血栓が症状を急激に出現させることがある[2,3,4]．

□ 臨床症状・所見

自覚症状として呼吸困難感が60％以上に，顔面・頭部のうっ血が約50％にみられ，次いで咳，上肢の腫脹，胸痛，嚥下障害の頻度が高い．喉頭・咽頭領域，中枢神経系にも浮腫が及ぶことがあり，喉頭・咽頭領域の浮腫は閉塞性無呼吸症候群の誘因や像悪因子にもなり得る（表2）．

上大静脈の血流障害は側副血行路を発達させ，上半身の腫脹に加え頸部や前胸部体表の静脈怒張も生じる．上肢からの血流はこの側副血行路を介して下大静脈から右房に還流してくる．そのため頸部手術，開胸手術，開腹手術などでこれらの側復血行路が遮断されると，静脈還流の著しい減少を招くことがある（上大静脈症候群の急激な悪化）．

□ 診断と検査

病歴と身体所見から診断は比較的容易である．頸部の静脈怒張，顔面の浮腫，頻脈，眼底検査では網膜静脈の拡張を認める．

画像診断には胸部レントゲン写真，造影CT，

表1　上大静脈症候群の原因疾患

腫瘍	原因として多い腫瘍：原発性肺癌，縦隔腫瘍，悪性リンパ腫，転移性腫瘍（乳癌，精巣腫瘍）
	原因として稀な腫瘍：甲状腺腫，血管内悪性リンパ腫，縦隔脂肪腫
感染症	アスペルギルス真菌，放線菌，結核，梅毒
膠原病	全身性エリテマトーデス，ベーチェット病，紅皮症
医原性	静脈内カテーテル，心臓ペースメーカー，放射線照射後，心臓・肺手術後

表2 上大静脈症候群の臨床所見

症状	頻度（%）
呼吸困難	63
顔面，頸部腫大	50
頭重感	50
咳嗽	24
腕の腫大	18
胸痛	15
嚥下障害	9

徴候	頻度（%）
頸部静脈怒張	66
胸壁静脈怒張	54
顔面浮腫	46
チアノーゼ	20
顔面多血症	10
腕の浮腫	14
声帯麻痺	3
Horner症候群	3

（文献[5]より抜粋）

MRI，超音波検査などがある．胸部レントゲン写真で約9割に異常所見を認め，多くは右上縦隔腫瘍陰影，縦隔陰影拡大，胸水，肺門の拡大を見る．

末梢血管から造影してみると閉塞部位と側副血行路が確認できる．上大静脈を閉塞する部位，原因となる病変の存在とその拡がり，病変の質的診断，側副血行路の発達の把握，血栓の存在を評価することが大切である．

□ 治 療

治療の基本は上大静脈を閉塞する原因病態に対して行うことである．多くは悪性腫瘍であるため，組織診断がついている場合は化学療法や放射線治療，外科的手術が選択される．

一方，組織診断がついていない場合，気管狭窄や脳圧亢進を呈している症例では放射線療法が優先される．それ以外では鎖骨上リンパ節生検，気管支鏡や胸腔鏡検査 video-assisted thoracoscopic surgery（VATS）にて病理組織診断を急ぐ．

上大静脈の閉塞部位より末梢の上半身の静脈圧が亢進する結果，体表だけでなく血管外スペースにも液体が貯留する．そのため一般的には頭側を高位とした臥位にて安静を保ち，酸素投与や利尿薬投与などで心拍出量を減らし浮腫を軽減させている．

利尿薬投与例
フロセミド 40 mg，スピロノラクトン 100 mg など

利尿薬の使用は浮腫を減らし頭重感などの症状を軽減させる．ただし浮腫に関連した症状は緩和されるが，利尿薬の有用性は確立しておらずまた凝固系の亢進にも注意が必要となる．

臨床病期や予後を考慮し，人工血管や代用バイパスを用いた手術や血栓除去療法を行うこともある．最近では上大静脈にステントを留置して疎通性を維持する治療も行われるようになってきている[5]．

文 献

1) Devita VT, et al : Cancer : Principles and Practice Oncology 6rd ed. JP Lippincott, Philadelphia, p 2609-2752, 2001
2) Van Putten JW, et al : Superior vena cava obstruction caused by radiation induced venous fibrosis. Thorax 55 : 245-246, 2000
3) Kai H, et al : Superior vena cava syndrome caused by multiple pacing leads. Heart 86 : 80, 2001
4) Ries, M, et al : Percutaneous endovascular catheter aspiration thrombectomy of severe superior vena cava syndrome. Arch Dis Child Fetal Neonatal Ed 87 : 64-66, 2002
5) Yamagami T, et al : Hemodynamic changes after self expandable metallic stent therapy for superior vena cava syndrome. Am J Roentgenol 178 : 635, 2002

■ 合併症のケア

癌性漿膜炎—癌性胸水，心囊水のコントロール

大坂　学
おおさか　まなぶ

- 腫瘍細胞が浸潤し炎症性変化を引き起こした病態．
- 咳嗽・疼痛・呼吸困難・頻呼吸などの症状が出現する．
- 心膜炎では無症状ものから心タンポナーデを呈する例まで幅広い．
- 胸部レントゲン写真やCT，MRIなどが有用で，可能であれば穿刺して液体の性状や局在を調べることが重要である．
- 胸水・心囊液のドレナージ基礎疾患に基づく化学療法を行う．

Key Words　癌性胸膜炎，癌性心膜炎症，心タンポナーデ，胸膜癒着術，心膜癒着術

A．癌性胸水

□ 疾患の概念

胸腔内に異常体液が貯留する状態で大きく滲出液と漏出液に分けられる．

□ 原因疾患

腫瘍細胞が直接胸膜に浸潤し炎症性変化を引き起こした病態を癌性胸膜炎と呼び，貯留する液体は滲出性である（表1）．肺・胸膜リンパ管の閉塞，胸管閉塞，肺静脈の閉塞，気管支内腔の閉塞に伴う無気肺，重篤な低蛋白血症，心不全などにより生じる胸水は漏出性である．

□ 臨床症状・所見

貯留した液体が気管支を圧迫すると，乾性で喀痰を伴わない咳嗽が出現する．肺の圧迫や呼吸運動が抑制され呼吸困難が生じる．その他疼痛，頻呼吸，努力呼吸を呈する．

□ 診断と検査

胸部打診で濁音，声音振盪の減弱．胸部レントゲンでは肋骨横隔膜角の鈍化．気管の偏位．100 ml程度の胸水なら側臥位撮影が有効である．次に胸腔穿刺を行いその性状を調べることが重要である（LDH，蛋白，比重，pH，糖，細胞数，細胞診，結核・細菌・真菌培養，胸膜生検など）．

□ 治　療

胸腹水など体腔液が貯留している症例では，抗癌薬が高濃度に蓄積し，骨髄抑制が強く遷延することがあるため，全身化学療法を行う際にはあら

表1　癌性胸膜炎の発生頻度

原発腫瘍	頻度（%）
乳癌	26〜49
肺癌	10〜24
卵巣癌	6〜17
悪性リンパ腫	13〜24

かじめ体腔液を排液しておくことが望ましい．初期には利尿薬を試みる場合がある．

> 例）利尿薬例
> スピロノラクトン 50〜75 mg 分 2〜3 回とフロセミド 20〜40 mg を併用．

胸水を排液する場合，胸腔ドレーンは16〜22 Frのカテーテルを用いて，前あるいは中腋窩線で横隔膜より1〜2肋間上を穿刺し排液する．胸水除去後肺水腫を発生させないよう1日の排液は1〜1.5 l程度に留めておく．

急速な胸水貯留，繰り返す胸水には，胸膜癒着術が行われている．胸膜癒着術に用いられる胸膜刺激薬はブレオマイシン，カルボプラチン，シスプラチン，ドキソルビシン，ピシバニールなどで，特にドキソルビシン，ピシバニールは胸膜刺激が強く疼痛や発熱，一時的な胸水の増加を認める場合がある．

トロッカーカテーテル（16 Fr以上）を胸腔に挿入し，水封ドレナージまたは5〜10 cmH$_2$Oの低圧

持続吸引により十分胸水を排除する．排液が1日で50 ml以下になったら胸膜刺激薬を注入し胸膜を刺激する．胸水除去が必要なときに繰り返す（通常3〜5回程度）と次第に胸膜が癒着してくる．

近年では41℃以上になると抗腫瘍効果が増強される抗癌薬を加温し，胸腔内を還流させる胸腔内温熱化学療法[4]や癌性胸膜炎の発生にVEGF（Vascular Endothelial Growth Factor）が関与しているとの報告があり抗VEGF抗体などの新しい治療法も研究されている[5]．

B．癌性心嚢水

□ 疾患の概念

悪性腫瘍の心膜への浸潤・転移が原因で心膜腔に異常体液が貯留すること．

□ 原因疾患

悪性腫瘍細胞が心膜に直接浸潤したりリンパ・血行性に転移することで発症する．原因疾患として肺癌がもっとも多く，次いで乳癌，悪性リンパ腫，白血病などが原因として多い．

しかし抗癌薬による心筋障害，放射線性心膜炎，感染性心膜炎，低栄養状態なども原因となり得るため鑑別を要する場合がある[6]．

□ 臨床症状・所見

心嚢水が緩徐に貯留した場合は相当量まで無症状のことがある．初期には胸部の圧迫感や鈍痛，発熱，浮腫など非特異的な症状が認められることが多く，大量に貯留してくると周囲組織を圧迫し，呼吸困難，咳嗽，嚥下障害，嗄声などを認める．よって無症状ものから心タンポナーデを呈する症例までと症状には幅があり注意が必要である．

□ 診断と検査

胸部打診で濁音（Ewart徴候），聴診上心音の減弱，心電図では低電位，T波の平定化，電気的交互脈を認める．250 ml以上貯留すると胸部レントゲン上心陰影の拡大を認める．

経胸壁心臓超音波は正確性と迅速性から診断・経過の把握に利用される．心嚢液の貯留（Echo free space）だけではなく，心機能や心嚢液の性状も判定できる．CTやMRIなども心嚢液の診断に有効で，液体の性状や局在，基礎疾患（原発腫瘍）や心膜肥厚の検出など得られる情報が多い[7]．

前述したように癌性心膜炎以外にも心嚢液を貯留させる原因があり，鑑別診断のためにしばしば心膜穿刺が施行される．心嚢液を採取しその性状を調べる（LDH，蛋白，比重，細胞数，細胞診，結核・細菌・真菌培養，腫瘍マーカーなど）．

□ 治療

心嚢液の貯留量，心タンポナーデの有無，基礎疾患などを考慮し選択される．化学療法に感受性のある腫瘍の場合，全身化学療法が優先される．心タンポナーデを呈しているあるいは切迫している場合，化学療法に抵抗性な腫瘍の場合，心嚢液ドレナージが施行される．

心嚢液ドレナージの実際　輸液路を確保し，心電図モニターを装着．半坐位にさせたら，局所麻酔の後6〜8 Frのカテーテルを用いて剣状突起左側または左前胸部肋間を超音波ガイド下に穿刺する．心嚢液除去後肺水腫を発生させないよう1回の排液量は300 ml程度に留めておく．再貯留が見られる場合，心膜穿刺後カテーテルを留置し連日用手的に排液する．1日排液量が20〜30 ml程度になったら，心膜腔内に癒着薬を注入する．心膜癒着術に用いられる刺激薬はブレオマイシン，カルボプラチン，シスプラチン，ドキソルビシン，ピシバニールなどがある．そのほか心膜腹腔シャント術や外科的な心膜開窓術，放射線照射，ラジオアイソトープ心膜腔内投与なども行われている[8,9]．

文　献

1) Socinski MA, et al：Lung Cancer Guidelines：Chemotherapeutic management of stage iv non-small cell lung cancer. Chest 123：226, 2003

2) Antunes G, et al：BTS guidelines for the management of malignant pleural effusions. Thorax 58：29, 2003

3) 原田一暁，他：癌性胸膜炎に対する治療法．日本臨床 60（増刊号）：540，2002

4) Ichnose, Y, et al：J Thorac. Cardiovasc Surg 123：695-699, 2002

5) 後藤久嗣，他：呼吸器腫瘍性疾患の分子医学：腫瘍血管新生と転移の分子病態．日胸 60：P 138, 2001

6) Schrump DD and Nguyen DM：Malignant pleural and pericardial effusions. In：Cancer, 6th ed. Lippincott Williams and Wilkins, 2736-2744, 2001

7) 久保哲哉：癌性胸膜炎・癌性心膜炎の治療内

科 95(1)：93-97, 2005

8) Shepherd FA, et al：Manegement of malignant pericardial effusion by tetracycline sclerosis. Am J Cardiol 60：1161-1166, 1987

9) Fiorentino MV, et al：Intrapericardial instillation of platin in malignant pericardial effusion. Cancer 62：1904-1906, 1988

■ 癌緩和ケア 必携 ベッドサイドで役立つ癌緩和ケアマニュアル

癌緩和ケアの倫理―尊厳死・治療中止・セデーションをめぐって―

齋藤有紀子

- 安楽死・尊厳死は，刑法の殺人罪，嘱託殺人罪，自殺幇助の問題と関わってくる．
- 近年，呼吸器取り外しや，治療中止の事例も，社会的に大きく取り上げられ始めている．
- 判例やガイドラインは，患者の意思（推定的意思）を基本としており，家族の意向（だけ）で終末期の医療方針を決定してよいという原則はない．
- セデーションが安楽死の隠れ蓑になっているのではないかというオランダの調査がある．
- 終末期の医療判断では，「患者の最善の利益」に叶うかどうかが慎重に検討される必要がある．

Key Words 安楽死，尊厳死，治療中止，セデーション，患者の最善の利益

緒言

本項では，終末期の問題を取り上げる．緩和ケアは，生命を脅かす疾患に直面している患者・家族に，初期の段階から適切に関わろうとする営みであり，患者の終末期だけが問題にされるわけでないことは，もちろん筆者も理解している．

しかし一方，緩和ケアは，他の医療分野に比べ，死を迎える患者・家族の問題に積極的に向き合い，そこでの医療のあり方を思考し続けてきた分野でもある．緩和ケアのあり方とともに，「治療中止・差し控え」，また，「安楽死・尊厳死・自殺幇助」の問題を意識することは意味のあることと思われ，最期の場面の問題に触れることなく，緩和ケアを論じても，急性期から終末期まで自らの心身を賭して生活を送る患者・家族にとって，緩和ケアの位置を見極めることが難しくなってしまうだろう．

よって本項では，「終末期」の倫理問題について，近年の日本の動向を含めて紹介し，緩和ケアに携わる方々と，患者・家族の問題を考える手がかりとしたい．

安楽死と尊厳死

はじめに安楽死・尊厳死の問題から書き起こしたい．緩和ケアが「終末期医療」と同義でないように，「安楽死」「尊厳死」も緩和ケアと同義ではない．むしろ逆の概念，あるいは比較に持ち出すことさえ適切でないと思う人もいるだろう．

しかしここで問題なのは，定義や使い分けではない．どのような行為（作為・不作為）の，何が，なぜ問題になってきたのかということである．

とはいうものの，「定義を問題にしない」ということを説明するために，まずは「言葉遣い」の問題に触れなければならない．

安楽死（euthanasia）は「良き死」をその語源とする．日本では一般に，致死的な薬物の投与などを伴う場合を「積極的安楽死」，治療の差し控えや延命措置の中止を「消極的安楽死」と呼び分けてきた．しかし，必ずしもそれぞれ，学問的に確立した定義があるわけではない．

「消極的安楽死」は，「尊厳死（death with dignity）」「自然死（natural death）」と言い換えられることもある．「安楽死」という言葉がナチス・ドイツの非人道的施策と重なってイメージされることから，そのつながりを，実質的にも形式的にも断とうという意図があるのだろう．

例えば，「安楽死は良くないが，尊厳死は認められる」という表現がある．また，「積極的安楽死は良くないが，消極的安楽死は認められる」「消極的安楽死は尊厳死である」などの表現もある．安楽死と尊厳死を分けて論じるもの，あくまで安楽死の分類のなかで説明しきろうとするもの，安楽死の一部を尊厳死と重ねるものなど．語り手の意図は，語り手が何を安楽死と呼び，何を尊厳死と呼んでいるのか，その文脈・内容を把握してからでなければ，理解・評価することはできない．

マスコミ報道にも，同じことがいえる．同じ事件でも，ある時は安楽死と報じ，ある時は尊厳死と報じられてきた．時代による違いもあるが，事件に関わった当事者・家族の心情に，記者が肯定的か否定的かで，言葉の選ばれ方，記事のトーンが変わってくる傾向もある(注)*1．

いずれにしても，安楽死・尊厳死に関しては，昔も今も，それを語る人がどのような枠組みで言葉を使い分けているのかを見極めながら，読み解くことが必要になる．

□ 殺人，嘱託殺人との関係

安楽死事件は，裁判で争われることもある．そこでは，「安楽死が成立して無罪になるか，殺人（あるいは嘱託殺人）罪が成立して有罪となるか」と表現されることも多い(注)*2．

> 刑法199条「人を殺したる者は死刑又は無期若くは五年以上の懲役に処する」，刑法202条「人を教唆し若しくは幇助して自殺させ，又は人をその嘱託を受け若しくはその承諾を得て殺した者は，六月以上七年以下の懲役又は禁錮に処する」，刑法35条「法令又は正当の業務に因り為したる行為は之を罰せず」

通常の医療行為であれば，たとえそれが治療関連死が予想されるようなリスクの高いものであっても，患者の承諾があることによって法に触れない行為になる可能性がある．しかし，患者の承諾があったとしても，それが，患者の死が意図された行為，あるいは，患者が死んでしまうかもしれない・死んでも仕方がないと思って行われた行為であれば，嘱託殺人・自殺幇助が問題となる．本人の承諾がない場合には，まさに殺人との関係が問われてくる．死を誘う処置については，法律の規定上，「同意があればよい」ことにはならないのである．

医療者にとっては，そこに至るまでの医療が患者のインフォームド・コンセントを得て継続的に行われていることから，終末期の処置の実施・非実施も，実務的には患者の同意（家族の代諾）で正当化されるのではないかと思えるかも知れない．しかし，ある医療行為が正当化されるには，それが「患者の最善の利益」に叶う必要があり，通常，「患者の死」は「患者の最善の利益」と自動的には見なされない．

これには次のような反論もあるだろう．患者は結果として死を迎えるかも知れないが，その行為（実施・非実施）は，患者の「苦痛緩和」「QOL向上」が第一に目指されている．「死」そのものが目的とされているわけではないので，これを殺人と一緒に語るのは乱暴ではないか，と．

しかし，〝生命〟は，法の大切な保護法益である．患者の生命にマイナスになる行為を正当化することは，たとえ本人の同意があっても，法はなかなか認めようとしない．

次に，これまでの事例から法の態度を見ていこう．

1．名古屋地裁の安楽死6要件

日本の判決でもっとも有名なものの一つに，1962年名古屋地裁判決がある．脳溢血で半身不随となり激しい痛みのため「苦しい，殺してくれ」と訴える男性に対し，家族が殺虫剤入りの牛乳を飲ませ，死に至らしめた事件であった．裁判所は，懲役1年執行猶予3年の有罪判決を出したが，一方で，社会的に安楽死が認められるための6要件を提示した．①不治で死が目前に迫っている，②苦痛が甚だしく何人も見るにしのびない，③もっぱら死苦緩和の目的でなされる，④意思を表明できる場合，本人の真摯な嘱託または承諾がある，⑤原則医師の手による，⑥方法が倫理的に妥当．

上記6要件は，安楽死に対する日本の裁判所の考え方として，以後長く認識されることになる．

2．横浜地裁による（安楽死・治療中止の）要件

1995年，医師の薬物投与により患者の死が誘われた事件が明るみになり，司法の判断が下された．50代の多発性骨髄腫の患者に対し，「楽にして

(注)*1 尊厳死言説の変遷と，その社会的意味については，大谷いづみ氏（立命館大学産業社会学部教授）の仕事に詳しい．『「尊厳死」言説の誕生』（仮），勁草書房より2008年刊行予定等，参照．

(注)*2 「安楽死を否，尊厳死を是」とする立場からみると，「安楽死で無罪」というのは，違和感のある言い回しかも知れない．しかし過去の判決では，患者の死に至る経緯が一定の要件を備えていた場合，それを安楽死と呼んで，殺人（罪）との違いを説明してきた．よって，裁判の場面では，「安楽死」という言葉が必ずしも否定的に使われてはいない．また，法学者たちも，自身の学説を確立する過程で，それぞれに，安楽死・尊厳死を分類・定義してきた．法の専門家の言葉が多様なことも，社会のなかで，安楽死・尊厳死が一律に定義不能になっている要因かも知れない．

やってほしい」と家族が要請, 医師が, 処置の中止を進め, 最終的に塩化カリウムを希釈せずに投与したというものである.

執行猶予付きの有罪となったが, その際, 横浜地裁は, 名古屋地裁の6要件を, 4要件にまとめ直した. ①患者の耐え難い肉体的苦痛, ②死が不可避で死期が迫っている, ③他に苦痛除去・緩和の方法がない, ④生命短縮についての患者の明らかな意思表示（苦痛緩和などの処置に伴う生命短縮の場合は患者の推定的意思でも足りる）.

さらに, 裁判の争点ではなかったものの, 判決はいわゆる「治療中止」の要件にも言及し,「治療不可能, 回復の見込みがない, 死が不可避. 中止を行う時点での患者の意思（リビング・ウイル, 家族による患者の推定的意思も認められる場合がある）」などの条件が満たされた場合,「薬物投与, 化学療法, 人工透析, 人工呼吸器, 輸血, 栄養・水分補給」などを中止できる場合があることを認めた.

これらについて, いわゆる積極的安楽死・消極的安楽死の要件を, ともに裁判所が提示し,「お墨付きが与えられた」と位置づける論者もあった. しかし一方で, 医学的に「死が不可避」ということをどう判断するのか,「患者の意思」はどのように確認するのかなど, 現場にとって明確でない面も多く,「実際に要件を満たすことは結局不可能である（安楽死も治療中止もこれで行えるわけではない）」という論者も少なくなかった.

もちろん判決は, 条文そのものでも, 手順書でもない. 現場で「使えない」のは当然である. しかし,「こうすれば殺人（違法）にはなりません」と言われながら, その実態・詳細が見えてこないことに, フラストレーションを感じた現場があったことも確かである. 一方で, 手順が示されなかったことで, 治療中止の手続きがマニュアル化することを回避できたと, かえって安堵した現場もあったと聞く.

判決への評価も, 一律に行うことは難しい.

■ 呼吸器取り外し, 治療中止をめぐる問題

近年, 医師による呼吸器を取り外しをめぐる問題も注目されている. これまで「治療中止」の問題と認識されていた呼吸器の問題が, 社会的に, 積極的な薬物投与と変わりない対応になりつつあると思える事例が連続し, 現場が緊張を高めているのである.

執筆時点で決着をみていないものもあるが, いくつかの事例を紹介しよう.

● 2004年, 北海道の病院において, 心肺停止で到着した90代女性に, 一度呼吸器をつけたものの回復が見込めないことから, 家族に提案して呼吸器を外した医師が殺人罪で書類送検された（2006年に不起訴が決定）.

● 2005年, 富山県の病院において, 末期状態の患者7名の呼吸器を, 過去に医師が外していたことが判明. 医師は自宅謹慎となり, 1万人以上の復職嘆願署名が集まったが, 現在は別の病院に移って仕事を続けている（捜査は継続中）.

● 2006年, 岐阜県の病院で, 心肺停止で到着した患者の家族から, 1996年に書かれた患者直筆の書面（呼吸器と強心剤の中止）が提示された. 病院マニュアルに添って倫理委員会を開催. 倫理委員会は, 48時間後も状況が変わらなければ取り外すことができるとしたが, 院長が県に照会.「法的に認められるかわからない」という見解を受けて, 呼吸器を外さなかった. 患者は2日後に死亡した.

● 2006年, 和歌山県の病院. 脳内出血で緊急手術後の80代の患者が呼吸停止, 脳死状態になる. 家族が「きょうだいが到着するまで延命させたい」と望み, 呼吸器を装着. その後,「最後のお別れができた. しのびないので呼吸器を外してほしい」という家族の要請で呼吸器を外す. 院内の調査委員会は「違法ではない」と結論を出したが, 院長が「司法の判断を仰ぎたい」と警察に届け出て, 警察は, 医師を書類送検.

このような事例を受けて, 厚生労働省は, 2007年「終末期医療の決定プロセスのあり方に関する検討会」を設置. 同年5月付けで,「終末期医療の決定プロセスのあり方に関するガイドライン」を策定した（表1）.

■「本人同意」の原則

例示した事件は, それぞれ異なる背景を持っており, 先に記した判決の要件も, いずれも医療のスタンダードとして定着しているわけではない.

しかし, 法の見解として一貫しているものがある.「患者の意思表示」が原則になっている点である.

これまで, 日本で「安楽死」「尊厳死」と呼ばれる事件では, 患者の意思が不明, あるいは, 不明

確なままというケースが少なくない．諸外国では，「殺人」「慈悲殺」「介護殺人」としか呼ばれ得ないものが，「尊厳死」「無理心中」など，ソフトな表現で社会に紹介されている．懸命な介護の末に力尽きた家族に対して，容赦ない言葉をぶつけることへの躊躇もあるのだろう．ときには，介護をした家族（加害者）に社会の同情が集まり，減刑嘆願署名運動が起き，マスコミもそれに肩入れするなど，社会の問題に目を奪われ，患者（被害者）の生命・人権が，薄れてしまう日本の状況もある．

どんな場合でも，被害者の人権，加害者の事情，それぞれ十分検討されなければならないだろう．しかし，それとは別に，「人が他者の生命を終了させる」ということが容認されやすい社会であってはいけないということも，常に確認していく必要がある．本人の同意があっても「嘱託殺人・自殺幇助」が罪であるというのは，まさに，このことを意味している．

そのようななかで，過去の判決は，「患者の同意」をはじめ，複数の要件をあげて，違法でなくなる道があることを示してきた．それは「実施可能性」を提示したにすぎなかったかもしれないが，可能性を提示することだけでも，生命を保護法益とする「法」にとっては少なからぬ覚悟を要することも理解される必要がある．

□ 「家族の意向」を法は認めず

さらにいえば，「家族の意向」で，安楽死ないし，治療中止を行ってよいと断じた判決はない．いわれているのはあくまで，「（家族による）患者の推定的意思」であって，「家族の意思」ではない．

要件の解釈をめぐる議論の背後に隠れがちだが，日本の司法（そして多くの法学者）は，日本の現場で少なからず見られる「医師と家族で話し合って，患者の治療方針や，終末医療の内容が決まっていく」という現状には厳しい判断を示している．このことは，もっと認識されてよい．

本人の意向を常に確認する，それが困難であったり，患者の心身に過酷な時であっても，患者に負担をかけないかたちで，日々，日常的に患者とコミュニケーションをとり，関係を築いていこうとするという医療現場の努力が前提になければ，「安楽死」「治療中止」など難しい処置を，法が正当化することは難しくなる．

最後の最後に突然「患者の意思」を確認できる現場になるはずもないのである．まして，医療者が違法性を問われないための手続として，本人の意思が確認されるとすれば，「最後（だけ）きちんと同意を得ました」という言葉は，医療者の保身のための儀式・欺瞞と呼ばれてしまうだろう．「医師と家族が話し合って決めました」という言葉も，それがいかに，「じっくり話し合った」「患者のことを考えて行った」結果であっても，「示し合わせた」のではないか，「本人は蚊帳の外」ではないか，とのそしりを免れない．

誰のための医療なのか，安楽死・治療中止によって誰の人権を守ろうとしているのか，患者の最善の利益とはなにか．現場が考えるべき自明のことを，埋没させてはいけないのである．

□ セデーションについて

最後に，セデーションについて触れて，筆をおきたい．ここではもっぱら「持続的で深いセデーション」について論じることとする．

オランダでは 2002 年，耐え難い苦痛を伴う患者の要請に基づいて医師が終末期に介入することが制度的に容認された．オランダには，それまで医師による積極的安楽死が日常的に行われている実態があり，その質が担保されないことから，厳格な要件が制定され，白日の下に終末期への介入が行われるようになった．

2005 年の調査によれば，法律導入以前に比べ，法に則った安楽死や医師による自殺幇助は減少したが，その理由として，代わりに緩和的セデーションが実施されている可能性が指摘されている．つまり，現場の医師が，厳格で，届け出の必要な処置を回避し，セデーションを採用することで，終末期の患者に対応を始めているというのである．

医師にとって，嘱託殺人・自殺幇助と境界を接する方法を選択することはストレスが強く，セデーションのほうが精神的・手続的に負担が少ない証左だろうか．セデーションは，それゆえ，時間をかけた安楽死，ヤミの安楽死などと呼ばれることもあるという．

翻って日本では，「苦痛緩和」「鎮静」という語感のためか，持続的で深いセデーションが，世論のなかで，「自殺幇助」「殺人」という言葉と直接せめぎ合うことは，まだないように思う．「せめぎ合う」という意味は，持続的で深いセデーション

表1 終末期医療の決定プロセ

【ガイドラインの趣旨】
　終末期における治療の開始・不開始及び中止等の医療のあり方の問題は，従来から医療現場で重要な課題となってきました．厚生労働省においても，終末期医療のあり方については，昭和62年以来4回にわたって検討会を開催し，継続的に検討を重ねてきたところです．その中で行ってきた意識調査などにより，終末期医療に関する国民の意識にも変化が見られること，誰でもが迎える終末期とはいいながらその態様や患者を取り巻く環境もさまざまなものがあることから，国が終末期医療の内容について一律の定めを示すことが望ましいか否かについては慎重な態度がとられてきました．
　しかしながら，終末期医療のあり方について，患者・医療従事者ともに広くコンセンサスが得られる基本的な点について確認をし，それをガイドラインとして示すことが，よりよき終末期医療の実現に資するとして，厚生労働省において，初めてガイドラインが策定されました．
　本解説編は，厚生労働省において策定されたガイドラインを，より広く国民，患者及び医療従事者に理解いただけるよう，「終末期医療の決定プロセスのあり方に関する検討会」において議論された内容をとりまとめたものです．
　国に対しては，本ガイドラインの普及を図るとともに，緩和ケアの充実など終末期を迎える患者及び家族を支えるため，その体制整備に積極的に取り組むことを要望します．
　基本的な考え方は次の通りです．
1) このガイドラインは，終末期を迎えた患者及び家族と医師をはじめとする医療従事者が，最善の医療とケアを作り上げるプロセスを示すガイドラインです．
2) そのためには担当医ばかりでなく，看護師やソーシャルワーカーなどの，医療・ケアチームで患者及び家族を支える体制を作ることが必要です．このことはいうまでもありませんが，特に終末期医療において重要なことです．
3) 終末期医療においては，できる限り早期から肉体的な苦痛等を緩和するためのケアが行われることが重要です．緩和が十分に行われた上で，医療行為の開始・不開始，医療内容の変更，医療行為の中止等については，最も重要な患者の意思を確認する必要があります．確認にあたっては，十分な情報に基づく決定であること（インフォームド・コンセント）が大切です．その内容については，患者が拒まない限り，家族にも知らせることが望まれます．医療従事者とともに患者を支えるのは，通常，家族だからです．
4) 患者の意思が明確でない場合には，家族の役割がいっそう重要になります．この場合にも，家族が十分な情報を得たうえで，患者が何を望むか，患者にとって何が最善かを，医療・ケアチームとの間で話し合う必要があります．
5) 患者，家族，医療・ケアチームが合意に至るなら，それはその患者にとって最もよい終末期医療だと考えられます．医療・ケアチームは，合意に基づく医療を実施しつつも，合意の根拠となった事実や状態の変化に応じて，柔軟な姿勢で終末期医療を継続すべきです．
6) 患者，家族，医療・ケアチームの間で，合意に至らない場合には，複数の専門家からなる委員会を設置し，その助言によりケアのあり方を見直し，合意形成に努めることが必要です．
7) 終末期医療の決定プロセスにおいては，患者，家族，医療・ケアチームの間での合意形成の積み重ねが重要です．
I　終末期医療及びケアの在り方
① 医師等の医療従事者から適切な情報の提供と説明がなされ，それに基づいて患者が医療従事者と話し合いを行い，患者本人による決定を基本としたうえで，終末期医療を進めることが最も重要な原則である．
＊注1　よりよい終末期医療には，第一に十分な情報と説明を得たうえでの患者の決定こそが重要です．ただし，②で述べるように，終末期医療としての医学的妥当性・適切性が確保される必要のあることは当然です．
② 終末期医療における医療行為の開始・不開始，医療内容の変更，医療行為の中止等は，多専門職種の医療従事者から構成される医療・ケアチームによって，医学的妥当性と適切性を基に慎重に判断すべきである．
＊注2　終末期には，がんの末期のように，予後が数日から長くとも2－3ヶ月と予測が出来る場合，慢性疾患の急性増悪を繰り返し予後不良に陥る場合，脳血管疾患の後遺症や老衰など数ヶ月から数年にかけ死を迎える場合があります．どのような状態が終末期かは，患者の状態を踏まえて，医療・ケアチームの適切かつ妥当な判断によるべき事柄です．また，チームを形成する時間のない緊急時には，生命の尊重を基本として，医師が医学的妥当性と適切性を基に判断するほかありませんが，その後，医療・ケアチームによって改めてそれ以後の適切な医療の検討がなされることになります．
＊注3　医療・ケアチームとはどのようなものかは，医療機関の規模や人員によって変わり得るものですが，一般的には，担当医師と看護師及びそれ以外の医療従事者というのが基本形です．なお，後掲注6)にあるように，医療・ケアチームに，例えばソーシャルワーカーが加わる場合，ソーシャルワーカーは直接医療を提供するわけではありませんが，ここでは医療従事者に含みうる意味で用いています．
＊注4　医療・ケアチームについては2つの懸念が想定されます．1つは，結局，強い医師の考えを追認するだけのものになるという懸念，もう1つは，逆に，責任の所在が曖昧になるという懸念です．しかし，前者に対しては，医療従事者の協力関係のあり方が変化し，医師以外の医療従事者がそれぞれの専門家として貢献することが認められるようになっている現実をむしろ重視すること，後者に対しては，このガイドラインは，あくまでも終末期の患者に対し医療的見地から配慮するためのチーム形成を支援するためのものであり，それぞれが専門家としての責任を持って協力して支援する体制を作るためのものであることを理解してもらいたいと考えています．
　特に刑事責任や医療従事者間の法的責任のあり方などの法的側面については引き続き検討していく必要があります．

③ 医療・ケアチームにより可能な限り疼痛やその他の不快な症状を十分に緩和し，患者・家族の精神的・社会的な援助も含めた総合的な医療及びケアを行うことが必要である．

＊注5　緩和ケアの重要性に鑑み，2007年2月，厚生労働省は緩和ケアのための麻薬等の使用を従来よりも認める措置を行いました．

＊注6　人が終末期を迎える際には，疼痛緩和ばかりでなく，他の種類の精神的・社会的問題も発生します．可能であれば，医療・ケアチームには，ソーシャルワーカーなど社会的な側面に配慮する人が参加することが望まれます．

④ 生命を短縮させる意図をもつ積極的安楽死は，本ガイドラインでは対象としない．

＊注7　疾患に伴う耐え難い苦痛は緩和ケアによって解決すべき課題です．積極的安楽死は判例その他で，きわめて限られた条件下で認めうる場合があるとされています．しかし，その前提には耐え難い肉体的苦痛が要件とされており，本ガイドラインでは，肉体の苦痛を緩和するケアの重要性を強調し，医療的な見地からは緩和ケアをいっそう充実させることが何よりも必要であるという立場をとっています．そのため，積極的安楽死とは何か，それが適法となる要件は何かという問題を，このガイドラインで明確にすることを目的としていません．

2　終末期医療及びケアの方針の決定手続

　終末期医療及びケアの方針決定は次によるものとする．

(1)　患者の意思の確認ができる場合

① 専門的な医学的検討を踏まえたうえでインフォームド・コンセントに基づく患者の意思決定を基本とし，多専門職種の医療従事者から構成される医療・ケアチームとして行う．

② 治療方針の決定に際し，患者と医療従事者とが十分な話し合いを行い，患者が意思決定を行い，その合意内容を文書にまとめておくものとする．上記の場合は，時間の経過，病状の変化，医学的評価の変更に応じて，また患者の意思が変化するものであることに留意して，その都度説明し患者の意思の再確認を行うことが必要である．

③ このプロセスにおいて，患者が拒まない限り，決定内容を家族にも知らせることが望ましい．

＊注8　合意内容を文書にまとめるにあたっては，医療従事者からの押しつけにならないように配慮し，患者の意思が十分に反映された内容を文書として残しておくことが大切です．

＊注9　よりよき終末期医療の実現のためには，まず患者の意思が確認できる場合には患者の決定を基本とすべきこと，その際には十分な情報と説明が必要なこと，それが医療・ケアチームによる医学的妥当性・適切性の判断と一致したものであることが望ましく，そのためのプロセスを経ること，さらにそれを繰り返し行うことが重要だと考えられます．

(2)　患者の意思の確認ができない場合

　患者の意思確認ができない場合には，次のような手順により，医療・ケアチームの中で慎重な判断を行う必要がある．

① 家族が患者の意思を推定できる場合には，その推定意思を尊重し，患者にとっての最善の治療方針をとることを基本とする．

② 家族が患者の意思を推定できない場合には，患者にとって何が最善であるかについて家族と十分に話し合い，患者にとっての最善の治療方針をとることを基本とする．

③ 家族がいない場合及び家族が判断を医療・ケアチームに委ねる場合には，患者にとっての最善の治療方針をとることを基本とする．

＊注10　家族とは，患者が信頼を寄せ，終末期の患者を支える存在であるという趣旨ですから，法的な意味での親族関係のみを意味せず，より広い範囲の人を含みます（このガイドラインの他の箇所で使われている意味も同様です）．

＊注11　患者の意思決定が確認できない場合には家族の役割がいっそう重要になります．その場合にも，患者が何を望むかを基本とし，それがどうしてもわからない場合には，患者の最善の利益が何であるかについて，家族と医療・ケアチームが十分に話し合い，合意を形成することが必要です．

＊注12　家族がいない場合及び家族が判断せず，決定を医療・ケアチームに委ねる場合には，医療・ケアチームが医療の妥当性・適切性を判断して，その患者にとって最善の医療を実施する必要があります．なお家族が判断を委ねる場合にも，その決定内容を説明し十分に理解してもらうよう努める必要があります．

(3)　複数の専門家からなる委員会の設置

　上記(1)及び(2)の場合において，治療方針の決定に際し，

・医療・ケアチームの中で病態等により医療内容の決定が困難な場合

・患者と医療従事者との話し合いの中で，妥当で適切な医療内容についての合意が得られない場合

・家族の中で意見がまとまらない場合や，医療従事者との話し合いの中で，妥当で適切な医療内容についての合意が得られない場合等については，複数の専門家からなる委員会を別途設置し，治療方針等についての検討及び助言を行うことが必要である．

＊注13　別途設置される委員会は，あくまでも，患者，家族，医療・ケアチームの間で，よき終末期医療のためのプロセスを経ても合意に至らない場合，例外的に必要とされるものです．そこでの検討・助言を経て，あらためて患者，家族，医療・ケアチームにおいて，ケア方法などを改善することを通じて，合意形成に至る努力をすることが必要です．

（厚生労働省：期末期医療の決定プロセスのあり方に関する検討会，2007年）

を自殺幇助・殺人とすぐに同等視するということではない。同等視すべきか、あるいは、同等視できるという見解を日本ではどのように受けとめるのかについて、タフで粘り強い議論を開始するという意味である。

そのためには、医療の現状、医療者の意識、いわゆる実態の解明も欠かせないだろう。

現在、呼吸器の取り外し（従来の消極的安楽死あるいは尊厳死）が殺人罪との関係を問われ始めていように、「持続的で深いセデーション」も、その実態を明らかにすることで、安楽死・尊厳死との関係を見極められる必要がある。

「持続的で深いセデーション」の実態が明らかになった時、無条件の「現状追認」は期待できないかも知れない。たとえそれが「苦痛の緩和」を主眼とするものであっても、その処置を通して患者の死が導かれる可能性があり、その蓋然性を医療者が認識している限り、たとえ本人の同意があっても、その正当性に、法は疑義を呈するからである。

それは「医療の範囲」「正当な業務」と見なされるのか、そのための条件はどうあるべきか、あるいは、むしろ安楽死・尊厳死と同じ土俵で論じられるべきなのか。

緩和ケアの法的倫理的問題の議論は、ここから始まるのかもしれない。

■「見守る」ことと「見捨てる」ことの境界

「これは法律的にやっても良いのか」「何をしたら問題になるのか」「何をしなければ大丈夫なのか」という問いが、ときおり立てられることがある。

これまで示してきたように、安楽死・尊厳死・治療中止をめぐっては、行為（作為・不作為）だけが問われるのではなく、その行為の意図や目的、関係当事者の意識、本人の意思、手続の適否、そしてもちろん患者の病状など、さまざまな要件が絡むので、一律にラインを引くことはできない。

切り札のような「本人同意」にしても、それが誘導・強要されたり、捏造される可能性もあり、現場が是と認めることには相当の慎重さを求められる。いったん認められると、制度が悪用され、殺人の隠れ蓑にされる可能性にも注意を払わなければならないだろう。

本稿では最後まで、終末期の医療を考える視線の先に「殺人」という言葉を置き続けた。誠実な医療の場に、「殺人」という言葉は、「強い」「そぐわない」と感じる方もいらっしゃることと思う。そうだとすれば、筆者が本稿で伝えたかったことを、次のように言い換えさせて欲しい。

副次的にであれ、患者の生命が終了するかもしれない処置を正当化する手続きを認め得るとすれば、それは、「患者の尊厳を守り、最後のときまで見守る医療を確保するため」である。「患者の意思」を尊重するという原則から外れると、結果的に、第三者が、他者の生命の終焉（可能性）を正当化する道をつけることになる。

市民・社会から見ると、同じ行為が、「患者の最期を見守っている」とも、「患者を見捨てている」とも、解釈できることを忘れてはいけない。

判決が尊厳死の手順を提示するのではない。患者と社会の信頼を得られる現場のみが、生命の終焉につながる手技を正当化する余地を、厳格な要件の下にようやく作ることができる、その可能性がある（と、法は宣言しているにすぎない）のである。

文　献

1) A. van der Heide et al end-of-life practices in the Netherlands under the euthanasia act. New England Journal of Medcine 356：1957-1965, 2007

■ 癌緩和ケア　必携　ベッドサイドで役立つ癌緩和ケアマニュアル

がん終末期患者をめぐる病診連携

早坂　由美子
(はやさか　ゆみこ)

● 患者は最後まで先端医療の場から離れたくないという気持ちが強いため，病診連携は推進されにくい．
● 多くの患者が望むような，化学療法を続けながら療養できる病院が少ない．
● がん末期の患者を在宅で診てくれる開業医が偏在している．
● 医師は患者に早い時期から，治療の効果とともにその限界について説明し，患者が考える機会を与えるべきである．
● ソーシャルワーカーは患者の個別性を重視した療養計画を立てることが大切である．

Key Words　病診連携，退院計画，在宅・転院，意志決定，医師の説明，ソーシャルワーカー

□ がん患者をめぐる医療機関の接点

がんの病診連携にはいくつかの局面がある．第1にはがんの診断・精査を目的とした他院からの紹介による受診の場合である．当院は大学病院であるため多くの患者が他院からの紹介により来院している．第2には診断後，当院で治療を受ける患者が多いが，患者がセカンドオピニオンを求め，他院を選択し移る場合である．第3には患者が当院での積極的・急性期の治療（以下，急性期治療）を終え，終末期を迎え，在宅ホスピスを受けるための開業医との連携をする場合である．第4には終末期，在宅療養が困難な患者の転院の場合である．このなかには化学療法などの入院の時は当院で，それ以外の時は他院という二つの医療機関を行き来する患者も含まれている．今回ここでは終末期である第3と第4の場合についての病診連携とソーシャルワーカーのかかわりについて述べる．

□「退院計画」におけるソーシャルワーク支援（図1）

上記の第3や第4の場合は，いずれも急性期治療を終えた時期，あるいは，疾患によっては急性期治療を一時休止する慢性期と考えられる．この

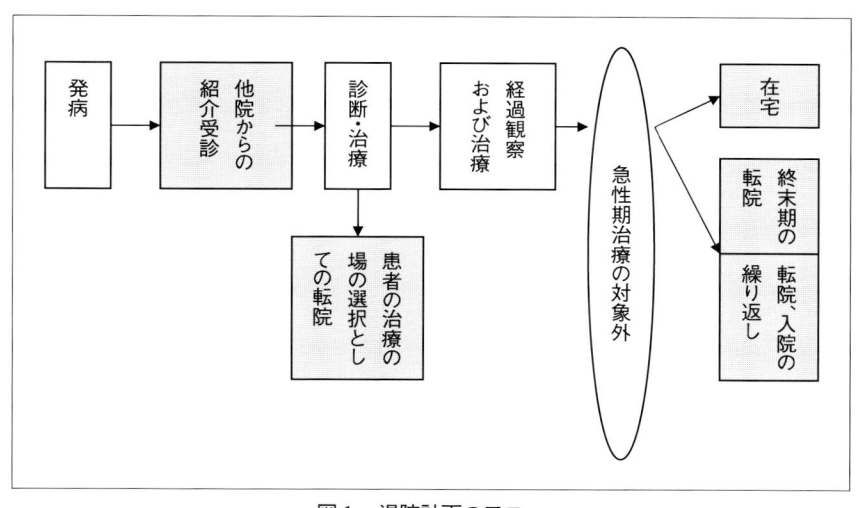

図1　退院計画のフロー

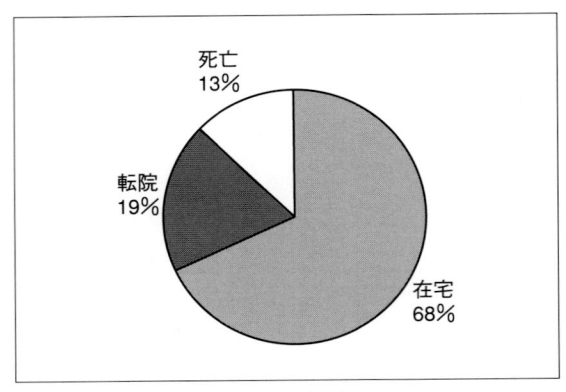

図2　退院状況

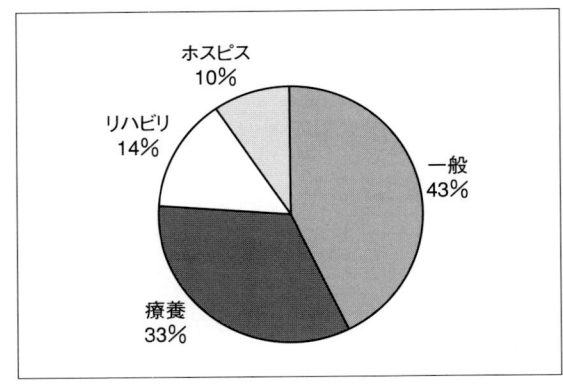

図3　転院状況

時期をどこの場所で療養し，どう過ごすのかということは，患者の意志や考え方，家族の介護力などによるところが大きい．大きく分かれるのはこの時期を在宅で過ごすのか，転院をして病院で過ごすのかである．

ここではその意志決定を含めソーシャルワーカーが「退院計画」として患者や家族へどのようなプロセスで相談を行っているかを紹介する．

① 患者の話しをゆっくりと伺い，患者の考え方や価値観を理解する．
② 家族などの考えや介護意欲，介護力を確認する．
③ 地域の社会資源がどのようなものか，患者に適応できるものは何かを確認する．
④ 在宅でも転院でも当院のサポート体制（病状悪化時の入院など）を作れるかを主治医に確認する．
⑤ 転院であれば受け入れ病院の機能，受け入れ条件を確認する．
⑥ 紹介状の手配，受け入れ病院の打診など，転院のための手続きを患者や家族と一緒に進める．
⑦ 在宅であれば，看護職と協働して在宅の療養準備を行う．

・介護保険，身体障害者手帳などの制度利用に関すること
・往診医や訪問看護など医療面の支援をするマンパワーに関すること
・ヘルパーなどの生活支援をするマンパワーに関すること
・ベッドなどの介護物品に関すること
・入浴サービス，配食サービスなどのサービスに関すること

当院におけるがん患者をめぐる退院・転院の現状（図2，図3）

次に当院におけるがん患者の退院状況，および転院状況について紹介する．

期　間：平成17年4月～9月の6ヵ月間
対　象：「退院計画」としてSWが医師や看護師から依頼を受けた患者110名（この対象の患者は終末期とは限らない）

退院状況は在宅75名（68%），転院21名（19%），援助中に死亡14名（13%）であった．

転院状況は，21名中，一般病床が9名（43%），療養型病床が7名（33%），リハビリ病床が3名（14%），ホスピス病床2名（10%）であった．

・転院は全退院患者のうち19%であった．
・転院先としてもっとも多かったのは一般病床で，その理由は紹介元の病院に戻ることと，医師の連携先が一般病床であったことが考えられる．
・療養型病床は高齢で緩やかな経過の患者が多かった．
・ホスピスは，告知の問題，積極的な治療から離れる不安から選択する患者が少なかった．

一方，在宅の患者に関する病診連携についてだが，上記在宅75名中当院より開業医につながった患者は4名のみであった．

なぜ病診連携の対象になる患者が少ないのか？

日常のソーシャルワーカーの相談業務のなかで患者や家族から，「大学病院での急性期の治療を終

えた後，大学病院には入院をできないと聞いている．どこで，どうしたらよいのか？」という質問をたびたび受ける．その場合は在宅で利用できる介護保険などのサービスに加えて，ホスピスや療養型病院の説明をする．患者や家族は，その時はかなり現実味を持ってそれらの情報について考えている場合が多い．しかし実際にそのような病院に転院した患者は，相談された方よりはるかに少ない．なぜ実際に転院や開業医など病診連携の対象になる患者が少ないのか，その理由を実践の経験から以下のように，①患者，②医師，③社会的状況の側面から整理をした．

> 患　　者
- 大学病院という先端医療の場から離れたくない，先端の医療から見放されたくない思いが強い．
- 治療をしてくれた主治医から離れることへの不安がある．

> 医　師
- 治療をしても治癒しない場合，どのような終末期，慢性期を過ごすのか，どのような選択肢があるのかを患者に対して十分に伝えていない．

> 社会的状況
- 多くの患者が望む，化学療法などの治療を続けながら，療養できる転院先が少ない（ホスピスは緩和ケアの場であり，積極的な治療は行わない）．
- がんの終末期を診てくれる開業医などが偏在しているため，患者の居住の地域にそのような医師がいない場合が多い．

□ これからの病診連携

上記のような理由から，がんの終末期，慢性期における病診連携が容易でないことがうかがえる．患者や家族の「最期まで大学病院で診て欲しい」という気持ちは根強いと思われる．しかし大学病院の機能を維持する目的とともに，患者が自分の最後の時間を生きる場を選ぶという視点からも，病診連携が推進されることが必要である．

社会的な背景としては平成18年4月から「がんの末期」が介護保険の特殊疾患に含まれたことで，40歳以上（2号被保険者）であれば，介護サービスが利用しやすい状況になった．また平成18年度の診療報酬の改定で在宅療養支援診療所が評価されるようになったことで，在宅ホスピスも充実していくと思われる．一方，転院に関しては，療養病床の医療区分のなかで，医療区分2のなかに「疼痛コントロールが必要な悪性腫瘍」が含まれたため，がんの終末期の患者が療養病床に転院しやすくなっていくと考えられる．

その一方で，病院の取り組みとしての患者や家族への働きかけも重要になる．第1には，医師が早い時期からその患者の病気がどのようなプロセスを経ていくのか，医療が手助けできることは何なのかを患者や家族に伝えることである．「治療」することだけに患者の目を向けさせるのではなく，治療の限界も伝え，患者が自分の生き方を考える機会を与えることが必要だと思われる．また第2には，ソーシャルワーカーとして，患者の個別性を重視した療養計画を立てることである．患者の価値観や意志，希望，家族，生活環境，その他さまざまな側面から考えることが大切である．また患者を取り巻く医療機関の現状とも照らし合わせ，現実的な選択肢がどのように存在しているのかを検討することも重要である．そのためには「退院計画」のときに初めて患者や家族と出会うのでは遅すぎる．入院あるいは，がんという診断がついたときから，治療・療養の経過に沿って支援することが望ましいと考える．

索　引

A

アンペック® 坐薬　31
アロディニア　48
アセトアミノフェン　27,38
愛を感じさせる言葉　21
亜急性小脳変性症　116
悪性リンパ腫　125
悪性腫瘍　117
悪臭　89

B

バイパス術　80
ベンゾジアゼピン系睡眠薬　102
ベンゾジアゼピン系薬物　101,105
ビンクリスチン　7
ビスフォスフォネート　53
便秘　39,81
病診連携　139
病診連携の対象　140
膀胱直腸障害　125,126
膀胱持続洗浄　88
膀胱瘻　86
傍腫瘍性神経症候群　61,63
傍腫瘍性症候群　115
β-エンドルフィン　9

C

チアプリド　110
知覚障害　125
鎮静　135
鎮痛補助薬　11,47
治療中止　132,134
腸閉塞　80
蝶形骨洞部転移　59
conscious sedation　111,113
Cornel Medical Index　26
COX　27
COX-1　28
COX-2　28
Crow-Fukase 症候群　116
CT ガイド下　56
CTZ　40,72

Cytochrome P 450（CYP）　105

D

デルマドローム　92
ドラッグチャレンジテスト　22
ドレナージ　129
デュロテップ®　35
デュロテップ® パッチ　42
代替医療　14
大学病院　141
大学病院の緩和ケアを考える会　4
脱水　99
電解質異常　118
伝達　7
deep vein thrombosis；DVT　123
dermatome　49
Dexamethasone　126
DIC　122
DIC の治療　123
DIC 診断基準　123

E

エコノミークラス症候群　123
エンケファリン　9
塩基性 NSAIDs　28
塩酸モルヒネ製剤　66
壊死組織　89
壊死組織除去薬　94

F

フェンタネスト®　35
フェンタニル　35,42
フェンタニルパッチ　55
フルボキサン　99
不安　101
腹圧性尿失禁　83
腹部膨満　80
不眠　101
浮腫　127
腹腔神経節　49
腹腔神経叢　56
腹腔神経叢ブロック　56

G

がん悪液質　98
がん患者の抑うつ　102
がんによる疼痛　111
がん終末期患者　139
ガイドライン　1
咳嗽　69
顔貌スケール　24
癌患者数　1
癌性腹膜炎　81
癌性疼痛　55,58,112
癌性疼痛治療　112
合併症　57
原因治療　69
下痢　78
下痢の原因　78
下痢の薬物療法　78
下痢の予防　79
下剤　39
凝固優位型　122
GABA　9,49
Gate Control Theory　9

H

鍼治療　59
ハロペリドール　40,110
ヘパリン　124
ホスピス　2,141
ホスピスケア研究会　5
排便管理　93
肺癌　125,127
排尿障害　84
反跳性不眠　102
半夏瀉心湯　79
半身照射　53
針の交換　45
播種性血管内凝固症候群　122
発生　7
早送り　46
変調　7
皮膚知覚帯　49
皮膚保護材の分類　95
皮膚欠損用創傷被覆材　94

皮膚筋炎	116
皮膚転移	89
非言語的なコミュニケーション	13
非オピオイド	10,59
非ステロイド性消炎鎮痛薬	27
非薬物的方法	70
表皮形成促進薬	94
補中益気湯	73
保健・医療の機会	16
保険診療	97
保湿薬	90
訪問看護	97
訪問看護ステーション	3
放射線治療	59
放射線療法	52,64

I

インカドロン酸二ナトリウム	99
異化亢進状態	98
胃拡張不全症候群	74
痛みの発生機序	23
痛みの評価法	22
Isaacs症候群	61

J

ジアゼパム	99
慈悲殺	135
自己導尿法	85
自己肯定感	14
人工肛門	81
腎後性腎不全	88
腎瘻造設	87
人生観	20
弱オピオイド	28
徐放性製剤	31
褥瘡	92
褥瘡ハイリスク	97
褥瘡ケア	93
褥瘡の状態の評価	96
上部尿路閉塞	88
上腸間膜動脈神経叢	56
上大静脈	127,128
上下腹神経叢ブロック	56
静脈怒張	127
静脈血栓塞栓症	123
十全大補湯	73
持続皮下注射	32,44,46
持続的で深いセデーション	135

K

かゆみ	90
カラー固定	59
ケタミン	49
コデイン	38
コミュニケーション	111,113,114
コルチコステロイド	50,59,99
クロキサゾラム	99
クロオキシゲナーゼ	27
キューブラ・ロス	12
下行性抑制系	9
下腸間膜動脈神経叢ブロック	56
化学受容体（誘発帯）トリガーゾーン	40,72
化学療法	63,141
介護殺人	135
看護計画	96
患者の最善の利益	133
患者の尊厳	138
乾性咳嗽	69
乾燥肌	90
環椎転移	59
緩和医療研究会	5
緩和ケア病棟	2
緩和ケア病棟承認届出受理施設	2
緩和ケアの法的倫理的問題	138
緩和的化学療法	51
家族関係の問題	17
家族問題への介入	18
家族による患者の推定的意思	134
家族的安定	15
傾聴	21
経皮経食道胃管挿入術（PTEG）	81
経皮吸収型フェンタニルパッチ	42
経皮内視鏡的胃瘻造設術（PEG）	81
頸静脈孔部転移	58
頸椎下部・胸椎上部の転移	59
経済的安定	15
経済的問題	16
倦怠感	98
血圧低下	57
血栓症	122
血漿交換	62
希望	20
基本5原則	10
危険因子評価	97
筋けいれん	61

筋力低下	125
吃逆	70
局所麻酔薬	50
共感的態度	19
胸腔穿刺	129
胸膜癒着術	129
旧脊髄視床路	8
呼吸法	67
呼吸器取り外し	134
呼吸困難	65,127
呼吸抑制	41
心地よさ	14
骨転移	52
骨転移の痛み	6
抗不安薬	67,101,105
興奮性アミノ酸	8
抗不整脈薬	64
抗癌薬の副作用	78
抗癌薬の髄腔内投与	59
高閾値機械受容器	8
効果の判定と増量減量	46
交感神経	55,59
交感神経ブロック	57,60
交感神経系が関連した疼痛	58
高K血症	120
高Ca血症	39,73,99,119
高カロリー輸液	74
抗けいれん薬	49,59,64
抗痙縮薬	62
高血糖症	118
抗コリン薬	68
口腔カンジダ症	76
口腔内疼痛	76
高Na血症	119
硬膜外モルヒネ	59
硬膜外脊髄圧迫	59
口内炎	76
口内乾燥	75
高P血症	120
向精神薬	59
口臭	76
口頭式評価スケール	24
抗うつ薬	49,59,64,104
苦痛の緩和	138

M

マギール疼痛質問票	24
メチルフェニデート	40
ミネソタ多面人格目録	26

ミオクローヌス　33,41
モルヒネ　6,11,31,59,64
モルヒネ-3-グルクロナイド（M-3-G）　33
モルヒネ-6-グルクロナイド（M-6-G）　33
モルヒネ不耐症　42
モルヒネによるせん妄　34
モルヒネの血中濃度　45
麻痺性イレウス　81
慢性貧血　99
慢性期　141
末期がん　15
末梢神経　59,63
麻薬処方箋　29
味覚や嗅覚の異常　73,76
水・電解質異常　61
無理心中　135
無力症　98
MMSE　109
MSコンチン®　33
MSW　3

N

名古屋地裁の安楽死6要件　133
内臓求心線維　55
内臓痛　22,47
難治性下痢　78
日常生活動作の工夫　67
日本がん看護学会　5
日本ホスピス・在宅ケア研究会　5
日本ホスピス緩和ケア協会　2
日本緩和医療学会　4
日本臨床死生学会　5
日本サイコオンコロジー学会　4
日本死の臨床研究会　4
日本在宅医療研究会　5
肉芽形成促進薬　94
認知　7
臭い　89
尿道拡張　86
尿道内圧測定　84
尿道ステント　85
尿管ステント　87
尿路変更　88
尿失禁　83
脳圧下降薬　59
脳脊髄転移　58
脳神経障害　63

N-Methyl-D-Asparate（NMDA）受容体　8,48
NMDA受容体拮抗薬　64
NSAIDs　27,38,52

O

オキシコドン　34,42
オキシコンチン®　34
オクトレオチド　74
オピオイド　10,11,47,53,66
オピオイドローテーション　34,42,110
悪心，嘔吐　72
嘔気，嘔吐　40
嘔気対策　46
opsoclonus-myoclonus症候群　115

P

パクリタキセル　7
パミドロン酸二ナトリウム　99
パンコースト型肺がん　8
パンコースト腫瘍　49
ピコスルファートナトリウム　39
ポリモーダル受容器　7
プロクロルペラジン　40
プロスタグランディン（PG）　27,38
paraneoplastic neurological syndrome　115
paraneoplastic syndrome　115
PCA　45

Q

Quality of life（QOL）　65

R

ラップ療法　93
レスキュードーズ　10,11,31,33,34,36
リビング・ウイル　134
リラクセーション　67
リスペリドン　110
理解的な反応　13
罹患率　1
利尿薬　128
療養型病院　141

硫酸モルヒネ徐放錠　66
硫酸モルヒネ徐放性細粒　55
漏出液　129

S

せん妄　40,109,111,112,113
その人らしさ　14
サイトカイン　98
サンドスタチン®　81
セデーション　68,99,135
セロトニン・ノルアドレナリン再取り込み阻害薬　104,106
シスプラチン　7
シストメトリー　84
ソーシャルワーカー　139
ソーシャルワーク支援　139
スピリチュアル　19
スピリチュアルペイン　19
ステント　80,128
ステロイド　67
ステロイド療法　62
ストーマ合併症　92
ストーマケア　93
ストーマリハビリテーション学　92
差し控え　132
酸化マグネシウム　40
三環系抗うつ薬　104,106
三環系抗うつ薬の副作用　105
酸性NSAIDs　28
酸素療法　68
殺人　133
睡眠薬　105
生の意味　21
声音振盪　129
精神的依存性　41
精神的苦痛　12
精神的苦痛へのかかわり方　13
生存率　1
脊椎転移　59
脊髄圧迫症状　53
脊髄神経後根ブロック　59
脊髄の圧迫　59
仙骨神経叢浸潤　8
穿刺部位　45
穿刺方法　45
選択的COX-2阻害剤　38
選択的セロトニン再取り込み阻害薬　104,106
先端医療　141

仙椎転移　59	手術　63	糖代謝　117
線溶優位型　122	手術的減圧　59	糖代謝異常　118
積極的安楽死　132	宿便　82	疼痛治療薬　52
説明責任　114	出血傾向　122	疼痛緩和ケア　59
死因　1	宗教観　20	疼痛行動評価表　25
糸状ブジー　86	終末期　141	痛覚求心路遮断による疼痛　58
視覚的疼痛評価スケール　24	終末期医療　1	通過障害　80
深部静脈血栓症　123	終末期医療の決定プロセスのあり方　134	total pain　15
深部静脈血栓症の治療　124	腫瘍壊死因子　98	
侵害受容性の痛み　58	自然死　132	**U**
侵害受容性疼痛　22,63	死前喘鳴　65,68	ウロキナーゼ　124
侵害性疼痛　7	速放性製剤　31	
死に至るまでの心理プロセス　12	尊厳死　132	**W**
神経ブロック　50	存在の価値　21	ワーファリン　124
神経ブロック療法　56	掻破　90	腕神経叢への浸潤　59
神経破壊薬　57	創傷治癒　93	腕神経叢障害　63
神経因性膀胱　83	創傷被覆材の選択条件　95	WHO 3段階除痛ダラー　10,11,49
神経因性疼痛　22,47	創傷環境　93	WHO方式　6
神経根症状　125	数値的評価スケール　24	WOC看護学　92
神経障害性　63	SDS　26	
神経障害性疼痛　6	sensitization　9	**Y**
心膜肥厚　130	sensory neuropathy　116	ヤミの安楽死　135
心膜穿刺　130	SIADH　118	ユーモア　20
心嚢液ドレナージ　130	SNRI　104,106	薬物療法　70
心理的サポート　67	social pain　15	薬物相互作用　105
診療報酬　2	SSRI　104,106	矢田部・ギルフォード性格検査　26
診療計画書　97	STAI　26	淀川キリスト教病院　98
新脊髄視床路　8	stiff-person症候群　61,115	横浜地裁による（安楽死・治療中止の）要件　133
滲出液　129		腰，仙部神経叢障害　63
滲出性　129	**T**	腰仙骨部神経叢への浸潤　59
身体的依存性　41	トロッカーカテーテル　129	腰椎転移　59
心タンポナーデ　130	多発筋炎　116	
死生観　20	体圧分散用具　94	**Z**
湿潤環境　93	退院・転院の現状　140	財団法人日本ホスピス・緩和ケア研究振興財団　4
疾患登録　2	大量免疫グロブリン療法　62	在宅ホスピス　3,139
湿性咳嗽　69	耐性　41	在宅ホスピス協会　4
斜台部転移　59	体性痛　22,47,58	在宅医療　97
社会復帰　93	代謝・内分泌異常　61	在宅療養支援診療所　3
社会参加　16	対症療法　69	全人的苦痛　15
社会的共同の機会　16	低K血症　120	前立線癌　85
社会的苦痛　15	低Ca血症　120	前立腺肥大症　85
社会的苦痛への対応　16	低血糖症　117	前立腺特異抗原　84
社会的苦痛の種類　15	低Na血症　118	舌苔　76
社会的苦痛と感情　16	低P血症　120	髄膜転移　59
社会的役割の中止　17	転移性疾患　125	
社会的役割の喪失　17	突発痛　11,33	
職業の安定　15	頭蓋内圧亢進　72	
嘱託殺人　133	頭蓋底転移　58	
食欲不振　73		
消極的安楽死　132		

© 2008　　　　　　　　　　　　　　　　　　第 1 版発行　2008 年 1 月 20 日

癌緩和ケア
―必携　ベッドサイドで役立つ癌緩和ケアマニュアル―

（定価はカバーに表示してあります）

編　著　　東 原 正 明
（ひがし　はら　まさ　あき）

| 検印省略 |

発行者　　　　　服 部 治 夫
発行所　　株式会社 新興医学出版社
〒 113-0033 東京都文京区本郷 6 丁目 26 番 8 号
電話　03（3816）2853　　FAX　03（3816）2895

印刷　三報社印刷株式会社　　ISBN978-4-88002-662-6　　郵便振替　00120-8-191625

- 本書の複製権・翻訳権・譲渡権・公衆送信権（送信可能化権を含む）は株式会社新興医学出版社が所有します。
- **JCLS**〈㈳日本著作出版権管理システム委託出版物〉
  本書の無断複写は著作権法上での例外を除き禁じられています。複写される場合は，その都度事前に㈳日本著作出版権管理システム（電話 03-3817-5670, FAX 03-3815-8199）の許諾を得てください。